Berg / König
Optimale Ernährung des Sportlers

Optimale Ernährung des Sportlers

begründet von Dieter K. Baron, Hamburg,
fortgeführt von Aloys Berg und Daniel König, Freiburg

Mit 50 Abbildungen, 31 Tabellen,
Nährwerttabellen und vielen Rezeptvorschlägen

4., überarbeitete und erweiterte Auflage

 S. Hirzel Verlag Stuttgart

Prof. Dr. Aloys Berg
Priv.-Doz. Dr. Daniel König
Medizinische Universitätsklinik
Abteilung Rehabilitative und Präventive Sportmedizin
Hugstetter Str. 55
79106 Freiburg

Bibliografische Information der Deutschen Nationalbibliothek
Die Deutsche Nationalbibliothek verzeichnet diese Publikation in der Deutschen Nationalbibliografie;
detaillierte bibliografische Daten sind im Internet über http://dnb.d-nb.de abrufbar.

ISBN 978-3-7776-1516-5

© 2008 S. Hirzel Verlag
Birkenwaldstraße 44, 70191 Stuttgart
Printed in Germany

Umschlaggestaltung: deblik, Berlin unter Verwendung eines Fotos von Andrzej Burak/istockphoto
Satz: Claudia Wild, Stuttgart
Druck + Bindung: Kösel, Krugzell

www.hirzel.de

Vorwort zur vierten Auflage

Das Buch „Optimale Ernährung des Sportlers" will auch in der 4. Auflage mit seinen Inhalten Wissen und Verständnis für eine vorbildliche Ernährungsweise vermitteln. Eine solche Ernährungsweise kann nachweislich die Leistungsfähigkeit und Belastbarkeit verbessern, die Gesunderhaltung fördern und schließlich der Entwicklung von epidemiologisch gesicherten Risikofaktoren entgegenwirken – unabhängig davon, ob sie von Sportlern oder Nichtsportlern beherzigt wird.

So hält die 4. Auflage von „Optimale Ernährung des Sportlers" an der Zielsetzung fest, Ernährungsinhalte aus Sicht der Sportmedizin abzubilden und die Sporternährung möglichst praxisnah wiederzugeben. Die für den Sportler optimale Ernährung kann Vorbild für eine gesunde Ernährung schlechthin sein. Denn gesund, leistungsfähig, belastbar zu sein, sind Eigenschaften, die für jeden gleichermaßen in allen Lebensbereichen angestrebt werden. Dies gilt nicht nur für die Alltagsernährung und Ernährungsempfehlungen im Sinne einer vollwertigen und ausgewogenen Kost, sondern auch für die Auswahl von Nährstoffen und Nahrungsergänzungen im Rahmen vermehrter körperlicher Aktivität und Sport. Da Sportler wie Nichtsportler einen wesentlichen Anteil der mit der Nahrung zugeführten Energie für die Umsetzung von Bewegungsabläufen ausgeben, sind die Zusammenhänge zwischen Energieausgabe und Nährstoffverbrauch für jeden von Interesse.

Dies steht im guten Einklang mit dem Aufruf nach mehr Bewegung und gesünderem Essen, in dem das Bundesministerium für Ernährung, Landwirtschaft und Verbraucherschutz wie auch das Bundesministerium für Gesundheit den wesentlichen Schlüssel für mehr Lebensqualität sehen. Gleichzeitig ist es die Basis, um Bewegungsmangel, Übergewicht und damit zusammenhängende Krankheiten in unserer Bevölkerung wirksam zu bekämpfen. Trotz aller Negativdaten zum Gesundheitsverhalten müssen wir darauf aufmerksam machen, dass Gesundheit lernbar und Verhalten korrigierbar ist. Gesunde Ernährung und mehr Freizeitaktivität können dazu beitragen, Übergewicht zu verhindern und begleitende Risikofaktoren zu reduzieren. Es wäre im Sinne der Autoren, wenn die „Optimale Ernährung des Sportlers" einen Beitrag dazu liefern könnte, den Weg hierzu mit Überzeugung einzuschlagen.

Freiburg, im Frühjahr 2008   Aloys Berg und Daniel König

Abkürzungen

AGÖL	Arbeitsgemeinschaft ökologischer Landbau
AOV	antioxidativ wirksame Vitamine
BCAA	branched chain amino acids
BE	Broteinheiten
BMI	Body-Mass-Index
BSE	bovine spongioforme Enzephalopathie
CJK	Creutzfeldt-Jakob-Krankheit
DHA	Docosahexaensäure
DM	Diabetes mellitus
EPA	Eicosapentaensäure
EUFS	einfach ungesättigte Fettsäuren
GI	glykämischer Index
GL	glykämische Last
HDL	high density lipoproteins
I.E.	internationale Einheiten
IFG	impaired fasting glucose (gestörte Nüchternglukose)
IGT	impaired glucose tolerance (gestörte Glukosetoleranz)
IL	Interleukin
IOC	Internationales Olympisches Komitee
KG	Körpergewicht
KH	Kohlenhydrate
KHK	koronare Herzkrankheit
KrP	Kreatinphosphat
LDL	low density lipoproteins
MCT	medium-chain triglycerides
MUFS	mehrfach ungesättigte Fettsäuren
OGTT	oraler Glukosetoleranztest
PAI	plaminogen activator inhibitor
PCB	polychlorierte Biphenyle
PDCAAS	protein digestibility corrected amino acid score
PG	Prostaglandine
RÄ	Retinol-Äquivalent
SOD	Superoxiddismutase
TÄ	Tocopherol-Äquivalent
TFS	Transfettsäuren
TNF	tumor necrosis factor
TX	Thromboxan
VLDL	very low density lipoproteins
WADA	World Anti-Doping Agency

Inhalt

1 Biochemische Grundlagen

1.1 Die Zusammensetzung unserer Nahrung

Unsere Nahrung setzt sich aus den 3 Grundnährstoffen Fett, Kohlenhydrate und Eiweiß sowie Mineralstoffen, Spurenelementen, Vitaminen, Aromastoffen und Wasser zusammen. Ihr unterschiedliches Mischungsverhältnis bedingt die verschiedene energetische und biologische Wertigkeit und nicht zuletzt die geschmackliche Vielfalt unserer Nahrung, die bei entsprechender Zusammensetzung in flüssiger und fester Form als Vollernährung dienen kann (Abb. 1a; 1b). Im Hinblick auf die Zusammensetzung sind wir ebenso auf pflanzliche wie tierische Produkte angewiesen. Dabei handelt es sich zum Teil um Substanzen, die der menschliche Organismus nicht selbst herstellen kann (essenzielle Stoffe) oder zum optimalen Funktionieren in vermehrtem Maße benötigt. Zu diesen essenziellen Nahrungsbestandteilen gehören z. B. tierische Aminosäuren, verschiedene Fettsäuren, Vitamine, Spurenelemente und Rohfasern. Trotz aller Kenntnisse und Fortschritte auf dem Gebiet der Ernährungswissenschaft ist es auch heute noch nicht möglich, eine der natürlichen Nahrung entsprechende vollsynthetische Nahrung herzustellen. Aus ernährungswissenschaftlicher Sicht kann man die ernährungsbedingten Vorgänge im menschlichen Körper in eine katabole und in eine anabole Phase gliedern:

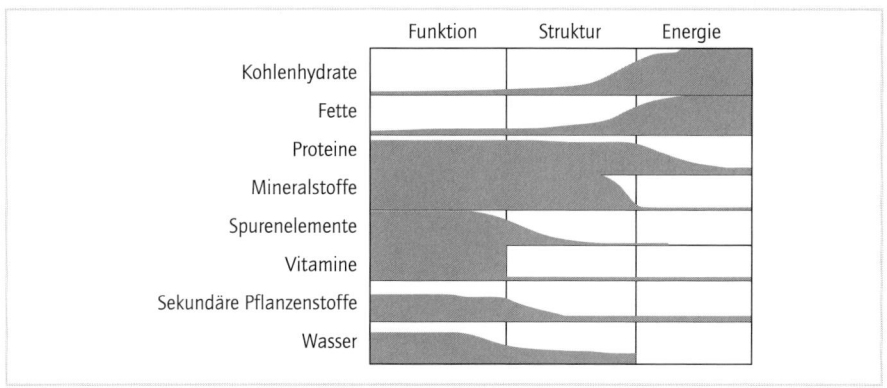

Abb. 1a: Zur sportspezifischen Bedeutung der Nahrungsmittel (Keul et al. 1996).

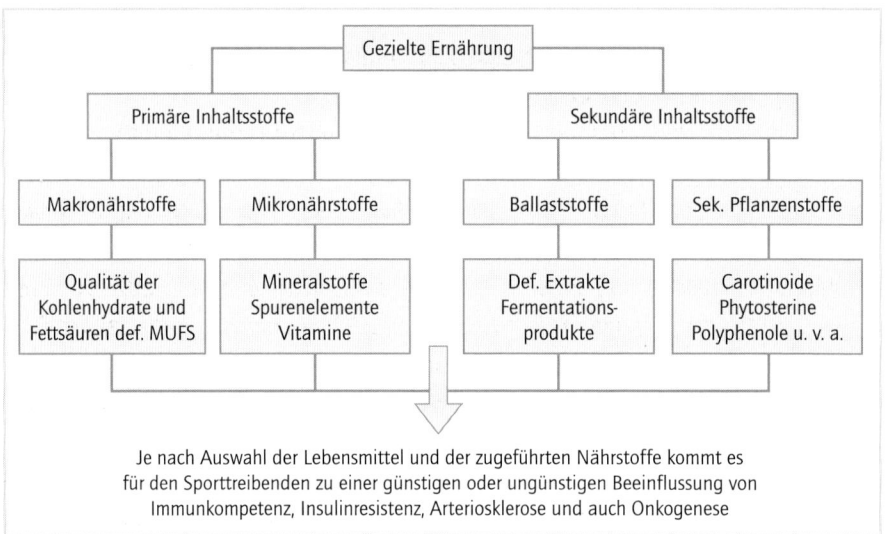

Abb. 1b: Einteilung der Nahrungsmittel aus physiologischer und medizinischer Sicht.

1. In der katabolen Phase werden die hochmolekularen Nahrungsbestandteile bis zu ihren Stoffwechselendprodukten abgebaut (z. B. Stärke zu Monosacchariden, Fette zu Glyzerin und Fettsäuren).
2. In der anabolen Phase werden diese Bausteine wieder zu den dem Organismus entsprechenden hochmolekularen Substanzen aufgebaut (z. B. Glukose zu Glykogen, Aminosäuren zu körpereigenem Eiweiß).

Da der Aufbau körpereigener Substanzen in der anabolen Phase aber nur bei Anwesenheit von nicht energieliefernden essenziellen Substanzen (z. B. Vitamine) optimal ablaufen kann, müssen diese ausreichend in der Nahrung enthalten sein. So sagen Angaben in kcal oder Joule, die sich nur auf den energetischen Anteil einer Nahrung beziehen, nichts über ihre physiologische Wertigkeit aus. Von *Hansen* (1973) wurde deshalb der Begriff der Nährstoffdichte (nutrient density) eingeführt. Wir verstehen unter Nährstoffdichte den Quotienten aus den in Lebensmitteln enthaltenen nicht energieliefernden, essenziellen Substanzen in mg (NEE-Substanzen) und dem Brennwert in 1000 kcal bzw. 4187 kJ:

$$\text{Nährstoffdichte} = \frac{\text{NEE-Substanzen in mg}}{\text{Nährstoffe in 1000 kcal bzw. in 4187 kJ}}$$

Je höher die Nährstoffdichte ist, um so hochwertiger ist das Lebensmittel. Da die Nährstoffdichte in unseren Nahrungsmitteln sehr unterschiedlich ist, kann eine einseitige Ernährung zu einer Gesundheitsschädigung führen.

Weiterhin von Bedeutung ist der Begriff des Sättigungswertes eines Nahrungsmittels. Er ist um so größer, je länger das Lebensmittel im Magen verweilt. Kohlenhydrat- und ballaststoffreiche Speisen verlassen den Magen schneller als fettreiche. So wird zwar durch Kohlenhydrate kurzfristig eine schnellere Sättigung erreicht; da sie jedoch den Magen schneller verlassen, ist ihr Sättigungswert geringer als bei fettreicher Kost. Unter Berücksichtigung dieser Tatsache ist eine Mischung von ballaststoffreichen, leicht verdaulichen und schwerer verdaulichen fetthaltigen Lebensmitteln ideal.

Unsere Nahrung enthält ferner eine Vielzahl von nicht essenziellen Stoffen, die unserem Essen die unterschiedliche geschmackliche Note verleihen (Duft- und Aromastoffe), sowie erwünschte (Konservierungsstoffe) und unerwünschte Fremd- und Zusatzstoffe (z. B. Nitrate, Acrylamid, Rückstände von Pflanzenschutz- und Arzneimitteln sowie Tierfutterbestandteile).

1.2 Nährstoffe

1.2.1 Kohlenhydrate

Die in der belebten Welt am häufigsten vorkommende Stoffgruppe der „Kohlenhydrate" leitet ihren Namen von der Tatsache ab, dass sie formal Verbindungen von Kohlenstoff (C) und Wasser (H_2O) nach der Summenformel $C_n(H_2O)_n$ darstellen.

Heute definiert man die Kohlenhydrate (Sammelbegriff für Zucker und Polysaccharide) besser als Dehydrierungsprodukte mehrwertiger aliphatischer Alkohole. Die Synthese von Kohlenhydraten ist nur Pflanzen und Mikroorganismen möglich, die mithilfe von Lichtenergie und Chlorophyll (in der sog. Photosynthese) das Molekül nach folgender Grundgleichung aufbauen:

$$n \cdot CO_2 + n \cdot H_2O \xrightarrow[\text{Chlorophyll}]{\text{Licht}} C_n(H_2O)_n + n \cdot O_2$$

Die Kohlenhydrate sind sehr energiereiche Verbindungen und werden in der belebten Welt als Bau- und Betriebsstoffe verwandt. Sie gliedern sich in Mono-, Di-, Oligo- und Polysaccharide.

Monosaccharide

Die Monosaccharide sind die Grundbausteine der Kohlenhydrate. Ihr Kohlenstoffgerüst ist unverzweigt. Sie werden je nach Kettenlänge als Tetrosen (C4), Pentosen (C5), Hexosen (C6), Heptosen (C7) und Octosen (C8) bezeichnet. Am häufigsten sind jedoch die Hexosen. Einige Pentosen sind wichtige Bestandteile der Nukleinsäuren. Monosaccharide können hydrolytisch nicht weiter gespalten werden. Alle Monosaccharide enthalten eine Carbonylgruppe (C=O). Steht diese am Ende der Kette, so ist das Monosaccharid chemisch ein Aldehyd und wird als Aldose bezeichnet. Steht sie jedoch an einem anderen Kohlenstoffatom (im Folgenden immer als C-Atom abgekürzt), so ist die Verbindung ein Keton und das Monosaccharid wird als Ketose bezeichnet (Abb. 2).

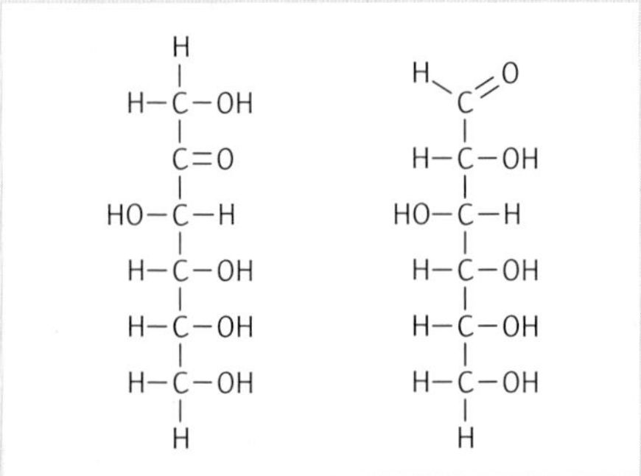

Abb. 2: Einteilung der Monosaccharide in Ketosen und Aldosen (links Ketose: D(–)-Fruktose; rechts Aldose: D(+)-Glukose).

Wie die Abbildung 2 zeigt, besitzt jedes Monosaccharid eines oder mehrere C-Atome, an denen 4 verschiedenartig aufgebaute Gruppen sitzen. Man bezeichnet solche C-Atome als asymmetrische C-Atome. Verbindungen mit einem asymmetrischen C-Atom haben die Eigenschaft, dass sie polarisiertes Licht zu drehen in der Lage sind: Sie sind optisch aktiv, Rechtsdrehung des polarisierten Lichts wird mit (+), Linksdrehung mit (–) ausgedrückt.

Da die Monosaccharide mehr als ein asymmetrisches C-Atom haben, gibt es von Zuckern mit gleicher Zahl von C-Atomen verschiedene Varianten, sog. Stereoisomere. Die Mehrzahl der natürlichen Zucker gehört zur D-Reihe. Definiert wird die D-Reihe so, dass in der Kettenformel (s. Abb. 3) das von der Carbonylgruppe am weitesten entfernte asymmetrische C-Atom eine OH-Gruppe trägt, die nach rechts zeigt. Steht die OH-Gruppe nach links, so handelt es sich um einen L-Zucker.

Die sog. Kettenformel entspricht in manchen Punkten nicht den Eigenschaften des Zuckers. Aus dem Versuch, Formel und Eigenschaften in Einklang zu bringen, entstanden die Ringformel und, in eine Ebene projiziert, die Projektionsformel (Abb. 3).

Die wichtigen in der Natur vorkommenden Hexosen sind:

D(+)-Glukose (Traubenzucker, Dextrose): Glukose (Abb. 2) kommt in freier Form in allen süßen Früchten und im Honig vor. In gebundener Form ist sie das Bauelement von Stärke, Glykogen, Dextrinen und verschiedenen Disacchariden. Beim Menschen beträgt

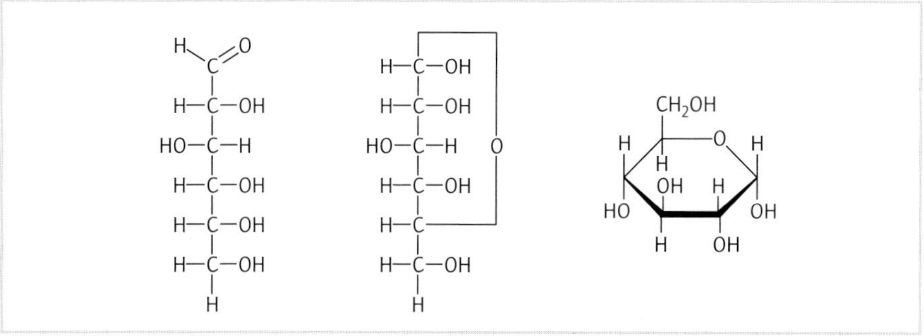

Abb. 3: Kettenformel (links), Ringformel (Mitte) und Projektionsformel (rechts) von D(+)-Glukose.

der Glukosespiegel im Blut 0,1 % (1 g/l). Liegt eine Zuckerkrankheit vor, so ist der Blutzuckerspiegel erhöht, der Organismus kann die vorliegende Energie wegen Insulinmangels (bzw. fehlender Insulinwirkung) nicht nutzen.

D(–)-Fruktose (Fruchtzucker, Lävulose): Chemisch ist das Monosaccharid Fruktose (Abb. 2) eine Ketose. In freier Form kommt es zusammen mit der Glukose in Früchten, Pflanzen und im Honig vor. Gebunden treffen wir es in einigen Di-, Oligo-, und Polysacchariden an. Aufgrund des bei Fruktosezufuhr ausbleibenden Glukose- und Insulinanstiegs wird Fruktose als Süßungsmittel in Lebensmitteln für Diabetiker verwendet; in gleicher Weise findet Fruktose, z. B. als Maissirup, vermehrt Einsatz in Lebensmitteln, vor allem in Getränken, um hier den Anteil an insulinwirksamen Kohlenhydraten zu reduzieren und auf diese Weise Lebensmittel mit einem niedrigen glykämischen Index (GI) zu erhalten.

D(+)-Mannose: Mannose (Abb. 4) ist in vielen pflanzlichen Membranen, besonders im Seetang enthalten. Sie hat bei der Bildung von Blutgruppensubstanzen eine Bedeutung.

D(+)-Galaktose: Galaktose (Abb. 4) ist im Milchzucker (Laktose) enthalten.

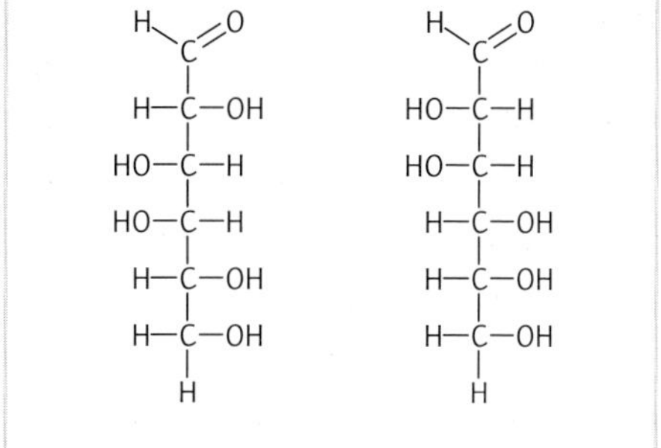

Abb. 4: D(+)-Galaktose (links) und D(+)-Mannose (rechts).

Disaccharide

Die Disaccharide sind Zweifachzucker, entstanden aus einer glykosidischen Verknüpfung von 2 Monosacchariden. Am bekanntesten sind Saccharose, Laktose und Maltose.

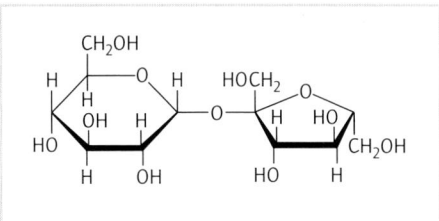

Abb. 5: Saccharose (Rübenzucker).

Saccharose (Rübenzucker, Rohrzucker, Weißzucker): Die Saccharose (Abb. 5) besteht aus Glukose und Fruktose. Sie ist „der Zucker" schlechthin. Gewonnen wird sie hauptsächlich aus Zuckerrüben und Zuckerrohr, kommt aber auch in anderen Pflanzen vor, so z. B. in Süßkartoffeln, Zuckerahorn, Zuckermais, Steinobst usw.

Der Bienenhonig ist überwiegend ein „Invertzucker", entstanden durch enzymatisch-hydrolytische Spaltung der Saccharose.

Maltose (Malzzucker): Die Maltose besteht aus 2 Molekülen Glukose und ist besonders in keimenden Getreidesamen enthalten. Sie entsteht als Zwischenprodukt bei der Stärkespaltung durch das Ferment (= Enzym) Amylase, das im menschlichen Organismus als Mundspeichel- und Bauchspeichelamylase vorkommt.

Isomaltulose

Isomaltulose ist ein α-1,6 glykosidisch verbundenes Disaccharid aus Glukose und Fruktose. Aufgrund der α-1,6 glykosidischen Bindung wird Isomaltulose im Dünndarm nur langsam von Disaccharidasen gespalten. Infolgedessen führt der Verzehr des reduzierenden Disaccharids im Vergleich zu Saccharose und Maltose zu einem geringeren Blutglukose- und Insulinanstieg (jedoch höher als Fruktose). Dennoch wird Isomaltulose vollständig im Dünndarm gespalten und ist definitionsgemäß ein sogenanntes „vollständig verfügbares" Kohlenhydrat.

In Honig und Zuckerrübensaft kommt Isomaltulose natürlich vor. Kommerzielle Isomaltulose (Palatinose™) entsteht durch enzymatische Umwandlung aus Saccharose und ist das 1. Zwischenprodukt der Herstellung von Isomalt, einem Zuckeraustauschstoff.

Laktose (Milchzucker): Das Disaccharid Laktose besteht aus den Monosacchariden Galaktose und Glukose. Es kommt in der Milch aller Säuger vor. Sonst ist es in der Natur nicht anzutreffen. Laktose ist das erste Kohlenhydrat, das der natürlich ernährte Säugling zu sich nimmt. Es gibt aber auch Milchzuckerunverträglichkeit (Laktoseintoleranz).

Weitere Zuckersorten, z. B. Turanose, Trehalose, Melizitose kommen, meist als Di- und Trisaccharide in geringeren Mengen in Wild- und Nutzpflanzen und im Honig als natürlichem Lebensmittel vor.

Oligosaccharide

Verbinden sich 3 bis 10 Monosaccharide miteinander, so entsteht ein Oligosaccharid. Tri-, Tetra-, und Pentasaccharide kommen besonders in Pflanzensamen und Wurzeln vor. Durch Hydrolyse kann man aus ihnen wiederum die entsprechenden Monosaccharide gewinnen. (Buddecke 1994; Cremer et al. 1980; Die Dextrose 1962; Schürch 1980).

Polysaccharide

Setzt sich ein Kohlenhydrat aus mehr als 10 Monosacchariden zusammen, so wird es als Polysaccharid bezeichnet. Kohlenhydrate liegen in der Natur größtenteils als Polysaccharide vor. Sie dienen als Gerüst- und Speichersubstanz. Zu den Speicherpolysacchariden gehören die pflanzliche Stärke (Amylose, Amylopektin) sowie die tierische Stärke (Glykogen) (Abb. 6). Amylopektin und Glykogen bestehen aus verzweigten Ketten von Glukosemolekülen, Amylose ist dagegen ein unverzweigtes Polysaccharid.

Im Gegensatz zu Glukose ist das Glykogen osmotisch inaktiv und wird in der Leber und vor allem im Skelettmuskel gespeichert. Je nach Ernährungs- und Trainingszustand liegt die Speicherkapazität zwischen 300 und 800 g.

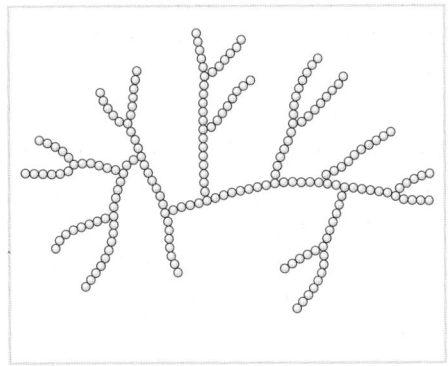

Abb. 6: Schema des molekularen Aufbaus von Glykogen.

1.2.2 Fette (Lipide)

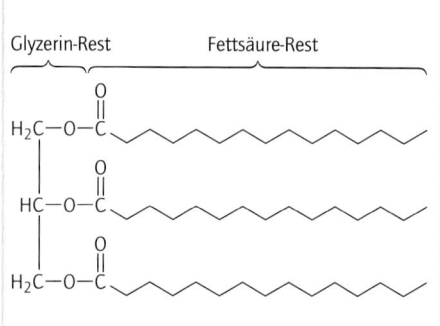

Abb. 7: Aufbau eines Triglyzerids.

Fette sind wasserunlösliche Moleküle und gehören zu den essenziellen Bestandteilen einer jeden Zelle. Chemisch sind sie Ester des dreiwertigen Alkohols Glyzerin mit Fettsäuren.

Sind alle 3 Alkoholgruppen des Glyzerins mit Fettsäuren abgesättigt, so spricht man von einem Triglyzerid oder Neutralfett. Enthält das Glyzerinmolekül nur 1 oder 2 Fettsäuren, so bezeichnet man es als Mono- oder Diglyzerid. Die Nahrungsfette in Butter, Speck und Öl sind fast ausschließlich Triglyzeride (Abb. 7).

Fettsäuren sind kettenförmig verbundene C-Atome, die Wasserstoffatome tragen und am Ende eine Säuregruppe (-COOH) haben. Sind die C-Atome mit Wasserstoffatomen abgesättigt, so spricht man von „gesättigten" Fettsäuren. Bestehen jedoch Doppelbindungen zwischen den C-Atomen (-HC=CH-), so nennt man diese Fettsäuren „ungesättigt". Je nach der Zahl der Doppelbindungen unterscheidet man einfach-, mehrfach- und hochungesättigte Fettsäuren (Abb. 8).

Fette haben im Organismus nicht nur energetische, sondern auch biologische und regulatorische Funktionen. Eine hohe biologische Bedeutung haben die mehrfach ungesättigten Fettsäuren (MUFS) wie z. B. Linolsäure, Linolen- und Eikosapentaensäure.

Ein wichtiger Unterschied in der Fettsäurequalität ist dadurch gegeben, dass sich bei den Omega-3-Fettsäuren die erste Doppelbindung bereits am dritten C-Atom, von der Methylgruppe an gerechnet und nicht an sechster Stelle (Omega-6-Säuren) wie z. B. bei der Linolsäure befindet. Die Bezeichnungen Omega-3 und Omega-6 kennzeichnen unterschiedliche Fettsäurefamilien, die für die menschliche Ernährung eine große Bedeutung haben (Berg et al. 1993). Weder vom Menschen noch vom Tier kann eine ungesättigte Fettsäure vom Methylende bis zur ersten Doppelbindung verändert werden, sodass sie metabolisch streng getrennte Wege gehen. Der hohe Gehalt von Omega-3-Fettsäuren in Kaltwasserfischen, wie z. B. Lachs, Makrelen, Heringen und Sardinen, ist mit großer Wahrscheinlichkeit einer der Schutzfaktoren der Eskimodiät wie auch der mediterranen Kost, der über günstige Umstellungen im Stoffwechsel des Endothels und der Blutzellen vor der Arteriosklerose und der Ausbildung der koronaren Herzkrankheit schützt. Neben den Fischölen werden allerdings aktuell vermehrt auch Pflanzenöle mit einem hohen Anteil an der einfach ungesättigten Ölsäure (Olivenöl, Rapsöl) für die gesundheitsfördernde Wirkung der Mittelmeerkost verantwortlich gemacht (de Lorgeril et al. 1999).

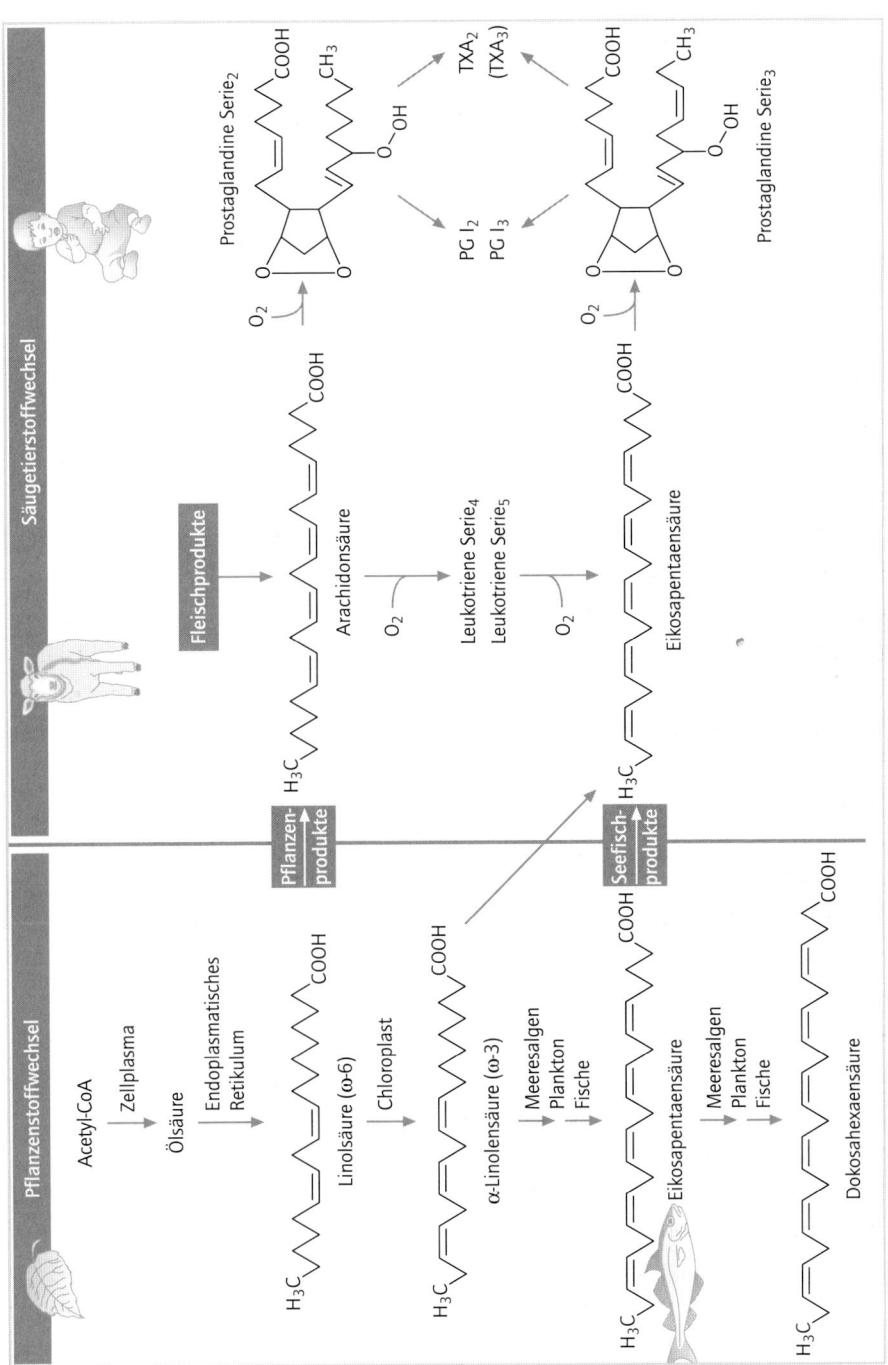

Abb. 8: Biologische und regulatorische Bedeutung mehrfach ungesättigter Fettsäuren bei der Prostaglandin- und Leukotriensynthese (Berg et al. 1993).

Fette, die reich an ungesättigten Fettsäuren sind, haben einen niedrigen Schmelzpunkt und sind flüssig. Sie werden als Öle bezeichnet. Feste Fette wie Talg, Speck und Kokosfett bestehen aus überwiegend gesättigten Fettsäuren. Im Speicherfett der Säugetiere finden sich ebenfalls einfach ungesättigte Fettsäuren (Lehninger 1979; Ludwig 1968; Stryer 1990) sowie große Mengen an gesättigten Fettsäuren wie Palmitinsäure in den Triglyzeriddepots, die nach Bedarf mittels hydrolytischer Spaltung (Lipolyse) ins Blut freigesetzt werden. Interessanterweise ist die Zusammensetzung dieser Fettdepots individuell, d. h. geprägt durch die jeweilige Lebensweise, sehr konstant und kann erst mit einer erheblichen Halbwertszeit von mehr als 1 Jahr merkbar verändert werden.

Untersuchungen ergaben (Ivanov 1964), dass das Klima aller Wahrscheinlichkeit nach einen entscheidenden Einfluss auf das Fettsäuremuster bei Pflanzen hat. So finden sich in Pflanzen kälterer Klimazonen überwiegend ungesättigte Fettsäuren mit niedrigem Schmelzpunkt. In tropischen Klimazonen überwiegen dagegen gesättigte Fettsäuren mit höherem Schmelzpunkt. Lediglich bei Pflanzensamen tropischer Gewächse finden sich in einem höheren Prozentsatz ungesättigte Fettsäuren (Kakaobohne, Mandel). Kommen jedoch Pflanzen in heißen und kühlen Klimazonen gleichzeitig vor, so legen sie in kühlen Zonen Fettdepots mit ungesättigten und in heißen Zonen solche mit gesättigten Fettsäuren an.

Fette haben für den tierischen und menschlichen Organismus eine große Bedeutung (Stryer 1990). Sie dienen als

1. Energiequelle
2. Wärmeproduzent, Wärmespeicher und Isolierungsschicht
3. Stütz- und Polstersubstanz
4. Lösungsvermittler für fettlösliche Vitamine
5. Bausteine der artspezifischen Zusammensetzung der Zellen
6. Teilnehmer am Zwischenstoffwechsel der Zellen

Energiequelle: Das aus den Speichergeweben (Unterhautfettgewebe) leicht mobilisierbare Fett liefert bei der Verbrennung von 1 g ca. 9,3 kcal. Es hat als Energielieferant annähernd die gleiche Bedeutung wie Glukose. Zwischen dem Glukose- und Fettstoffwechsel bestehen enge Beziehungen. So können Glukosemetaboliten bei verschiedenen Tierarten in Fettsäuren und Glyzerin umgewandelt werden („das Nudeln der Gänse"). Beim Menschen ist dieser von der Natur als Überlebensvorteil (z. B. Winterfettreserven bei Pflanzenfressern) angelegte Stoffwechselweg der „Kohlenhydratmast" nur bedingt angelegt, sodass er nur einen begrenzten Anteil an der Ausbildung des Übergewichts bei einer überkalorischen, Kohlenhydrat orientierten Ernährung spielt oder erst bei chronisch erhöhter Zufuhr von Kohlenhydraten mit positiver Energiebilanz und vorliegender genetischer Disposition zur De-novo-Fettsäure-Synthese wirksam wird. Entscheidender für die Ausbildung des Übergewichts ist, dass mit der Nahrung als Fett zugeführte Überschusskalorien bevorzugt als Energiereserven in den Fettdepots gespeichert werden können (Ravussin und Bogardus 2000, Ravussin und Smith 2002).

Wärmeproduzent, Wärmespeicher, Isolierungsschicht: Die hohe Agilität des Warmblüters Mensch stellt an den Wärmehaushalt erhöhte Ansprüche. In unserem Organismus sind den Stoffwechselprozessen einschließlich der Leistungsfähigkeit des Gehirns jedoch enge Temperaturgrenzen gesetzt. An dieser Temperaturkonstanthaltung ist das Fett entscheidend beteiligt. Das fetthaltige, stoffwechselaktive Unterhautgewebe verhindert durch die geringe Wärmeleitfähigkeit eine übermäßige Wärmeabstrahlung. *Cahill* (1964) nannte das Unterhautfettgewebe eine „elektrisch beheizte Wolldecke".

Möglicherweise haben Frauen wegen ihres stärkeren Unterhautfettgewebes eine gegenüber Männern bessere Kältetoleranz. Andererseits schützt die Unterhautfettschicht des Organismus ebenso bei heißen Temperaturen vor Überwärmung.

Trifft den Organismus ein Kältereiz, so werden vermehrt freie Fettsäuren und Glykogen freigesetzt und zur Erzeugung von Wärme verbrannt.

Stütz- und Polstersubstanz: Freiwillige und unfreiwillige Hungerzustände haben gezeigt, dass selbst im Finalstadium bei Hungernden noch Fettgewebe zu finden ist, so u. a. im Bereich der Ferse, der Niere, der Augenhöhlen und des Kehlkopfes. Das Fettgewebe schützt hier empfindliche Organe vor Druckbelastungen. Es fixiert Darmschlingen in ihrer Lage und füllt tote Winkel aus. Die Spannung der jungen Haut wird durch den Flüssigkeitsdruck (Turgor) der Fettzellen gewährleistet. Durch Alterung oder Schädigung (UV-Strahlen) der Haut lässt der Turgor nach, und die Haut wird faltig.

Lösungsvermittler für fettlösliche Vitamine: Bei zu geringer Fettaufnahme besteht die Gefahr einer verminderten Aufnahme der fettlöslichen Vitamine A, D, E und K. Es kommt zu Vitaminmangelzuständen (Hypovitaminosen) und damit zu Störungen des Stoffwechselgleichgewichtes (s. Kap. 1.3).

Zellbausteine: Nicht nur die Zellen selbst, sondern auch ihre Organellen (Mitochondrien, Ribosomen, Mikrosomen) werden von Membranen umgeben. Diese zellartspezifischen Membranen müssen sowohl für wasserlösliche als auch für fettlösliche stoffwechselaktive Substanzen durchlässig sein. Um diese Durchgängigkeit (Permeabilität) zu gewährleisten, bestehen alle Membranen aus Fett-Eiweiß(Lipoid-Protein)-Komplexen. Untersuchungen haben ergeben, dass die Membranen bei Bakterien überwiegend gesättigte, bei Säugetieren und Menschen dagegen vornehmlich ungesättigte Fettsäuren enthalten.

Typischerweise findet sich ein solcher Membranaufbau auch in körpereigenen und biologischen Partikeln (Lipoproteine, Liposome), die in wässriger Umgebung (Blut, Lymphe, Galle, Milch) Fette, in der Regel als Triglyzeride, transportieren müssen.

Zwischenstoffwechsel der Zellen: Obwohl bei der Speicher-, Wärme- und Stützfunktion unter den verschiedenen Neutralfetten Gleichwertigkeit besteht, sind sie im Stoffwechsel jedoch keinesfalls untereinander ersetzbar. Fehlen in unseren Nahrungsfetten essenzielle Fettsäuren, so kommt es zu Mangelerscheinungen. Solche Störungen werden anlagebedingt in der Ätiologie von atopischen Hautekzemen (Neurodermitis) diskutiert und sind bei einer monatelang anhaltenden, fettarmen „Formula-Diät" beobachtet worden. Der dabei auftretende, juckende und schuppige Hautausschlag ging nach Linolsäuregaben bzw. gezielter Zufuhr von gamma-Linolensäure (als Nachtkerzenöl) wieder zurück (Horrobin 2000). Eigene Erfahrungen zeigen zudem, dass gerade in der Sporternährung eine ungünstige Fettauswahl (ungenügende oder fehlende Zufuhr von MUFS) zu einer reduzierten Belastbarkeit und erhöhten sportinduzierten Entzündungsreaktion bei Leistungssportlern führen kann; in gleicher Weise kann durch die gezielte Zufuhr von MUFS die zuvor beschränkte Belastbarkeit und Erholungsfähigkeit nachweislich verbessert werden (Bauer et al. 1993a; Berg et al. 1993; König et al. 1997b, 2001).

Lipoide (fettähnliche Substanzen)

Zu den Lipoiden zählt man eine Reihe fettähnlicher Substanzen unterschiedlicher chemischer Struktur.

Am bekanntesten sind die *Phospholipide* und hiervon wiederum das Lezithin. Besonders häufig finden sich Phospholipide in stoffwechselaktiven Organen wie in Herz, Niere, Gehirn und Muskeln. In ihrem chemischen Aufbau ähneln die Phospholipide den Neutralfetten. Anstelle einer Fettsäure enthalten sie Phosphorsäure. Aufgrund ihres physiologischen Verhaltens haben sie im Stoffwechsel eine große Bedeutung, indem sie zwischen öligen und wässrigen Komponenten vermitteln.

Auch *Cholesterin* und seine Ester gehören zu den Lipiden. Die Grundstruktur ist ein Sterangerüst (Abb. 9), das auch in Kortikosteroiden, Sexualhormonen, Gallensäuren etc. vorliegt. Das Cholesterin im menschlichen Organismus entstammt sowohl der Nahrung (z. B. Butter, Eier) als auch der körpereigenen Synthese. Es ist Ausgangspunkt für

Hormone und Gallensäuren und Struktubestandteil von Zellmembranen. Zivilisationsbedingter erhöhter Verbrauch tierischer, d. h. gesättigter Fette und Stoffwechselstörungen lassen den Cholesterinspiegel über ein vom Organismus tolerierbares Maß ansteigen. Die Folgen sind Arteriosklerose und daraus ableitbare Erkrankungen wie Angina pectoris, Herzinfarkt und Durchblutungsstörungen der Gliedmaßen und des Gehirns.

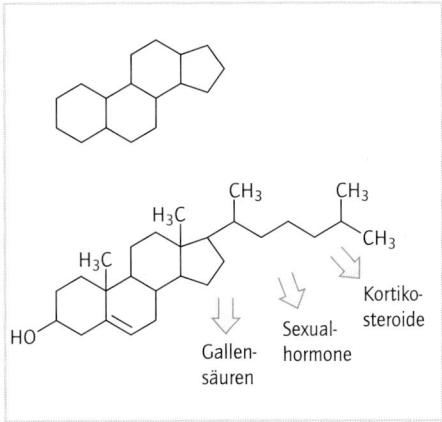

Abb. 9: Der Steranring (oben) ist Grundbaustein des Cholesterins (unten).

Beurteilte man früher das Gesamtcholesterin im Hinblick auf die Arterioskleroseentstehung, so wissen wir heute, dass es mehrere, in ihrer Wirkung unterschiedliche Lipoproteine gibt. Je nach Dichte unterscheiden wir die fettreichen, physikalisch locker strukturierten VLDL (very low density lipoproteins), die dicht gepackten, stark cholesterinhaltigen LDL (low density lipoproteins) und die relativ fettarmen, eiweißreichen HDL (high density lipoproteins) (Abb. 10).

Während ein hoher LDL-Pegel im Blut erhöhte Arteriosklerosegefahr bedeutet, wird dem HDL-Cholesterin eine Schutzwirkung nachgesagt. Man kann deshalb volkstümlich vom „guten" und vom „bösen" Cholesterin sprechen (Glatzel 1984). Aus dem Gesagten geht also hervor, dass bereits normale oder moderat erhöhte Cholesterinspie-

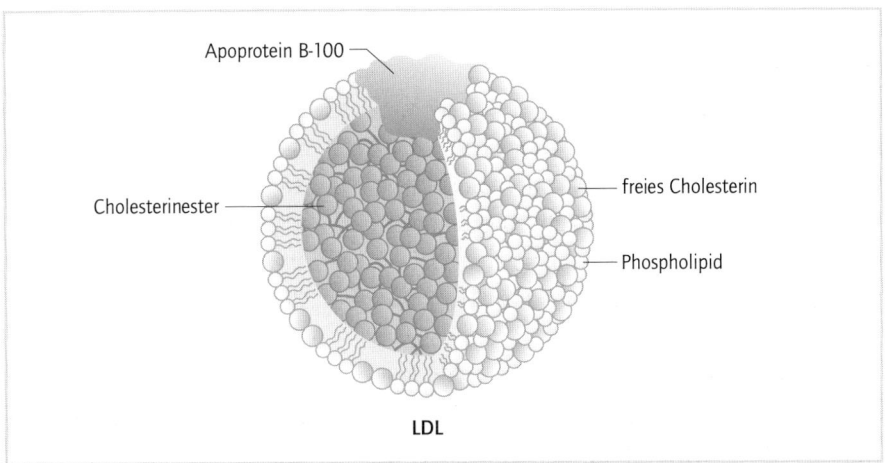

Abb. 10: Schematische Darstellung des LDL-Lipoproteinpartikels.

gel bei ungünstiger Verteilung von HDL- und LDL-Cholesterin mit einem erhöhten atherogenen Risiko einhergehen können; andererseits können gerade bei Ausdauersportlern oder jungen Frauen erhöhte Gesamtcholesterinspiegel über eine überdurchschnittliche Erhöhung im guten HDL-Cholesterin bei dann allerdings gleichzeitig niedrigen Triglyzeridwerten vorliegen (Berg et al. 1994b). Es kommt also auf die Einzelfraktionen an (Tab. 1). So ist bekanntlich die Todesrate der Maori in Neuseeland sehr hoch, da man bei ihnen einen niedrigen HDL-Cholesterinwert findet. Bei den Eskimos ist der Herzinfarkt selten, obwohl sie sich überwiegend von tierischer Kost ernähren, da sie neben den bereits beschriebenen günstigen Bluteigenschaften stark erhöhte HDL-Cholesterinwerte aufweisen (Glatzel 1973a, 1976). Aktuelle Empfehlungen zur Diagnostik und Beurteilung von Blutfetten (HDL-, LDL-Cholesterin, Triglyzeride), deren Zielwerte sowie zur Therapie von Fettstoffwechselstörung finden Sie auf der Homepage der Deutschen Gesellschaft zur Vermeidung von Fettstoffwechselstörungen und deren Folgeerkrankungen (Lipidliga) e. V. (www.lipid-liga.de).

In Speziallabors können mittels aufwendiger und zeitintensiver Analytik mit präparativer Ultrazentrifugation zusätzlich zu den Lipoproteincholesterinfraktionen (HDL- und LDL-Cholesterin) noch weitere Lipoprotein-Subfraktionen wie HDL_2 und HDL_3 sowie die sogenannten „kleinen dichten" atherogenen LDL (small dense LDL, LDL-6) charakterisiert werden. Die vorliegende Verteilung der spezifischen Subfaktoren (erniedrigtes HDL_2 und erhöhtes LDL-6) kann das individuelle atherogene Risiko noch differenzierter wiedergeben als das HDL-LDL-Cholesterinverhältnis (Halle et al. 1999a; Berg et al. 1997b).

Tab. 1: Werte der Fettfraktionen im Blut unter normalen und pathologischen Bedingungen (Lipidliga 2004).

Fettfraktionen	Normalbereich	Sicher pathologisch
Triglyzeride	Bis 150 mg % (bis 1,71 mmol/l)	Über 200 mg % (über 2,28 mmol/l)
Gesamtcholesterin	Bis 200 mg % (bis 5,18 mmol/l)	Über 250 mg % (über 6,48 mmol/l)
HDL-Cholesterin (♂)	Über 55 mg % (über 1,42 mmol/l)	Unter 35 mg % (unter 0,91 mmol/l)
HDL-Cholesterin (♀)	Über 65 mg % (über 1,68 mmol/l)	Unter 45 mg % (unter 1,17 mmol/l)
LDL-Cholesterin	Unter 130 mg % (unter 3,9 mmol/l)	Über 190 mg % (über 4,9 mmol/l)

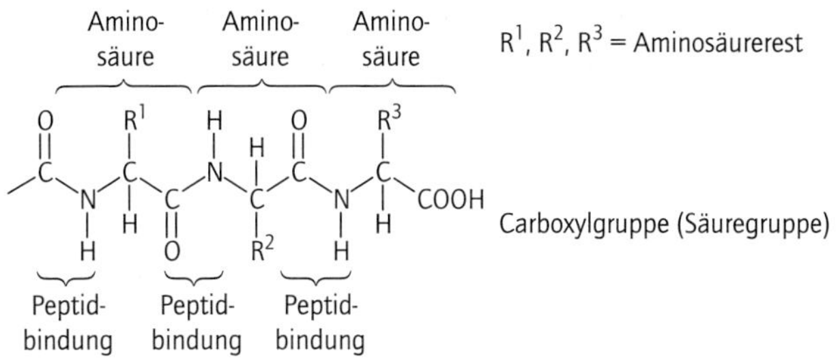

Abb. 11: Struktur eines Peptids.

1.2.3 Eiweiße (Proteine)

Eiweiße findet man in jedem Teil einer Zelle. Bisher sind weit über 1000 verschiedene Proteine bekannt. Ein Protein besteht aus einer genetisch festgelegten, charakteristischen Reihenfolge (Sequenz) von Aminosäuren. Die aufeinanderfolgenden Aminosäuren sind in unverzweigten Ketten angeordnet und durch Amidbrücken (Peptidbindung) miteinander verbunden. Am Kettenende findet sich eine freie Säuregruppe (-COOH, Carboxylgruppe) (Abb. 11).

Bei 2 bis 9 Aminosäuren spricht man von „Oligopeptiden". „Polypeptide" enthalten 10 bis 100 Aminosäuren, während als „Proteine" Eiweiße mit mehr als 100 Aminosäuren bezeichnet werden.

Natürliche Proteine liegen in typischen Formen vor (Abb. 12):

1. Faserproteine. Die Peptidketten (= Polypeptide) sind entsprechend einer Achse parallel angeordnet. Es entsteht ein Strang. Diese Struktur findet sich vorwiegend in Stütz- und Bindegewebe (Haare, Horn, Kollagen, Knochen, Sehnen usw.).
2. Globuläre Proteine. Die Polypeptide sind verknäuelt. Sie sind in Wasser gut löslich und diffundieren leicht (Enzyme, Hormone, Antikörper). Außerdem sind sie als Myosin, ein Strukturelement des Muskels, zu finden.

Aminosäuren

Die elementaren Bausteine der Proteine sind die Aminosäuren. Von den bekannten über 200 Aminosäuren kommen in den Eiweißen regelmäßig 20 bis 25 Aminosäuren vor. Aber auch freie Aminosäuren sind zu ca. 10 % in allen Geweben und Körpersäften zu finden. Die Strukturformel einer Aminosäure besteht, von wenigen Ausnahmen ab-

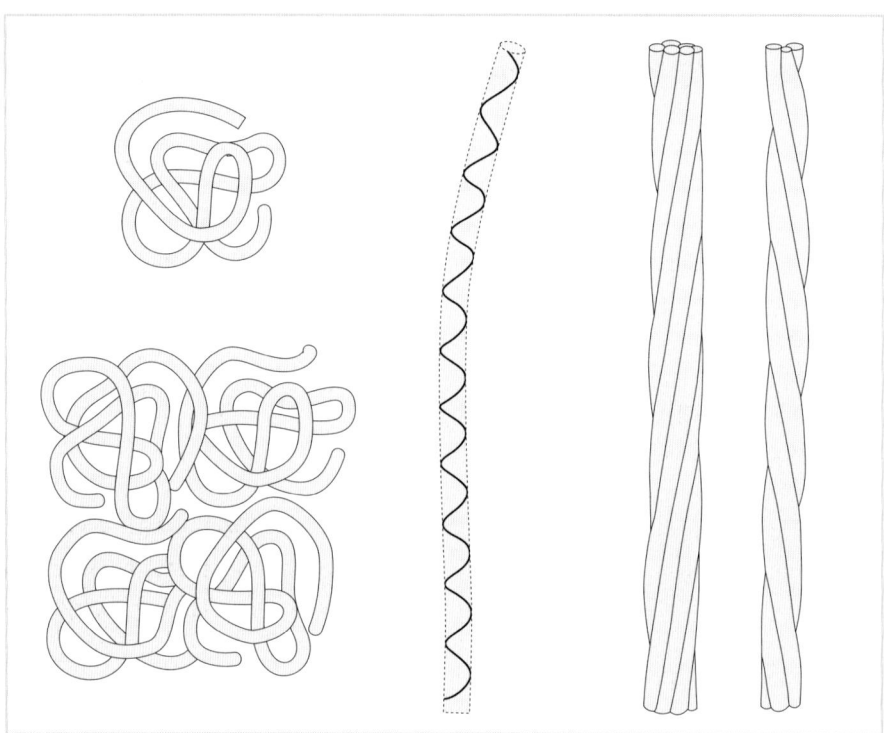

Abb. 12: Globuläre Proteine (links) und Faserproteine (rechts) (aus Lehninger 1974).

gesehen, aus einer Carboxylgruppe (-COOH), einer Aminogruppe (-NH$_2$) und einer Ketten- oder Ringseitengruppe (-R), die an ein C-Atom gebunden sind (Abb. 13).

Eine biologisch wichtige Eigenschaft der Aminosäuren ist, dass sie aufgrund ihrer chemischen Struktur als „Zwitterion" wirken, d. h. je nach pH-Wert ändert sich der Dissoziationsgrad der Carboxylgruppe bzw. der Aminogruppe. In saurem Milieu ist also die Carboxylgruppe nicht dissoziiert (-COOH), dafür die Aminogruppe (NH$_3^+$), und umgekehrt dissoziiert in alkalischem Milieu die Carboxylgruppe (-COO$^-$), und die Aminogruppe (-NH$_2$) bleibt undissoziiert.

Für den Menschen spielen 20 Aminosäuren beim Aufbau der Proteine eine Rolle (proteinogene Aminosäuren). Die Synthese aller 20 Aminosäuren ist nur einigen Bakterien möglich. Der Mensch kann nur die Hälfte selbst synthetisieren, die restlichen müssen durch die Nahrung aufgenommen werden. Letztere bezeichnet man daher als „essen-

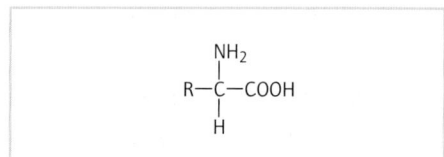

Abb. 13: Grundstruktur einer Aminosäure.

ziell" (lebensnotwendig), die übrigen Aminosäuren sind „nicht essenziell" (Tab. 2).

Tab. 2: Aminosäuren.

Nicht essenziell	Essenziell
Alanin	Arginin
Asparaginsäure	Histidin
Aspartat	Isoleucin
Cystein	Leucin
Glutamat	Lysin
Glutaminsäure	Methionin
Glycin	Phenylalanin
Prolin	Threonin
Serin	Tryptophan
Tyrosin	Valin

Die im Körper vorkommenden Aminosäuren werden zusätzlich auch über ihre Eigenschaften im Zwischenstoffwechsel unterschieden. So können Aminosäuren zum einen (glukogene Aminosäuren wie Glycin, Alanin) als desaminierte C-Bausteine bevorzugt im Glukose- und Glykogenstoffwechsel (Glukoneogenese) verwendet werden, zum anderen (ketoplastische Aminosäuren wie die verzweigtkettigen BCAA) bevorzugt als Energieträger für die β-Oxidation dienen. Bei Ausdauerbelastung sind beide Stoffwechselwege, Glukoseersatz und Energieträger, zur Aufrechterhaltung der körperlichen und mentalen Leistungsfähigkeit von Sportlern von Bedeutung und tragen zum vermehrten Umsatz von Aminosäuren und Bedarf von Eiweißen bei Ausdauersportlern bei.

Enthält ein Protein neben den Aminosäuren noch andere organische Verbindungen, so bezeichnet man es als zusammengesetztes Eiweiß (Proteid). Proteine mit Kohlenhydraten nennt man Glykoproteide, mit Nukleinsäuren Nukleoproteide, mit Lipiden Lipoproteide, mit Metallen Metalloproteide.

Diese spezifischen Proteine spielen bei allen biologischen Prozessen eine entscheidende Rolle, so z. B. bei der Weitergabe genetischer Informationen (Nukleoproteide), bei Transport und Speicherung von Molekülen (Lipoproteide, Glykoproteide, Metalloproteide).

Proteine im menschlichen Organismus haben mannigfaltige Aufgaben. Es gibt keinen biochemischen Prozess, an dem sie nicht mitbeteiligt sind (Stryer 1990):

1. Enzymatische Katalyse: Alle Stoffwechselvorgänge im Organismus werden durch Enzyme (Biokatalysatoren) katalysiert, die wiederum aus Proteinen bestehen.
2. Transport und Speicherung: Das Protein Hämoglobin z. B. dient als Vehikel für den Sauerstofftransport. Eisen kann durch das Protein Ferritin in der Leber gespeichert werden.
3. Bewegungskoordination: Durch die aus Eiweiß bestehenden kontraktilen Elemente des Muskelgewebes ist eine gerichtete Bewegung möglich.
4. Mechanische Stützfunktion: Durch Kollagenfasern gewinnen Gewebe und Knochen an Zugfestigkeit. Kollagen stellt ein Faserprotein dar.

5. Abwehrfunktion: Die im Organismus kreisenden Antikörper sind spezifische Proteine, die durch eine Antigen-Antikörperreaktion Fremdsubstanzen binden können.
6. Übertragung von Nervenimpulsen: Rezeptorproteine übertragen Nervenimpulse an den Synapsen (Verbindungsglieder der Nervenzellen).
7. Übertragung von Erbinformationen.
8. Kontrolle der Differenzierung im genetischen Bereich: Repressorproteine (Hemmproteine) hemmen in einer Zelle alle die genetischen Informationen, die für die spezielle Aufgabenstellung der Zelle nicht vonnöten sind.

1.3 Vitamine

Vitamine sind lebensnotwendige (essenzielle) Substanzen, die der Organismus zur Aufrechterhaltung seiner Stoffwechselprozesse benötigt und die er nicht selbst herstellen kann.

Beim Fehlen von Vitaminen (Avitaminosen) oder Vitaminmangel (Hypovitaminosen) kommt es zu Störungen des Wachstums, der Fortpflanzung, zu schweren Krankheiten bis hin zum Tode.

Umgekehrt können sich auch Überdosierungen (Hypervitaminosen) schädlich auswirken, z. B. bei Vitamin A bzw. D.

Vitamine sind ihrer chemischen Struktur nach recht unterschiedliche organische Substanzen, von denen der Mensch pro Tag nur wenige Mikrogramm bis Milligramm benötigt. Daher ist die Bezeichnung Vitamine, die sich zusammensetzt aus vita (= das Leben) und amin (= stickstoffhaltige Verbindung), unzutreffend und nur historisch zu verstehen. Wichtig ist die Unterteilung der Vitamine in fett- und wasserlösliche Substanzen (Tab. 3) (Vitamin-Compendium 1970).

Die wasserlöslichen Vitamine und Vitamin K sind Bestandteile von Enzymen (Biokatalysatoren, die Stoffwechselschritte ermöglichen). Fehlen diese Vitamine (sog. Coenzyme), so ist der Stoffwechselschritt nicht möglich. Alle anderen Vitamine sind an bestimmte Zell- und Organsysteme gekoppelt und greifen so in die Stoffwechselvorgänge ein.

Normalerweise enthält eine gemischte Kost ausreichende Mengen an Vitaminen und Mineralstoffen. Durch Lagerung, Lichteinwirkung und Garungsprozesse geht jedoch ein Großteil der Vitamine verloren, sodass Hypovitaminosen häufiger vorkommen als angenommen wird.

Tab. 3: Unterteilung der Vitamine.

Wasserlöslich	Fettlöslich
Thiamin (Vitamin B_1)	Retinol (Vitamin A)
Riboflavin (Vitamin B_2)	Calciferol (Vitamin D)
Nikotinsäureamid	Tocopherol (Vitamin E)
Pantothensäure	Phyllochinon (Vitamin K)
Biotin	
Folsäure	
Pyridoxin (Vitamin B_6)	
Cobalamin (Vitamin B_{12})	
Ascorbinsäure (Vitamin C)	

Deshalb sollte man folgende Regeln beachten:

1. Obst und Gemüse nicht lange Licht und hohen Temperaturen aussetzen.
2. Obst und Gemüse nicht lange im Wasser stehen lassen.
3. Beim Garen wenig Wasser benutzen (dünsten).
4. Den Garungsprozess so kurz wie möglich halten (Druckkochtöpfe).
5. Das Garwasser des Gemüses für Suppen verwenden.
6. Gemüse nicht in kaltem Wasser zum Kochen aufsetzen.

1.3.1 Wasserlösliche Vitamine

Thiamin, Aneurin (Vitamin B_1)

Vorkommen: In der Hefe sowie in allen Getreidearten, vor allem aber in der Schale und im Keimling, in Hülsenfrüchten, Gemüse, Milch, Fleisch (Herz, Niere, Hirn).

Physiologische Funktionen: Das Thiamin hat als Coenzym eine wichtige Funktion im Kohlenhydratstoffwechsel, indem es an der oxidativen Decarboxylierung von Pyruvat zu Acetyl-CoA beteiligt ist, wodurch der Eingang in den Krebszyklus (Zitronensäure-Zyklus) geschaffen wird. Es ist deshalb besonders für die Organe von Bedeutung, die einen großen Umsatz an Kohlenhydraten haben und die Pyruvat und Laktat als Energiequelle verwenden (Skelett und Herzmuskulatur). Hieraus lässt sich auch die große Bedeutung des Vitamins B_1 für den Leistungssport und im Speziellen für die aerobe Freisetzung von Energie aus Kohlenhydraten ableiten (Jacowlew 1977).

Bedarf und Mangelsymptome: Der Bedarf an Vitamin B_1 ist abhängig vom Alter und den Nahrungsgewohnheiten und liegt beim Menschen zwischen 1 und 2 mg pro Tag.

Ein verstärkter Kohlenhydratumsatz, wie er besonders bei Ausdauerdisziplinen im Leistungssport üblich ist, setzt eine erhöhte Vitamin-B_1-Aufnahme voraus (EU SCF 2001). Diese ist allerdings in der Regel bei einer vollwertigen und im Ausdauersport KH-orientierten Kost (s.o.), aber auch in Milchprodukten ausreichend vorhanden. Das Vitamin kann nicht im Körper gespeichert werden; zugeführte Überschüsse werden mit dem Urin ausgeschieden. Obwohl ein Thiaminmangel zu einer Herabsetzung der physiologischen Leistungsfähigkeit (erhöhter Laktatanstieg) führt, haben selbst Gaben von Megadosen, wie etwa das Tausendfache des von der Deutschen Gesellschaft für Ernährung empfohlenen Bedarfs, zu keiner Leistungssteigerung geführt. Bei Alkoholismus tritt ein Vitamin-B_1-Mangel auf, möglicherweise aufgrund einer verminderten Resorption. Bei Vitamin-B_1-Mangel beobachtet man vor allem neurologische Störungen (Polyneuritis, Paresen, Muskelschwäche, Fußbrennen, Krämpfe) sowie Störungen der Herztätigkeit (Tachykardien, Atemnot). Das Vollbild des Thiaminmangels beim Menschen wird als Beri-Beri bezeichnet. Bereits 1912 stellt C. *Funk* in seinem Londoner Labor aus Reis einen Anti-Beri-Beri-Wirkstoff her, der Vitamin B_1 enthielt (Tab. 4).

Tab. 4: Bedeutung der unterschiedlichen Vitamine für die Aufrechterhaltung verschiedener Körperfunktionen.

	Energiestoff-wechsel	Nerven-system	Hämoglobin-synthese	Immun-system	Anti-oxidans
Wasserlösliche Vitamine					
Vitamin B_1 (Thiamin)	X	X			
Vitamin B_2 (Riboflavin)	X	X			
Vitamin B_3 (Niacin)	X	X			
Vitamin B_5 (Pantothensäure)	X	X			
Vitamin B_6 (Pyridoxin)	X	X	X	X	
Vitamin B_{12} (Cobalamin)		X	X		
Folsäure		X	X		
Biotin	X				
Vitamin C				X	X
Fettlösliche Vitamine					
Vitamin A				X	X
Vitamin E				X	X

Riboflavin, Lactoflavin (Vitamin B$_2$)

Vorkommen: Besonders reichlich in Leber, Milch, Käse, Eiern, Getreide und vor allem in Hefe.

Physiologische Funktionen: Riboflavin wirkt als Coenzym der gelben Atmungsenzyme (Flavoproteine) an der aeroben Energiebereitstellung, d. h. an Oxidations-/Reduktionsvorgängen mit, speziell aber beim Abbau der Fettsäuren. Eine Beteiligung am Sehvorgang wird noch diskutiert.

Bedarf und Mangelsymptome: Der Tagesbedarf liegt zwischen 1 und 2 mg. Bei fettreicher Ernährung steigt der Vitamin-B$_2$-Bedarf. Mangelsymptome äußern sich relativ unspezifisch als Müdigkeit, Arbeitsunlust, Entzündungen der Schleimhäute (Auge, Zunge, Nase, Magen-Darm-Trakt, Anus, Vulva). Vitamin B$_2$ wird durch UV-Licht zerstört. Milch sollte deshalb nicht länger als unbedingt nötig im Freien stehen gelassen werden. Überschüsse werden mit dem Urin ausgeschieden (Tab. 5).

Nikotinsäureamid, Nikotinamid, Niacinamid (Vitamin PP)

Vorkommen: Reich an Nikotinamid sind Fleischprodukte und Hefe.

Physiologische Funktionen: Nikotinsäureamid spielt als Coenzym einiger wasserstoffübertragender Enzyme beim Auf- und Abbau von Fettsäuren, Kohlenhydraten und Aminosäuren eine ausschlaggebende Rolle. Diese Funktionen gehen mit Energiegewinn einher.

Obwohl der Organismus Nikotinsäureamid selbst aus Tryptophan herstellen kann, ist er doch auf eine exogene Zufuhr angewiesen, da die selbst synthetisierten Mengen nicht ausreichen.

Bedarf und Mangelsymptome: Der Tagesbedarf an Nikotinsäureamid liegt beim Menschen zwischen 15 und 25 mg. Das klinische Bild des Nikotinsäureamidmangels ist durch Wachstumsstillstand beim Jugendlichen, Gewichtsverlust, Anämie, zentralnervöse Störungen (Verwirrtheitszustände, Halluzinationen) und Schleimhautentzündungen geprägt. Der Name der Nikotinsäuramid-Mangelkrankheit „Pellagra" (pelle agra = braune Haut) kommt von den symmetrisch braunen Hautpigmentierungen an Hals, Gesicht und Extremitäten.

Tabelle 5: Vitamine der B-Reihe: Vorkommen, Funktionen, Mangelerscheinungen und Zufuhrempfehlungen

	Vorkommen in höherer Konzentration	Sportrelevante Funktionen im Stoffwechsel	Sportrelevante Auswirkungen bei ausgeprägtem Mangel*	DACH-Zufuhrempfehlungen/d	Empfohlene Zufuhr im Sport#
Vitamin B_1	Getreidekeime, Schweinefleisch, Sojamehl, Kleie, Gemüse, Innereien, Nüsse	Kohlenhydratstoffwechsel der Muskulatur und des Nervensystems	Verminderte Ausdauerleistungsfähigkeit	A: 1,0 mg B: 1,3 mg C: 1,0 mg D: 1,2 mg	F und M: 0,5 mg/1000 kcal Energieumsatz
Vitamin B_2	Weizenkeime, -kleie, Milchprodukte, Innereien, Ei, Lamm	Oxidativer Stoffwechsel, Elektronentransport	Verminderte aerobe Kapazität	A: 1,2 mg B: 1,5 mg C: 1,2 mg D: 1,4 mg	F und M: 0,6 mg/1000 kcal Energieumsatz
Vitamin B_3	Fleisch, Fisch, Innereien, Milchprodukte, Getreide	Oxidativer Stoffwechsel	Allgemein verminderte Energiebereitstellung	A: 13 mg B: 17 mg C: 13 mg D: 16 mg	F und M: 6,6 mg/1000 kcal Energieumsatz
Vitamin B_5	In den meisten Nahrungsbestandteilen	Fettsäure- und Glukoseoxidation	Verminderter aerober Stoffwechsel	A, B, C, D: 6 mg	F und M: 6–10 mg
Vitamin B_6	Getreide, Fleisch (Huhn, Schwein), Innereien, Fisch, Nüsse, Hülsenfrüchte	Coenzym im Eiweiß-, Kohlenhydrat- und Fettstoffwechsel (insg. mehr als 60 Enzyme)	Verminderte Ausdauerleistungsfähigkeit	A, C: 1,2 mg B, D: 1,5 mg	Abhängig von der Proteinaufnahme: 0,016 mg/mg Protein/d
Biotin	Leber, Eigelb, Sojabohnen, Nüsse, Kohl	Glykogensynthese, Fettsäuresynthese	Verminderte Regenerationsfähigkeit	A, B, C, D: 45 μg	F und M: 45–100 μg

DACH = Gemeinsame Empfehlungen deutschsprachiger Ernährungsgesellschaften (Deutschland [D], Österreich [A], Schweiz [CH]). A = Frauen (F) Alter: 19–25 Jahre; B = Männer (M): Alter 19–25 Jahre; C = Frauen (F): Alter 25–50 Jahre; D= Männer (M): Alter 25–50 Jahre. /d = pro Tag.

* Die in dieser Spalte aufgeführten Auswirkungen bei ausgeprägtem Mangel an Vitaminen sind zum großen Teil aus (Tier)-experimentellen Untersuchungen abgeleitet und gerade im Sport wenig untersucht. Rückschlüsse, dass eine zusätzliche Supplementierung – bei guter Versorgung über die Ernährung – die Leistung weiter steigern würde, sind spekulativ und nicht belegt.

Die empfohlene Zufuhr im Sport leitet sich aus grundsätzlichen Überlegungen zur Beziehung zwischen Energieverbrauch und erhöhtem Nährstoffbedarf ab. Sportmedizinisch-leistungsphysiologische Daten zur praktischen Überprüfung der klinischen Relevanz dieser Empfehlungen fehlen weitgehend.

Als chemisch stabilisierte Form wird Nikotinsäure auch zur Leistungssteigerung und Verbesserung der mitochondrialen Energiebereitstellung (H$^+$-Ionen-Transfer) als Nahrungssupplement angeboten; eine ausreichende Erfahrung zum Nutzen einer solchen Supplementierung aus konfirmatorischen Studien liegt hierzu allerdings nicht vor.

Pantothensäure

Vorkommen: In Leber, Niere, Muskel, Hirn, Eigelb, Hefe, Getreide und Hülsenfrüchten.

Physiologische Funktionen: Als Bestandteil des Coenzyms A hat sie eine zentrale Stellung im Intermediärstoffwechsel. Durch die Übertragung von Acetylresten ist das Coenzym A an zahlreichen Auf- und Abbauprozessen der Eiweiße, Kohlenhydrate und Fette sowie an Entgiftungsprozessen beteiligt.

Bedarf und Mangelsymptome: Der Tagesbedarf liegt bei 10 mg. Wegen des reichlichen Vorkommens von Pantothensäure in der Natur sind ausgeprägte Mangelerscheinungen beim Menschen nicht bekannt. An freiwilligen Versuchspersonen, die einem Pantothensäuremangel ausgesetzt wurden, beobachtete man folgende Symptome: Wachstumshemmung, Gewichtsabnahme, Schädigung der Haut und ihrer Anhangsorgane, Ausfallerscheinungen im Bereich des Nervensystems (Sensibilitätsstörungen), „Burning feet"-Syndrom, Magen- und Darmstörungen, Hemmung der Antikörperbildung, Beeinträchtigung der Nebennierenrindenfunktionen. – So ist auch eine heilende Wirkung von pantothensäurehaltigen Salben bei Schürf- und Brandwunden sowie bei Entzündungen des Kehlkopfes und der Trachea vorstellbar.

Biotin (Vitamin H)

Vorkommen: Biotin kommt in der Natur häufig, an Eiweiß gebunden, in tierischen Organen wie Leber, Niere, Gehirn und Muskel vor, aber auch in Gemüse und Hefe. Biotin wird ebenfalls von menschlichen Darmbakterien synthetisiert, jedoch reicht die Menge für den Bedarf nicht aus.

Physiologische Funktionen: Die Funktion des Biotins im Stoffwechsel besteht darin, als Coenzym unter anderem am Abbau von Aminosäuren und am Aufbau von Fettsäuren teilzunehmen.

Bedarf und Mangelsymptome: Der Tagesbedarf wird mit 0,1 bis 0,3 mg angegeben. Ausgeprägte Mangelerscheinungen sind selten. Der Genuss von großen Mengen rohem Eiereiweiß kann durch Unterbindung der Biotinsynthese im Darm zu einem Biotinmangel führen. Dieser äußert sich unspezifisch als Müdigkeit, Appetitlosigkeit, Muskelschmerzen und in Hautveränderungen. Bei Säuglingen und Kleinkindern tritt infolge Biotinmangels trockene, schuppige Haut (seborrhoische Dermatitis) auf.

Folsäure

Vorkommen: In der Natur überwiegend in dunklem Blattgemüse (lat. folium = Blatt) wie Spinat, Blumenkohl, Weizenkeimen. Aber auch in Leber, Niere, Muskel, Käse und Milch ist sie zu finden.

Physiologische Funktion: Im Stoffwechsel ist die Folsäure als Coenzym beim Aufbau von Purinbasen von Bedeutung. Purinbasen sind wiederum wichtige Bestandteile der Nukleinsäuren.

Bedarf und Mangelsymptome: Der Tagesbedarf wird auf 100 bis 600 µg geschätzt, bei Schwangeren und Stillenden auf 800 µg bis 1 mg. Bei Folsäuremangel kommt es zu Störungen der Hämoglobinsynthese. Es treten unreife Erythrozytenformen im Blut (Megaloblastenanämie) auf, auch ist die Bildung der Leukozyten und Thrombozyten gestört. Weiter kommt es zu Entzündungen der Mundschleimhaut und zu Haarausfall.

Für die Entstehung der Spina bifida, eine der häufigsten kindlichen Missbildungen (Neuralrohrdefekt, ca. 1–2 auf 1000 Geburten), wurde zurückliegend neben genetischen Faktoren auch ein Folsäuremangel in der Schwangerschaft verantwortlich gemacht. Untersuchungen zeigen allerdings, dass es sich in der Ätiologie nicht um einen Folsäuremangel, sondern um einen Folsäurestoffwechseldefekt mit Hemmung der Methioninsynthese handelt (Scott et al. 1994). Dieser Defekt besteht unabhängig vom Plasmafolatspiegel und der Ernährung. Erst durch große (pharmakologische dosierte) Mengen Folsäure kann die vorliegende Enzymblockierung überwunden werden.

Pyridoxin, Adermin (Vitamin B$_6$)

Vorkommen: Reichlich in Hefe, Körnerfrüchten, grünem Gemüse, Milch, Eigelb, Leber, Niere, Gehirn.

Physiologische Funktionen: Als Coenzym hat Pyridoxin hauptsächlich eine gruppenübertragende Funktion im intermediären Eiweißstoffwechsel.

Bedarf und Mangelsymptome: Der Bedarf an Pyridoxin wird pro Tag auf 1 bis 2 mg geschätzt. Bei Pyridoxinmangel werden beim Säugling epileptiforme Krämpfe und Hautveränderungen beobachtet. Beim Erwachsenen kann es neben Neuritiden und Muskeldystrophien zu Anämien kommen. Der beim Sportler auftretende Mehrbedarf an Vitamin B_6 kann nach Untersuchungen von *Dreon* und *Bullerfield* (1984) durch körpereigene Speicher gedeckt werden.

Obwohl nach körperlicher Belastung eine vermehrte Ausscheidung von Vitamin B_6 mit dem Urin nachgewiesen werden kann, scheinen wie auch für Thiamin und Riboflavin nur Sportler mit restriktiver Kalorienzufuhr für einen möglichen Pyridoxinmangel gefährdet (Manore 2000).

Cobalamin (Vitamin B_{12})

Vorkommen: Überwiegend in tierischen Substraten wie Leber, Niere, Herzmuskel, Gehirn und in Fischextrakten.

Die Aufnahme von Cobalamin erfolgt im Magen, jedoch nur in Anwesenheit eines in der Magenschleimhaut gebildeten Eiweißkörpers (sog. Intrinsic factor).

Physiologische Funktionen: Das Cobalamin wirkt zusammen mit der Folsäure am Aufbau von Nukleinsäuren und Proteinen mit. Ganz wesentlich ist Cobalamin an der Blutbildung (Erythropoese) beteiligt. Es ist weiterhin für die DNA-Bildung aller Zellen sowie für die Myelinisierung der Nervenscheiden unentbehrlich. Im Gegensatz zu anderen wasserlöslichen Vitaminen kann der Überschuss an Vitamin B_{12} in der Leber gespeichert werden.

Bedarf- und Mangelsymptome: Der Bedarf liegt bei 2,5 bis 5 µg pro Tag. Bei Magenoperierten oder schweren Resorptionsstörungen kann es durch Ausfall des Intrinsic factors zu Vitamin-B_{12}-Mangelerscheinungen mit Reifungsstörungen der Erythrozyten und degenerativen Veränderungen im Rückenmark kommen. Dieses in seiner ausgeprägten Form zum Tode führende Krankheitsbild wird als „perniziöse Anämie" (bösartige Blutarmut) bezeichnet.

Ascorbinsäure (Vitamin C)

Vorkommen: In frischen Früchten, besonders reichlich in Zitrusfrüchten, schwarzen Johannisbeeren, Hagebutten, Sanddorn, Paprika, Tomaten, ebenso in Gemüsearten wie Kohl, Kartoffeln, Salat, Petersilie usw.

Physiologische Funktionen: Im Gegensatz zu den Vitaminen der B-Gruppe hat die Ascorbinsäure keine Coenzymfunktion, sie wirkt vielmehr als Redoxkörper, d. h. sie ist befähigt, in einem reversiblen Prozess Wasserstoff bzw. Elektronen zu übertragen (Hoitink 1946; Prokop 1960a, Prokop und Aichmair 1962; Vitamin-Compendium 1970).

Entsprechend ist Ascorbinsäure an folgenden Prozessen im Organismus beteiligt:

- Schutzwirkung für die Vitamine B_1, B_2, Pantothensäure, Biotin, Folsäure, Vitamin E, Vitamin A,
- Förderung des Aufbaus von Stützgewebe (Bindegewebe, Dentin, Knorpel, Knochen),
- Aufbau von Steroidhormonen in der Nebennierenrinde,
- Aktivierung der Abwehrfunktion (Antikörperbildung),
- Stoffwechselregulation bei aromatischen Aminosäuren,
- Resorption und Verwertung von Eisen bei der Bildung roter Blutkörperchen,
- Herabsetzung der Toxizität von Giftstoffen.

Bedarf und Mangelsymptome: Der Bedarf ist altersabhängig (Säuglinge 30 mg, Erwachsene 70 mg pro Tag). Das Vollbild eines Ascorbinsäuremangels wird als Skorbut bezeichnet. Dabei kommt es zu Blutungen in Haut, Muskulatur, Zahnfleisch und Gelenken. Die Zähne lockern sich und fallen aus. Ferner treten Störungen der Nebennierenrindenhormonsynthese auf. Diese früher bei den Seeleuten sehr gefürchtete Erkrankung führt unbehandelt zum Tode. Die heute noch häufig zu beobachtenden Vitaminmangelzustände sind nicht so gravierend, stellen jedoch eine erhebliche Beeinträchtigung des Wohlbefindens dar. Sie gehen mit Abgeschlagenheit und schneller Ermüdbarkeit (Frühjahrsmüdigkeit), Blutungsbereitschaft, Anfälligkeit für Infektionserkrankungen, Wachstumsverzögerung, schlechter Wundheilung sowie Verzögerung der Regeneration von Knorpel- und Bindegewebsschäden einher. Letzteres hat besonders für den Sportler eine große Bedeutung. Die Erschöpfung der Nebennierenrinde hat wiederum eine erhöhte Stressanfälligkeit zur Folge (Prokop 1960a).

Da die Ascorbinsäure auch in höchsten Dosen nicht toxisch ist, werden von „Vitaminfanatikern" Tagesdosierungen im Grammbereich empfohlen; diese Empfehlungen stützen sich in der Regel allerdings auf Selbst- bzw. Einzelerfahrungen und werden von sport- und ernährungsmedizinischen Fachgesellschaften nicht unterstützt. Eine Vitamin-C-Supplementierung ist allerdings nachweislich in der Lage, die Neigung zu sportbegleitenden Infekten zu reduzieren; Leistungssteigerungen können dagegen nicht erwartet werden (König et al. 1997a, 2001). Hingegen werden nach längerer Therapie mit hohen Ascorbinsäuredosen gehäuft Oxalatsteine in den ableitenden Harnwegen beobachtet.

Auf die spezielle Bedeutung und die optimierte Zufuhr der antioxidativ wirksamen Vitamine (AOV), zu denen natürlich auch Vitamin C zu zählen ist, wird für den Sportler unter der Rubrik „Sport und oxidativer Stress" noch gesondert eingegangen.

1.3.2 Fettlösliche Vitamine

Retinol, Axerophthol (Vitamin A)

Vorkommen: Das Vitamin A kommt als Vorstufe (Carotin) in vielen Pflanzen (Karotten, Spinat, Grünkohl, Salat) und Früchten (Hagebutten, Paprika, Kürbis, Aprikosen) vor. Als Ester ist Vitamin A reichlich in Fisch, Lebertranen von Dorsch, Hai und Thunfisch sowie in Milch, Butter und Eigelb enthalten.

Physiologische Funktionen: Als fettlösliches Vitamin wird Retinol nur in Anwesenheit von Fetten resorbiert. Häufig wird das Retinol in seinen Vorstufen als Beta-Carotinoid (Provitamin) aufgenommen und dann im Körper zu Vitamin A umgewandelt. Zur Resorptionsverbesserung des Vitamin A in Möhrensalat ist es dabei sinnvoll, diesem einige Tropfen Öl zuzusetzen.

Retinol ist am Aufbau des Sehpurpurs beteiligt und wirkt als Schutzstoff für das gesamte Ektoderm, indem es die Synthese von Glykoproteiden fördert. Eine gewisse Speicherfähigkeit für Retinol scheint der Leber zuzukommen, die bis zur Erschöpfung des Retinoldepots den Serum-Retinolspiegel konstant hält.

Nach neueren Untersuchungen können hohe Dosen von Vitamin A das Wachstum von Tumorzellen hemmen. Um das Krebsrisiko zu reduzieren, wird allerdings nur eine vollwertige Ernährung, reich an beta-Carotin über Obst und Gemüse, und nicht die Supplementierung mit beta-Carotin empfohlen (DGE 1996). Bei Rauchern mit exponiertem, bereits seit Jahren bestehendem Bronchialkarzinomrisiko führte eine deutlich vermehrte beta-Carotinzufuhr (im Bereich von 50 mg/Tag) sogar zu einer signifikanten Zunahme der Krebsinzidenz.

Bedarf und Mangelsymptome: Der Vitaminbedarf beträgt 5000 I. E. pro Tag. Für beta-Carotin werden 2–4 mg als ausreichende Tageszufuhr angenommen. Bei Mangel an Retinol kommt es zu einer Degeneration aller epithelialen Gewebe. Die Haut trocknet aus und wird schuppig, die Haare fallen aus. Durch ungenügende Bildung des Sehpurpurs nimmt die Dunkeladaptation (erhöhte Blendempfindlichkeit) ab, und es tritt Nachtblindheit auf. Hornhaut und Bindehaut verhärten sich (Xerophthalmie).

Hypervitaminose: Akute Hypervitaminosen treten gewöhnlich erst beim 700-fachen des empfohlenen Tagesbedarfs auf. Auffällig ist die Ähnlichkeit der Überdosierungserscheinungen mit den Mangelerscheinungen. Eine Hypervitaminose ist gekennzeichnet durch Schälreaktionen der Haut, Rötung und Juckreiz der Schleimhäute sowie Leberschwellungen. Typische Zeichen sind weiterhin neurologische Störungen, bedingt durch einen gesteigerten Liquordruck wie Kopfschmerzen, Schwindel, Papillenödem, Schlafstörungen, Appetitstörungen und Gewichtsverlust. An den langen Röhrenknochen finden sich schmerzhafte Schwellungen. Erhöhte Vitamin-A-Dosierungen in der Schwangerschaft führen zu Missbildungen des Kindes am äußeren Ohr und zu Spaltbildungen im Gesichtsbereich.

Calciferol, antirachitisches Vitamin (Vitamin D)

Vorkommen: Die Gruppe der D-Vitamine entsteht aus ihren Provitaminen Cholesterin und Ergosterin. Vitamin D ist in der Natur sehr verbreitet, findet sich besonders in Fischleberölen und anderen Fettgeweben sowie in Milch und Butter.

Physiologische Funktionen: Durch Calciferol wird die Resorption von Calcium und Phosphat aus dem Darm gefördert sowie der Einbau von Calciumsalzen in die Knochen ermöglicht. Es unterstützt damit das Knochenwachstum.

Bedarf und Mangelsymptome: Der Bedarf für Kinder und Erwachsene liegt bei 400 I. E. (10 µg) pro Tag. Der Mensch und die Säugetiere können Vitamin D in der Haut unter Mithilfe von UV-Licht oder Sonnenstrahlen aus den Provitaminen umwandeln. Da der Mensch seinerseits wiederum Cholesterin synthetisieren kann, sind die meisten Vitaminmangelzustände Störungen der Umwandlung von Provitamin in das Vitamin. – Vitamin-D-Mangel führt beim Säugling und Kleinkind zur Rachitis. Dabei kommt es zu einer Hemmung der Kalkeinlagerung in den wachsenden Knochen und damit zu ihrer Erweichung und Deformation. Bei Säuglingen bleiben die Fontanellen offen. Das Kind ist oft depressiv und schreckhaft. Zeichen eines Vitamin-D-Mangels sind die starke Erniedrigung des Serumphosphatspiegels und der Anstieg der alkalischen Phosphatase im Serum.

Hypervitaminose: Bei der Gabe hoher Dosen (1000–3000 I. E.) über längere Zeit können Vergiftungserscheinungen auftreten. Es kommt zu einer starken Mobilisation von Calcium aus dem Skelett. Das Calcium wird vermehrt ausgeschieden, aber auch in Blutgefäßen und Nieren abgelagert. Klinische Zeichen einer Hypervitaminose sind Kopf-, Gelenk- und Muskelschmerzen. Der Tod kann durch Nierenversagen eintreten.

Tocopherol (Vitamin E)

Vorkommen: Tocopherol findet sich in Getreidesamen, Ölsaaten, Blattgemüse, Milch und Butter. Biochemisch und biologisch werden alpha-, beta-, gamma- und delta-Tocopherol sowie Tocotrienole unterschieden, ihre Wirkung wird über den wirksamsten Tocopherolabkömmling als 1 Tocopherol-Äquivalent (1 mg RRR-alpha-Tocopherol) definiert.

Physiologische Funktionen: Als Antioxidans schützt Tocopherol die Fettsäuren vor der Peroxidation. Es schützt weiterhin Vitamin A vor oxidativer Zersetzung und stellt einen Schutzfaktor der Erythrozytenmembran dar. Eine wesentliche Rolle spielt Vitamin E als Bestandteil von Enzymsystemen in den Mitochondrien, die für die Übertragung von Wasserstoff bzw. Elektronen in der Atmungskette zuständig sind.

Aus diesem Grunde wird immer wieder über Zusammenhänge zwischen Vitamin-E-Zufuhr bzw. -Supplementierung und der aeroben Leistungsfähigkeit im Sport diskutiert; diese scheinen sich allerdings nur unter Extrembedingungen (z. B. Höhenexposition, Hypoxie) zu bestätigen (Berg et al. 1987). Neben diesen Funktionen bei der aeroben Energiebereitstellung kann Vitamin E die Aktivität lysosomaler Enzyme eindämmen, die bei einer Gewebeschädigung freigesetzt werden. Inwieweit Vitamin E ein Schutzstoff gegen vorzeitiges Altern sein kann, die Fertiltiät erhöht und bei Krebsheilung eingesetzt werden kann, ist wissenschaftlich zumindest nicht im Sinne der heute geforderten randomisierten und kontrollierten Beweisführung ausreichend belegt.

Bedarf und Mangelsymptome: Der Tagesbedarf der Erwachsenen liegt bei 25 bis 30 mg Gesamttocopherol. – Die Mangelerscheinungen ergeben sich aus den physiologischen Funktionen und betreffen in erster Linie Muskulatur, Bindegewebe und Leber. Sie sind beim Menschen wenig ausgeprägt. Fertilitätsstörungen, habitueller Abort und klimakterische Symptome wurden beschrieben und auf einen Vitamin-E-Mangel zurückgeführt. Im Kindesalter kann die Blutbildung gestört sein. Bei der männlichen Ratte sind Schädigungen der Hoden mit Degeneration des Keimepithels nachgewiesen. Über schädigende und unerwünschte akute Nebenwirkungen bei gezielter Überdosierung von Vitamin E (Zufuhr im Bereich von 1000 mg/Tag) ist bisher nicht berichtet worden. Gerade unter dem Aspekt des Leistungssports und eines möglichen Risikos durch sport-induzierten, oxidativen Stress wird über eine vermehrte Zufuhr von Vitamin E bei Leistungssportlern diskutiert; hierzu wird – wie bereits erwähnt – unter der Rubrik „Sport und oxidativer Stress" noch gesondert eingegangen. In aktuellen Metaanalysen wird allerdings darauf hingewiesen, dass eine chronisch erhöhte Vitamin-E-Zufuhr über Nahrungssupplemente keinen gesundheitlichen Vorteil gegenüber einer ausreichenden Zufuhr über eine vollwertige Ernährung bietet, sondern ab etwa 250 mg/d Vitamin-Dosierung sogar mit vermehrten Herzkreislauf-Ereignissen gerechnet werden kann.

Phyllochinon (Vitamin K)

Vorkommen: In grünen Pflanzen (Brennnesseln), grünem Gemüse (Spinat, alle Kohlarten, besonders Blumenkohl, Bohnen, Sojabohnen), Kartoffeln, Pflanzenölen und Früchten (Tomaten, Hagebutten, Erdbeeren).

Physiologische Funktionen: Vitamin K ist für die Funktionen des Blutgerinnungssystems erforderlich, indem es für die Bildung einiger Blutgerinnungsfaktoren sorgt. Beteiligung an der „Atmungskette". Schutz vor Karies durch Hemmung von Zuckerabbau im Speichel.

Bedarf und Mangelsymptome: Der Tagesbedarf liegt bei 0,01 bis 0,1 mg für Erwachsene, wobei die Hälfte im Darm synthetisiert wird. Durch Phyllochinonmangel kommt es infolge Erniedrigung des Prothrombingehaltes zur Blutungsneigung. Diese Hypovitaminose kann durch Leberfunktionsstörungen, mangelnde Synthese und Aufnahme im Darm (Zerstörung der Darmbakterien bei längerer therapeutischer Antibiotikagabe), längere Einnahme von Salicylaten (Rheumamittel) und Antikoagulanzien (Cumarinderivate) entstehen.

1.4 Ballaststoffe und sekundäre Pflanzenstoffe

Die Definition des Begriffes „Ballaststoffe" ist in der deutschsprachigen Literatur vieldeutig und über den Begriff „Ballast" für die Bevölkerung als etwas Unnötiges leider negativ besetzt. Im Englischen als „dietary fibre" bezeichnet, bezieht sich dieser Begriff auf ihre physiologische Funktion. Auch die gängige Bezeichnung „Pflanzenfasern" beschreibt die chemisch uneinheitliche Stoffgruppe nur halb: Es gibt durchaus Ballaststoffe, die in amorphen oder gelförmigen Strukturen vorliegen.

Die beste Definition stammt von Southgate (1977), der die Ballaststoffe als Summe aller Kohlenhydrate unter Einschluss von Lignin, welche durch die Verdauungssekrete des menschlichen Gastrointestinaltraktes nicht abgebaut werden, bezeichnet.

Es handelt sich bei diesen unverdaulichen Ballaststoffen um Zellulose, Hemizellulose, Pektine und Lignin, die in Zellwänden von Pflanzen, Samen, Früchten und als Fasern vorkommen. Sie dienen den Pflanzen als Stützgerüst und Reservesubstanzen.

Der bekannteste und billigste Ballaststoff ist die Weizenkleie (Huth und Tumali 1980). Sie setzt sich überwiegend aus Kohlenhydraten zusammen, von denen 80 % für den Menschen unverdaulich sind.

Bedeutung: Nachdem in den letzten 20 Jahren durch die zunehmend schlackenarme Kost in den Wohlstandsländern Verdauungsstörungen und organische Schäden bekannt wurden, fanden die bisher eher negativ vermerkten Ballaststoffe eine zunehmend größere Bedeutung. So gibt es epidemiologische Beweise dafür, dass die Häufigkeit von Dickdarmkarzinomen, Obstipationen und Divertikulosen (Schleimhautausstülpungen des Darmes) auf einen Mangel an Ballaststoffen zurückführen sind (Huth und Tumali 1980; Matzkies und Berg 1978; Imdahl et al. 2003).

Weiterhin ist bekannt, dass Vegetarier, die ja zwangsläufig große Mengen an Ballaststoffen aufnehmen, wesentlich niedrigere Blutfettwerte aufweisen.

In der letzten Zeit zeigte sich, dass bei Diabetikern nach einem ballaststoffreichen Essen mit einem geringeren Blutzuckeranstieg zu rechnen ist. Zusätzlich kann auch Haferkleie zur therapeutischen Senkung des LDL-Cholesterins empfohlen werden (Berg et al. 2003b).

Nachgewiesene positive Wirkungen der Ballaststoffe sind (Eastwood et al. 1980; Watzl 1996; Brown et al. 1999):

1. Quellfähigkeit: Durch das Wasserbindungsvermögen (Abb. 14) der Pflanzenfasern wird das Stuhlvolumen erhöht und damit die Transitzeit (die Zeit von der Nahrungs-

aufnahme bis zur Entleerung) verkürzt. Dieser Vorgang ist besonders bei der Behandlung von Obstipationen erwünscht.

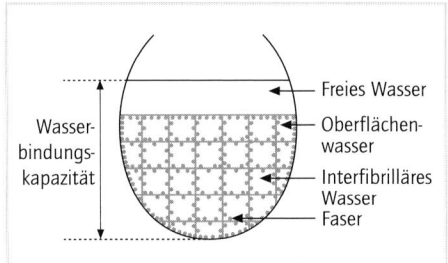

Abb. 14: Wasserbindungskapazität der Pflanzenfasern (aus Eastwood et al. 1980).

2. Wechselbeziehungen von Faserstoffen und Bakterien: Ein geringer Teil der Ballaststoffe unterliegt einer bakteriellen Zersetzung im Dickdarm: Es kommt zur Bildung von Gasen (CO_2) und organischen Säuren (z. B. Buttersäure). Dadurch wird das Stuhlvermögen weiterhin erhöht und die Peristaltik angeregt. Die durch die Fermentierung der Faserstoffe (z. B. Glukane aus Haferprodukten) entstehenden kurzkettigen Fettsäuren sollen zudem die Aktivität der HMG-CoA-Reduktase hemmen und auch hierüber die körpereigene Cholesterinsynthese inhibieren bzw. den Plasmacholesterinspiegel senken (Berg et al. 2003b).

3. Ionenaustauscherkapazität der Pflanzenfasern: Die Polysaccharide der Pflanzenfasern wirken wie schwache Kationenaustauscher. Genauere Untersuchungen liegen noch nicht vor. Möglicherweise kann es bei extremem Genuss von Ballaststoffen zu einer verminderten Aufnahme von Mineralstoffen (Magnesium, Calcium, Natrium und Kalium) kommen, sodass negative Wirkungen zu erwarten wären.

4. Adsorptionseigenschaften der Pflanzenfasern: Neueren Arbeiten zufolge darf angenommen werden, dass Faserstoffe, insbesondere Pektine, die Ausscheidung von Gallensalzen fördern und die Serumcholesterinkonzentration senken (Berg et al. 2003b).

In der heute üblichen Einteilung der Nahrung und deren Bestandteilen werden die Ballaststoffe zur Gruppe der sekundären Pflanzenstoffe gezählt. Die Kenntnisse um die gesundheitsfördernde Bedeutung von Nahrungsbestandteilen ohne definierten Nährstoffcharakter haben in den letzten zehn Jahren stark zugenommen. Bei diesen auch als Schutzstoffe bezeichneten Nahrungsbestandteilen handelt es sich um bioaktive Substanzen, die wir täglich mit den Lebensmitteln aufnehmen und bei deren unzureichender Zufuhr langfristig die Entwicklung von ernährungsabhängigen Erkrankungen gefördert werden kann (Anderson et al. 1994; Watzl 1996). Zu den Schutzstoffen zählen neben den genannten Ballaststoffen die sekundären Pflanzenstoffe sowie Substanzen in fermentierten Lebensmitteln. Geschmack und Farbe unserer Lebensmittel weisen auf die Anwesenheit dieser Stoffe hin, z. B. Carotinoide, Sulfide, Polyphenole. Bereits einfache Ernährungsmaßnahmen wie die Erhöhung der Gemüse- und Obst-

Tabelle 6: Ausgewählte sekundäre Pflanzenstoffe, deren Wirkungen und Vorkommen.

	antikanzerogen	antimikrobiell	antioxidativ	antithrombotisch	immunmodulierend	entzündungshemmend	blutdruckregulierend	cholesterinsenkend	blutzuckerregulierend	Vorkommen
Carotinoide	X		X		X					Möhren, Tomaten, Sellerie, Aprikosen
Phytosterine	X							X		Pflanzensamen
Saponine	X	X			X			X		Rote Beete, Grüner Tee, Spargel
Glucosinolate	X	X						X		Weißkohl, Broccoli, Senfkörner, Meerrettich
Polyphenole	X	X	X	X	X	X	X		X	Artischocken, rote Trauben, Preiselbeeren
Protease-Inhibitoren	X		X						X	Hülsenfrüchte, Kartoffeln, Rote Beete
Terpene	X									Zitrusfrüchte, Kräuter, Gewürze
Phytoöstrogen	X		X							Sojabohnen, Leinsamen, Vollkornprodukte
Sulfide	X	X	X	X	X	X		X		Knoblauch, Zwiebeln, Lauch
Phytinsäure	X		X		X				X	Getreide, Keimlinge

Der Kopf der Tabelle trägt die Überschrift "Hinweise für folgende Wirkungen" über den Wirkungsspalten.

zufuhr und die Verminderung der Zufuhr an tierischen Produkten und Fetten bewirken auch eine Verbesserung der Aufnahme an Schutzstoffen. Bioaktive Substanzen haben ein breites Wirkspektrum in der Gesundheitsvorsorge; so schützen sie vor Krebs und oxidativem Stress, senken Blutdruck, Blutglukose und Cholesterin, unterstützen die Verdauung, verbessern die Blutfließeigenschaften, stärken das Immunsystem und helfen schließlich bei Entzündungen und Infekten (Watzl 1996). Aufgrund der augenblicklichen Definition von essenziellen, also lebensnotwendigen Nährstoffen gibt es noch keine Zufuhrempfehlungen für definierte sekundäre Pflanzenstoffe. Der gesundheitliche Nutzen einer regelmäßigen und ausreichenden Zufuhr von Schutzstoffen wird jedoch durch viele epidemiologische und tierexperimentelle Studien belegt.

Aus dem Gesagten ist unschwer abzuleiten, dass ein Überdenken unserer mitteleuropäischen Essensgebräuche notwendig erscheint und dass ein gut gewürzter Gemüsesalat zu allen Mahlzeiten, auch zum Frühstück, sinnvoll wäre (Tab. 6).

1.5 Riech- und Geschmacksstoffe der Nahrung

Der Wert unserer Nahrung wird nicht nur von der optimalen Zusammensetzung an Nährstoffen bestimmt, sondern ist auch abhängig vom Aussehen, dem Wohlgeschmack und dem Wohlgeruch der Speisen. Riech- und Geschmacksstoffe sind zwar nicht essenziell, sie machen aber die Nahrungsaufnahme zu einem kulturvollen Ereignis.

Ohne Farb- und Aromastoffe wären die meisten Lebensmittel oftmals geschmacklos und wenig appetitanregend, und das Essen würde sich auf einen monotonen, widerwilligen Akt der Nahrungsaufnahme reduzieren. Insofern können Riech- und Geschmacksstoffe, zumindest aus verhaltenspsychologischen Aspekten, als lebensnotwendig bezeichnet werden. Dieses gilt ganz besonders für alte und kranke Menschen. Nicht unberücksichtigt sollte bleiben, dass Essen ein legitimer Lustgewinn ist, und dieses um so mehr, als mit steigendem Alter das Spektrum andersartiger Befriedigungsmöglichkeiten reduziert wird. Die durch Sinnesreize vermittelten Geruchs- und Geschmackssensationen bewegen den Menschen in erster Linie zum Essen. Es macht ihm Freude, und es schmeckt, und erst in zweiter Linie wird nach dem gesundheitlichen Aspekt gefragt. Zudem ist es belegt, dass das Ernährungsverhalten auch über die Verknüpfung von Geschmack und emotionalen Ereignissen (Belohnung über definierte Lebensmittel) schon früh, d. h. in den ersten Lebensjahren, beeinflusst und sogar geprägt werden kann. So ist die Identifikation und Wiedererkennung von Süßem in der Regel mit Positivereignissen und Belohnung, die von Bitterstoffen dagegen mit Gefährdung und Vergiftung verbunden. Biologisch gesehen dient der Geschmackssinn also auch der Bestimmung und Auswahl unserer Nahrungsmittel; süß vermittelt Lust, sauer warnt vor unreifen und verdorbenen Speisen, sauer oder salzig dient der Flüssigkeitszufuhr und bitter ist ein deutliches Warnsignal. Neueste Forschungsergebnisse weisen darauf hin, dass das Signal „süß" die Zuckeraufnahme im Darm steigert, unabhängig davon ob Zucker oder Süßstoffe angeboten werden. Anders als bisher angenommen, könnten Süßstoffe auf diesem Wege durchaus appetitanregend wirken und die Neigung zu Übergewicht begünstigen. Bitterstoffhaltige Nahrungsmittel können dagegen zumindest im Tierversuch die Gewichtszunahme und die Bildung von viszeralem Depotfett stoppen.

Würden diese elementaren Erfahrungen in der Diätetik mehr berücksichtigt werden, so wäre Diäten möglicherweise ein größerer Erfolg beschieden.

Nach *Glatzel* (1973a, b) steigen mit zunehmender Beanspruchung der geistigen Fähigkeiten auch die Ansprüche an den Geschmackswert der Nahrung. Da sich aber über den Geschmack bekanntlich nicht streiten lässt, muss eine Vielzahl von individuell empfundenen und äußeren Faktoren auf die sensorischen Nerven einwirken. So wird der Geschmackswert von Speisen gleichermaßen von landsmannschaftlichen Gewohnheiten („Was der Bauer nicht kennt, das isst er nicht"), von religiös-magischen Vorstellungen eines Kollektivs, fragwürdigen Verarbeitungen und biologischen Geschehnissen in unserer Umwelt und von Modetrends beeinflusst.

Die Aroma- und Geschmacksstoffe sind entweder in den Nahrungsmitteln enthalten (Obst), werden bei der Speisezubereitung als Würzmittel zugesetzt oder entstehen bei der kochtechnischen Zubereitung (Rösten von Kaffee, Popcorn, Kartoffeln). Eine exakte Charakterisierung dieser Substanzen scheitert an der Vielzahl der Aromastoffe. Ebenso gehören sie – chemisch gesehen – verschiedenen Stoffklassen an.

Zusätzlich zu den 4 Hauptgeschmackseindrücken „salzig" (z. B. Kochsalz), „sauer" (z. B. Zitronensäure), „bitter" (z. B. Chinin) und „süß" (z. B. Zucker) werden noch durch verschiedene ätherische Öle, Alkaloide, hochmolekulare Glykoside, Ester und Aldehyde einzeln und in Kombination die Geschmackssensationen hervorgerufen. So hat sich die Geschmacksrichtung „umami" für würzig-fleischig etabliert. Über Hinweise für einen spezifischen Fettsinn wird diskutiert.

So häufen sich Beobachtungen und auch kontrollierte Ergebnisse über die regulierende Wirkung des Essverhaltens durch definierte Geschmacks- und Aromastoffe. Bittere Wildgemüseprodukte wie Hagebuttenschalen und Löwenzahnkraut scheinen herkömmliche gewichtsreduzierende Maßnahmen zu unterstützen und über gastrointestinale Rezeptoren Einfluss auf die Verdauung und den Stoffwechsel zu nehmen.

Die nachgewiesenen physiologischen Wirkungen der Aroma- und Geschmacksstoffe sind:

1. Reflektorische Stimulation der Verdauungssäfte.
2. Erkennung und Identifizierung der Nahrungsmittel.
3. Beeinflussung von Organfunktionen.

So wird durch Wermut, Enzian und Anis der Gallenfluss gefördert. Chilis, Paprika und Senf steigern die periphere Durchblutung und die Speichelsekretion. Röststoffe wirken anregend auf die Magensekretion.

Aus den genannten Gründen sollte man mit Gewürzreduktionen oder gar -verboten in der Jugend wie auch im Alter sehr zurückhaltend sein. Es fehlen bisher jegliche Beweise, dass Gewürze in der üblichen, bei Speisezubereitung gewählten Dosierung (z. B. für Muskat, Zimt, Koriander) generell schädlich sind, Kochsalz inbegriffen. Andererseits gibt es durchaus einige Krankheiten, die bestimmte Einschränkungen erfordern.

Zusammenfassend ist festzustellen, dass bei aller Diskussion um die Gabe von Nahrungsergänzungen, besonders im Sport, der Einsatz von differenzierten Geruchs- und

Geschmacksreizen in der Grundnahrung nicht vergessen werden darf. Zur Kochkunst gehört, die Speisen so zu bereiten, dass die Inhaltsstoffe der Lebensmittel erhalten bleiben und durch sachkundiges Würzen den Speisen eine individuelle Note verliehen wird.

1.6 Wasserhaushalt

Wasser gehört zu den einfachsten chemischen Verbindungen. Es setzt sich aus 2 Atomen Wasserstoff (H) und einem Atom Sauerstoff (O) zusammen und hat die Summenformel H_2O. Ohne Wasser ist unser Leben undenkbar. Im Wasser entstand das Leben, und Wasser benötigt die lebende Zelle für ihre komplizierten Stoffwechselvorgänge. Ohne Sauerstoff und Licht ist Leben möglich, ohne Wasser jedoch nicht.

Wasser und Salzhaushalt stehen in enger Verbindung. Im Folgenden sollen einige Grundzüge der Funktionen des Wassers und seine funktionelle Verteilung im menschlichen Organismus behandelt werden.

Der Gesamtwasserhaushalt im menschlichen Körper variiert sehr nach Alter und Geschlecht (Abb. 15) (Silbernagl und Despopoulos 1979).

Der Wassergehalt beträgt beim erwachsenen Menschen ca. 60 % des Körpergewichtes (KG). Das im Körper enthaltene Wasser verteilt sich auf 3 große, miteinander in enger Beziehung stehende Flüssigkeitsräume. Dies sind (s. Abb. 16):

1. der intravasale Raum (Blutplasma, entspricht 5 % des KG),
2. der interstitielle Raum (Zwischenzellraum, entspricht 15 % des KG) und
3. der intrazelluläre Raum (Zellraum, entspricht 40 % des KG).

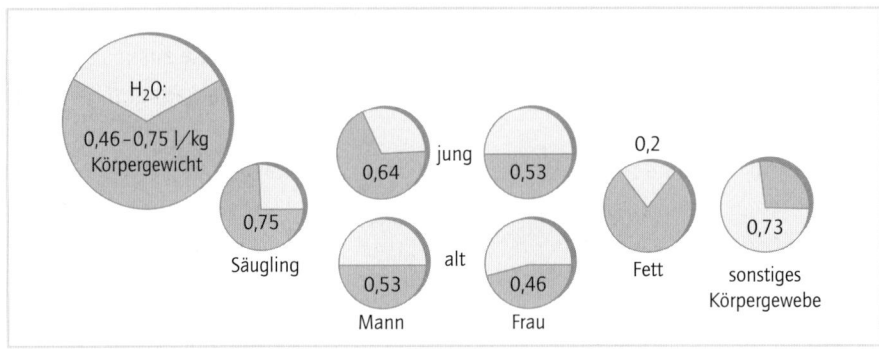

Abb. 15: Wassergehalt des Körpers (aus Silbernagl und Despopoulos 1979).

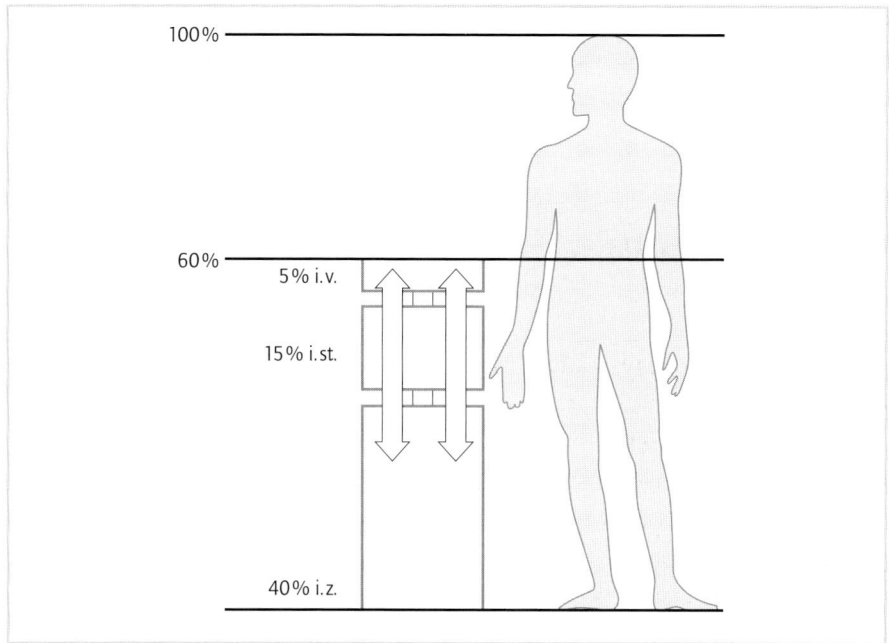

100%

60%

5% i.v.

15% i.st.

40% i.z.

Abb. 16: Wasserverteilung im menschlichen Organismus (nach Silbernagl und Despopoulos 1979): Der menschliche Organismus besteht zu 60 % aus Wasser. Dieses Wasser verteilt sich auf 3 Flüssigkeitsräume, den intrazellulären (i. z.), den interstitiellen (i. st.) und den intravasalen (i. v.) Raum, die in einem ständigen Austausch miteinander stehen. Bei einem 70 kg schweren Menschen sind im extrazellulären Raum 14 l Flüssigkeit (ca. 20 % des Körpergewichts) enthalten. Auf den intrazellulären Raum entfallen 28 l Wasser (= 40 % des Körpergewichts).

Recht unterschiedlich sind der Wassergehalt der einzelnen Organe (Tab. 7) und die Verteilung der Salze. Leistungsphysiologisch und sportmedizinisch von besonderer Bedeutung ist dabei die Tatsache, dass die Muskulatur den größten Anteil am Körperwasser ausmacht und entsprechend in Funktion und Leistungsfähigkeit auch anfällig für mögliche Verschiebungen im Wassergehalt des Organismus ist. Andererseits ist somit auch verständlich, dass Personen mit einem hohen Anteil an Muskelmasse einen signifikant höheren Gehalt an Körperwasser und damit auch eine höhere Wassertagesbilanz aufweisen (s. Abb. 17).

Bezüglich der Ionenverteilung herrschen im intrazellulären Raum Kalium- und Phosphationen vor, im extrazellulären Raum dagegen Natrium- und Chloridionen.

Nach Buddecke (1994) hat das Körperwasser folgende biologische Grundfunktionen:

Tab. 7: Wassergehalt menschlicher Organe (nach Buddecke 1994).

Organ	Wassergehalt [%]	Anteil am Gesamtkörper-wasser [%]
Glaskörper (Auge)	98	<0,1
Blut	79	5
Muskel	77	50
Haut	72	7
Skelett	22	12
Fett	15	2

1. Strukturbestandteil von Makromolekülen
2. Lösungsmittel für niedermolekulare Substanzen
3. Energieleitung
4. Substrat bzw. Produkt enzymatischer Reaktionen
5. Thermoregulation.

Der tägliche Wasserbedarf ist abhängig von Gewicht und Alter, d. h. von Stoffwechsel bedingter Thermoregulation und Körperoberfläche. So hat der jugendliche Organismus einen größeren Wasserumsatz als der Erwachsene. Bei einer ausgeglichenen Wasserbilanz müssen sich Zufuhr und Abgabe die Waage halten (Abb. 18). Die tägliche Wasserzufuhr setzt sich aus

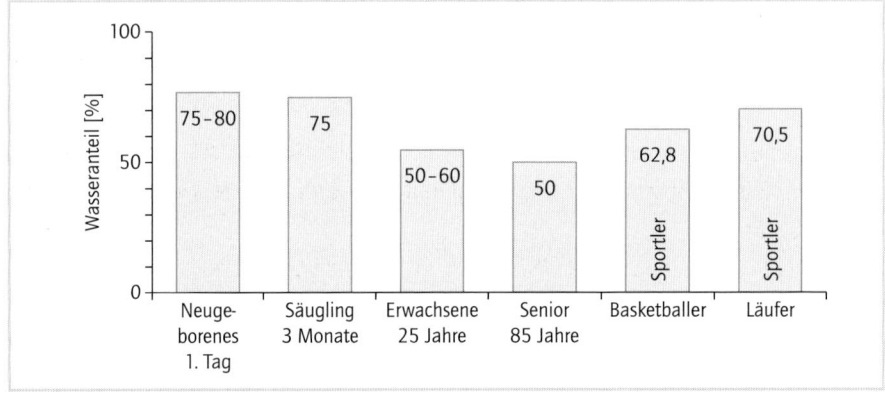

Abb. 17: Wasseranteil an der Körpermasse.

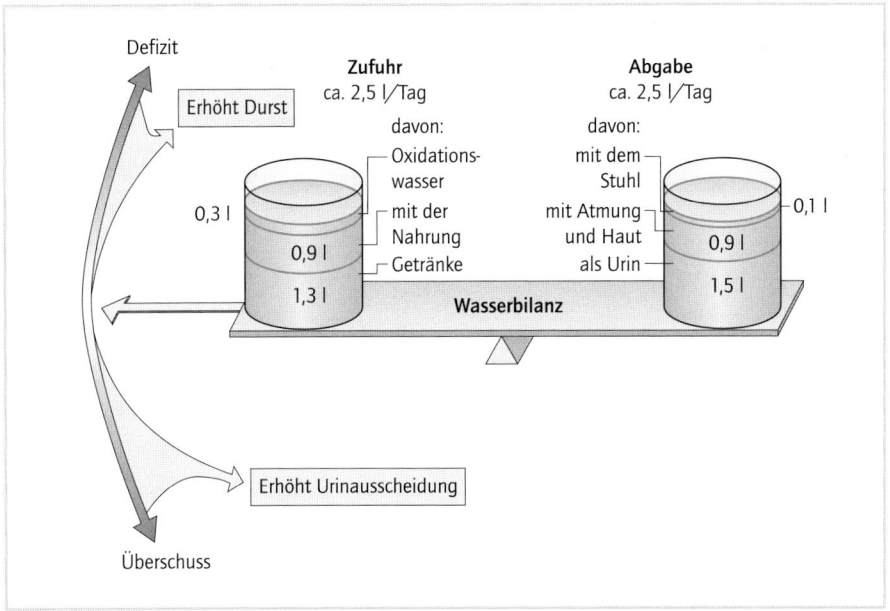

Abb. 18: Wasserbilanz des Körpers (nach Silbernagl und Despopoulos 1979).

1. Getränken (ca. 1,3 l)
2. Wasser in der Nahrung (ca. 0,9 l) und
3. Oxidationswasser (ca. 0,3 l) zusammen.

Die Wasserabgabe geschieht:

1. mit dem Urin (ca. 1,5 l),
2. mit der Atemluft und durch die Haut (ca. 0,9 l),
3. mit dem Stuhl (ca. 0,1 l).

Das Regulationsorgan des Wasserhaushaltes ist die Niere. Die Steuerung des Wasserhaushaltes geschieht jedoch hauptsächlich hormonell. Dabei sind die bewegenden Kräfte:

1. Der osmotische Druck (bedingt durch osmotisch wirksame Teilchen und Elektrolyte)
2. Der kolloidosmotische Druck (bedingt durch Makromoleküle wie Proteine, Polysaccharide)
3. Der hydrostatische Druck (Filtration im arteriellen System durch hohen Druck in den Schlagadern; Resorption im venösen System durch hohen Gewebedruck).

Tab. 8: Auswirkung von Wasser- und Flüssigkeitsmangel auf Körperfunktionen und Leistungsfähigkeit: Bereits bei einem Flüssigkeitsverlust von ca. 1,5 l H_2O entsprechend ca. 2 % des Körpergewichts muss mit einer signifikanten Reduktion der Leistungsfähigkeit gerechnet werden.

1–3 %	4–6 %	7–11 %	> 11 %	> 20 %
Durst	Müdigkeit	Schwindel	Verwirrtheit	Tod
Speichelsekretion ↓	Schwäche Übelkeit	Kopfschmerzen	Krämpfe	
Harnproduktion ↓	Motorische Störungen	Atemnot	Delirium	
	Herzfrequenz ↑	Blutvolumen ↓		
	Körpertemperatur ↑	Gehunfähigkeit		

Kommt es im Organismus zu Wassermangel (Tab. 8), so steigt die Plasmaosmolarität, und der Venendruck sinkt. Das Druckzentrum im Hypothalamus meldet Durst, und die Hypophyse gibt ADH (antidiuretisches Hormon) ab, welches die Wasserausscheidung in der Niere stoppt.

Steigt das Wasserangebot, d. h. steigt der Venendruck, und sinkt die Plasmaosmolarität, so wird die Ausscheidung von ADH gehemmt, und die Niere scheidet vermehrt hellen Urin aus.

Auch durch Änderungen im Elektrolythaushalt können sich Wasserverschiebungen bemerkbar machen.

Bei einem Salzmangel wird ebenfalls die Plasmaosmolarität herabgesetzt. Durch die Hemmung des ADH wird die Wasserausscheidung erhöht. Die Folge sind eine Abnahme des Plasmavolumens und ein Sinken des Blutdruckes. Um diese bedrohliche Situation abzuwenden, gibt die Niere das Hormon Renin ab, welches über Angiotensin das Nebennierenrindenhormon Aldosteron stimuliert. Das Aldosteron hemmt seinerseits die Ausscheidung von Natrium so lange, bis die Serumsmolarität wieder der Norm entspricht.

Bei einer vermehrten Salzaufnahme wird die Plasmaosmolarität erhöht, was wiederum eine Aktivierung des ADH bewirkt. Die dadurch bedingte Plasmavolumenzunahme hat eine Bremsung des Renin-Angiotensin-Aldosteron-Systems und damit eine vermehrte Elektrolytausscheidung zur Folge (Abb. 19).

Eine wichtige Rolle spielt das Wasser bei der Thermoregulation des Körpers. Ist es dem Organismus nicht möglich, die Konstanterhaltung der Temperatur durch Wärmestrahlung und Wärmeleistung zu gewährleisten, dann erfolgt die Wärmeabgabe durch Schweißsekretion. Durch die Überführung von 1 l Wasser in Wasserdampf werden dem

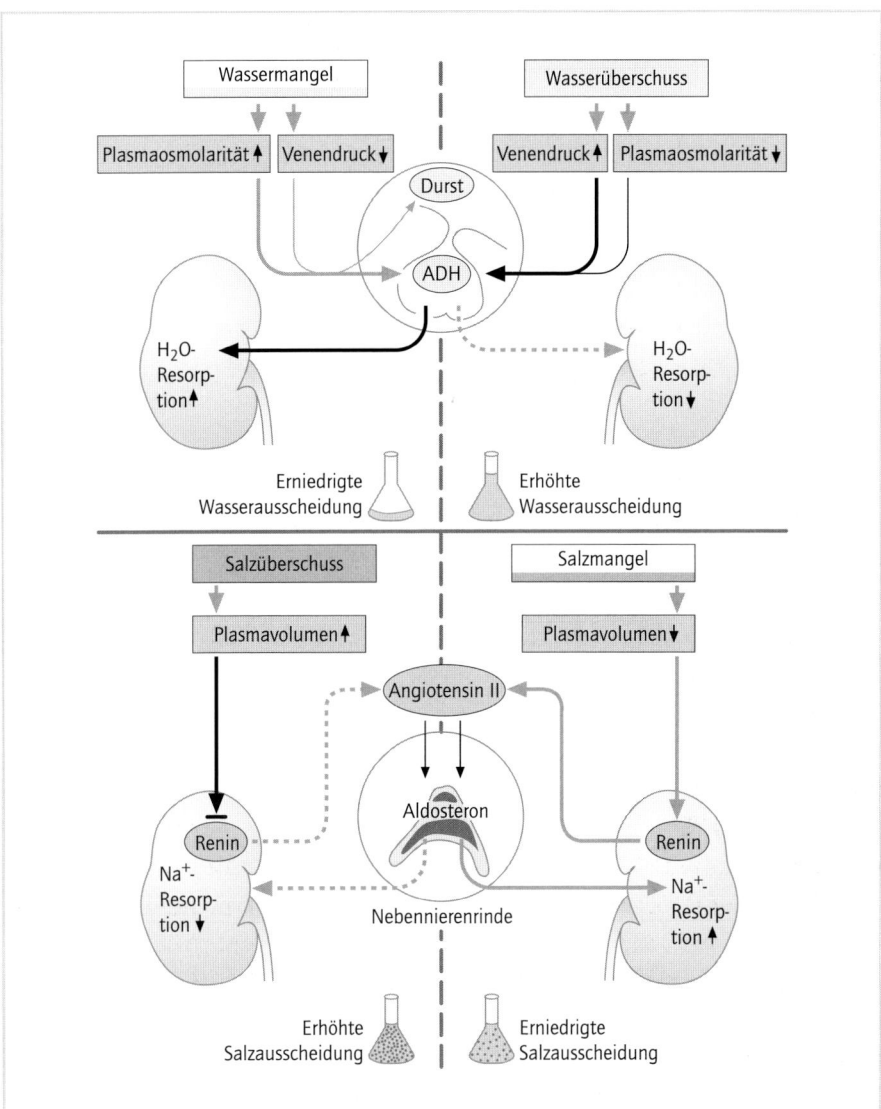

Abb. 19: Hormonale Kontrolle des Salz- und Wasserhaushalts (nach Silbernagl und Despopoulos 1979).

Organismus 580 kcal an Wärme entzogen. Er wird dadurch vor Überhitzung geschützt. Grundsätzlich gilt die Faustregel, dass 1 ml Wasser pro 1 kcal Energieumsatz benötigt wird. Bei sportlichen Aktivitäten kann der Wasserverlust durch Schwitzen zusätzlich mehr als 1 Liter pro Stunde betragen. Ohne Thermoregulation über Kondensationskälte würde die Wärmeproduktion bei einem 10-km-Lauf für einen 70 kg schweren Läufer zu einer theoretischen Temperaturerhöhung von ungefähr 9 °C führen.

1.7 Mineralstoffe

Als sich vor mehr als 2 Milliarden Jahren die ersten Zellen entwickelten, schwammen sie in der Salzlösung des Urmeeres. Es ist deshalb nicht verwunderlich, dass eine Vielzahl von Mineralstoffen in den Lebenszyklus der Lebewesen eingebaut wurden, die letztlich erst die Vielfalt der Stoffwechselvorgänge ermöglichten.

Hoch entwickelte analytische Untersuchungsmethoden wiesen die Lebensnotwendigkeit von Spurenelementen wie Jod, Eisen, Zink, Kupfer, Chrom usw. nach. Allerdings sind ihre Mangelerscheinungen nicht einfach festzustellen.

Es gibt aber noch eine Vielzahl anderer Spurenelemente im menschlichen Organismus, die zwar als biologisch aktiv bezeichnet werden können, deren Wirkmechanismus aber nur ungenügend bekannt ist. Ein besonderes Problem stellen hier die Schwermetalle dar (s. Kap. 3.12).

Es hat sich eingebürgert, die Mineralstoffe in Mengen- und Spurenelemente zu unterteilen. Einheitliche biologische Funktionen sind damit jedoch nicht ausgesprochen. (Zumkley 1981).

Zu den Mengenelementen gehören die in wässriger Lösung als Kationen vorliegenden Metalle Na^+, K^+, Ca^{++} und Mg^{++} sowie die Anionen SO_4^{--}, HPO_4^{--} und Cl^-. Da die Atome bzw. Moleküle nach außen eine elektrische Ladung tragen, werden diese Mengenelemente besser als Elektrolyte bezeichnet.

Nach den Gesetzen der Isotonie und der Elektroneutralität gehören Wasser- und Elektrolythaushalt eng zusammen. Nach dem Isotoniegesetz ist die Summe aller osmotisch wirksamen Teilchen in den einzelnen Flüssigkeitskompartimenten gleich. Elektroneutral ist ein Kompartiment, wenn sich in ihm positive und negative Ladungen die Waage halten. Diese Gesetze besagen also, dass jede Wasserverschiebung in unserem Körper zwangsläufig mit einer Verschiebung der Ladungsträger einhergeht und umgekehrt jede Verschiebung oder jeder Verlust von Elektrolyten auch mit einer Verschiebung oder einem Verlust von Wasser verbunden ist.

Weitere wesentliche Wirkungen der Mineralstoffe sind (Rehner 1980; Elmadfa und Leitzmann 1998):

1. Stabilisierung von Membranen: Durch den überwiegenden Na^+-Gehalt im extrazellulären und den überwiegenden K^+-Gehalt im intrazellulären Kompartiment kommt

es an der Zellmembran zu einem Potenzial, welches für die Erregbarkeit von großer Bedeutung ist.

2. Bildung von Komplexen und Gerinnungsfaktoren: Hierbei spielt Ca++ eine große Rolle.

3. Erhaltung des osmotischen Drucks: Gelöste Teilchen, die eine semipermeable Membran nicht passieren können, bewirken einen Einstrom von Wasser, wodurch der Zelldruck aufrechterhalten wird.

4. Interaktionen mit Enzymen: Durch die Anwesenheit von Metallionen wird die Umsatzgeschwindigkeit einzelner Enzyme erhöht.

5. Mineralstoffe des Knochengewebes: Durch Einlagerung von Calcium und Phosphat erhält der Knochen seine Festigkeit.

6. Erhaltung der Zellaktivität: Besonders Kalium und Calcium sind bei der Kontraktion der Muskelzelle, dem Ionentransport und der Sekretion von Stoffen erforderlich.

Natrium (Na)

Die größte Menge des im menschlichen Organismus vorkommenden Natriums befindet sich im Extrazellulärraum. Hier ist Natrium mit seinen beiden wichtigsten Anionen Chlorid und Bicarbonat für die Aufrechterhaltung des osmotischen Drucks verantwortlich. Ein großer Teil der Natriumzufuhr erfolgt durch die Kochsalzaufnahme (NaCl). Im Körper liegen seine Einzelbestandteile in ionisierter Form vor.

Kochsalz (NaCl)

Die Bedeutung der lebensnotwendigen Ionen Natrium und Chlorid ist durch ihre Stellung im Wasserhaushalt begründet. Ohne Salz kann der Organismus kein Wasser speichern. Da die Zufuhr dieser Ionen zu einem übergroßen Teil durch Kochsalz geschieht, ist es unsinnig, die Kochsalzzufuhr als Risikofaktor vergleichbar mit Nikotin, Alkohol oder gesättigten Fetten zu brandmarken. Ein Überschuss an Kochsalz wird über die Nieren ausgeschieden, nur bei hierfür anfälligen „NaCl-empfindlichen" Personen (ca. 5 % der Gesamtbevölkerung) kann eine erhöhte Salzzufuhr über einen längeren Zeitraum die Ausbildung einer Hypertonie unterstützen. Der derzeitige Kochsalzverbrauch von 16–20 g/Tag übersteigt zweifellos den Bedarf (ca. 6 g/Tag) um ein Vielfaches; eine tägliche Salzzufuhr von unter 10 g/Tag erscheint nicht zuletzt aus Gründen eines ausgewogenen Geschmacks und zugunsten von Geschmacksnuancen hochwertiger

Zutaten und Gewürze erstrebenswert. Das Kochsalzbedürfnis (Glatzel 1976; 1973b) wird durch eine enge Beziehung zum Kohlenhydratumsatz erklärt. So soll Natriumchlorid, einem Kohlenhydratgericht zugesetzt, einmal die Verzuckerung des Stärkeabbaus und zum anderen die Resorption von Kohlenhydraten im Darm beschleunigen. Japanischen Untersuchungen zufolge steigert Kochsalz die Widerstandsfähigkeit gegen Kälte. Eine Einschränkung des Kochsalzkonsums auf eine Zufuhr von weniger als 6 Gramm pro Tag ist aus gesundheitlichen Gründen allerdings bei Herz-, Hochdruck- und Nierenkranken zu fordern (Hochdruckliga 1998).

Kalium (K)

Kalium ist ein einwertiges Kation, welches sich zu 90 % in den Zellen befindet. Der Sollwert im Plasma von 4,1–5,5 mmol/l (nur 0,4 %) wird durch Ausstrom aus den Zellen lange konstant gehalten. Sind die Plasmawerte erniedrigt, kann auf einen erheblichen intrazellulären Kaliummangel geschlossen werden.

Der Kaliumbedarf ist eng an den Glykogenstoffwechsel gekoppelt. So wird bei Glykogenabbau Kalium freigesetzt und bei der Resynthese wieder benötigt (Berg et al. 1994a). Hier kann es besonders bei Leistungssportlern zu Mangelerscheinungen kommen. Die Symptome eines Kaliummangels sind vielfältig. Sie führen von einer allgemeinen Apathie über eine verminderte neuromuskuläre Erregbarkeit, Krämpfe, Magen- und Darmbeschwerden, Tachykardie, Nierenschäden bis zu einer verminderten Glukosetoleranz.

Therapeutisch können diese Beschwerden auf natürlichem Wege mit Trockenfrüchten und kaliumreichen Obstsäften behandelt werden. In schweren Fällen wird man auf konzentrierte Kaliumpräparate zurückgreifen müssen. Entsprechende medikamentöse Eingriffe gehen über die Versorgung mit Mineral-Supplementen hinaus und sollten unter ärztlicher Aufsicht und Kontrolle des Serumkaliumspiegels erfolgen.

Auf Besonderheiten der Kaliumregulation unter körperlicher Aktivität und die Trainierbarkeit der K-Na-Pumpe wird noch im Unterkapitel 2.2.5 eingegangen.

Magnesium (Mg)

Magnesium ist als 2-wertiges Ion lebenswichtiger Bestandteil aller Zellen und für die Funktion vieler Enzyme verantwortlich; als Aktivator von allen Reaktionen, an denen ATP beteiligt ist, hat es einen besonderen Bezug zur körperlichen und sportlichen Leistungsfähigkeit. Als Zentralatom des Chlorophylls kommt Magnesium in jedem grünen Gemüse und auch in Getreide vor, sodass eine kohlenhydratbetonte und gemüsereiche Ernährung einem möglichen Mangel entgegenwirkt. Unter dem Aspekt einer vermehrten stressinduzierten Ausscheidung über Schweiß und Urin wird bei Leistungssportlern über die Gefahr von Magnesiumdefiziten bei Einhaltung der Zufuhrempfehlung von 350 mg/Tag diskutiert und eine entsprechende Substitution empfohlen. Dies erscheint vor allem bei Neigung zu Muskelkrämpfen sinnvoll, da eine Beziehung zwischen erhöhtem Muskeltonus sowie neuromuskulären Störungen und einem intramuskulären Magnesiumdefizit besteht. Ausgeglichene Magnesiumspeicher können so vor Muskelkrämpfen, nicht jedoch – wie manchmal behauptet – vor Muskelkater schützen. Bei anhaltender Selbstmedikation mit Magnesiumsupplementen empfiehlt es sich allerdings, auf mögliche Anzeichen einer Überdosierung (Durchfall, verzögerte Muskelreaktion, weiche und müde Muskulatur) zu achten. Mit einem Magnesiummangel-Syndrom ist bei chronischem Alkoholabusus (Alkoholkrankheit) zu rechnen.

Calcium (Ca)

Das zweiwertige Metall Calcium kommt in zahlreichen Verbindungen zu 3 % in der Erdkruste vor. Im menschlichen Organismus macht es ungefähr 1,5 % des Gesamtkörpergewichts aus. Davon sind 40 % des Calciums an Eiweiß gebunden, 5 % an organische Säuren (z. B. Calciumcitrat). 55 % zirkulieren als freie Calciumionen. Der tägliche Bedarf an Calcium liegt bei 800 bis 1000 mg. Im Alter geht diese Resorptionsquote an Calcium zurück und stellt damit eine der Ursachen der Osteoporose dar. Neben Funktionen bei der Blutgerinnung wird durch Calcium die Membranpermeabilität herabgesetzt, was zu einer Abnahme der Erregbarkeit führt. Weiterhin ist es ein wichtiges Strukturelement des Knochens. Mit einer besonders hohen Nährstoffdichte kommt Calcium in Milch und Milchprodukten vor. Auch manche Mineralwässer sind reich an Calciumionen; gerade für „Nicht-Milch-Trinker" macht es daher Sinn, auf das Etikett und den Calciumgehalt von Mineralbrunnen zu achten. Als „Kalkräuber" werden große Mengen an Eiweißen und Kohlenhydraten angesehen.

Neben den Mengenelementen kommt im menschlichen Organismus noch eine Vielzahl essenzieller Spurenelemente vor. Ihr Gehalt ist in den einzelnen Geweben und Organen recht unterschiedlich (s. Tab. 9).

Überversorgung wie auch Unterversorgung an Spurenelementen können gleichermaßen zu erheblichen gesundheitlichen Schäden führen.

Tab. 9: Durchschnittliche Konzentrationen (µg je ml bzw. g Frischgewebe) essenzieller Spurenelemente in menschlichen Geweben (Kirchgeßner et al. 1980).

Spuren-element	Vollblut [µg/ml]	Plasma/Serum [µg/ml]	Leber [µg/ml]	Nieren [µg/ml]	Pankreas [µg/ml]	Herz [µg/ml]	Muskel [µg/ml]	Knochen [µg/ml]
Zink	8,8	1,1	65	45	30	35	45	120
Kupfer	1	1,1	6	3	1,2	4	0,3	50
Mangan	0,008	0,0006	1,7	0,9	1,2	0,2	0,1	3,3
Chrom	0,005	0,002	0,025	0,03	0,015	0,02	0,03	
Selen	0,2	0,1	0,2	0,1			0,1	
Nickel		0,003	< 0,1	< 0,1	0,13	< 0,1	< 0,1	< 0,05
Kobalt	0,005		0,05	0,06	0,015	0,03		
Jod	0,06	0,06	0,2	0,04			0,05	
Fluor	0,1	0,1	0,5	0,7		0,5		400
Silizium	1	2,5	35	40	30	25	40	100
Zinn	0,009		0,4	0,2		0,2	0,07	0,8

Im Folgenden sollen einige wesentliche Spurenelemente, ihr Volumen und ihre Wirkungen beschrieben werden (Kirchgeßner et al. 1980; Zumkley 1981; Elmadfa und Leitzmann 1998).

Eisen (Fe)

Eisen ist ein biokatalytisches Element und damit essenzieller Bestandteil der belebten Materie. Es ist nach Aluminium das häufigste Metall auf der Erde und stellt ca. 5 % der Erdkruste dar.

In der belebten Welt ist es größtenteils in Porphyrinen, wie z. B. im Hämoglobin, Myoglobin und Cytochrom enthalten. Die Aufgaben dieser eisenhaltigen Verbindungen sind Sauerstofftransport und Speicherung sowie Elektronentransport in der Atmungskette. Ein erwachsener Mann (70 kg Körpergewicht) hat ein Gesamtkörpereisen von 3,5 g (50 mg/kg Körpergewicht) und eine 60 kg schwere Frau ca. 2,1 g (35 mg/kg). Zwei Drittel des Gesamteisens sind im Hämoglobin, Myoglobin, in eisenhaltigen

Enzymen und an ein Eisentransportprotein (Transferrin) gebunden. Ein Drittel des Eisens ist in den Eisenspeichern des retikuloendothelialen Systems enthalten.

Auf das Problem des Eisenmangels wird gesondert eingegangen.

Zink (Zn)

Im menschlichen Organismus findet sich Zink vorwiegend in Haut, Augen, Muskel- und Knochengewebe, Nieren, roten Blutkörperchen und Leber. Im Stoffwechsel dient es als Kofaktor für verschiedene Enzyme. Nach neueren Untersuchungen soll Zink eine wichtige Rolle bei der Verarbeitung von Stressformen als Abwehr und Reparaturelement spielen. Die Biosynthese von Proteinen läuft nur in Gegenwart von Zink ab. Bei Zinkmangel kommt es zu entzündlichen Haut- und Schleimhauterkrankungen, Haarausfall und Störungen der Glukosetoleranz, Immundefiziten, Wachstumshemmung und verzögerter Wundheilung. Im Überschuss aufgenommen, ist Zink relativ wenig toxisch. Es kann jedoch zu Übelkeit, Bauchkrämpfen und Schwindelgefühl kommen.

Natürliche Zinkquellen sind Fisch, Fleisch, Milchprodukte und Innereien.

Auf Besonderheiten im Zinkhaushalt bei Leistungssportlern wird später noch gesondert eingegangen.

Kupfer (Cu)

Auch das Kupfer ist für die Funktion zahlreicher Enzyme erforderlich. Außerdem spielt es bei der Blutbildung und im Stoffwechsel des Bindegewebes eine Rolle.

Bei Kupfermangel werden Anämien, Ödeme und verminderte Stabilität der Knochen beobachtet. Kupferintoxikationen sind beim Menschen selten. Sie können gelegentlich vorkommen, wenn säuerliche Flüssigkeiten längere Zeit in Kupferbehältern aufbewahrt wurden.

Besonders kupferreich sind Innereien, Fische, Schalentiere und Nüsse.

Mangan (Mn)

Mangan dient ebenfalls zur Aktivierung verschiedener Enzyme. Durch Manganmangel kann es zu Entwicklungs- und Wachstumsstörungen des Skeletts kommen. Natürliche Manganquellen sind grüne Gemüse, Nüsse und besonders Tee. Manganvergiftungen wurden bei Hüttenarbeitern beobachtet und gingen mit schizophrenieähnlichen Anfällen einher.

Chrom (Cr)

Chrom ist im menschlichen Organismus für den Kohlenhydratstoffwechsel von Bedeutung. Als Vorteil einer optimalen Chromversorgung sind zu nennen: Senkung des Cholesterinspiegels, Verminderung der Fettsynthese, verbesserter Muskelanbau bei ebenfalls verbesserter Kohlenydratverwertung. Chrommangel führt zu Gewichtsverlust, peripherer Neuropathie und diabetesähnlichen Symptomen. Überdosierungserscheinungen sind nicht bekannt. Bierhefe, Kalbsleber, Honig sind die wesentlichen Chromlieferanten unserer Nahrung.

Selen (Se)

Früher wurde Selen als Gift bezeichnet, heute steht es im Mittelpunkt zahlreicher Untersuchungen. Man geht davon aus, dass Selenmangel den Alterungsvorgang im Körper beschleunigt. Als essenzielles Spurenelement ist es in jeder Zelle enthalten. Folgende physiologische Wirkungen werden dem Selen zugeschrieben:

1. Als Bestandteil der Superoxiddismutase (SOD) Schutz von Zellenmembranen vor OH-Radikalen, damit Schutz vor Chromosomenschäden und energiereichen Strahlen und aktiviertem Sauerstoff
2. Erhöhung der körpereigenen Resistenz gegen verschiedene Umweltgifte
3. Immunstimulierende Wirkung
4. Schutz vor toxischen Schwermetallen
5. Antimutagene Wirkung
6. Im physiologischen Konzentrationsbereich zur Erhaltung der Funktionen aller Organe.

Für den Menschen wurde ein täglicher Bedarf von 250 bis 300 µg errechnet. Ein latenter Selenmangel wird häufig bei Schwangeren, stillenden Müttern, Alkoholikern und Vegetariern gefunden.

Besonders selenreiche Nahrungsmittel sind: Schweinefleisch, Meeresfische, Weizen, Hafer und Erbsen.

Da viele Böden in Deutschland an Selen verarmt sind, ist der Selengehalt im Getreide zurückgegangen.

Nickel (Ni)

Nickel ist beim Aufbau der Zellmembran und der Ribonukleinsäure sowie bei der Blutbildung von Bedeutung. Zeichen des Nickelmangels ist eine Anämie. Vermehrte Nickelaufnahme z. B. bei Arbeitern in Nickelraffinerien führt zu Tumoren der Atemwege und zu Hautekzemen.

Kobalt (Co)

Kobalt kommt im menschlichen Stoffwechsel ausschließlich als Zentralatom im Vitamin B_{12} vor. So werden bei ausreichender Vitamin-B_{12}-Versorgung keine Mangelsymptome beschrieben. Lediglich bei Vitamin-B_{12}-Mangel kommt es zur perniziösen Anämie und neurologischen Erkrankungen (s. Vitamin B_{12}). Kobalt ist in Fleischwaren und Milchprodukten enthalten.

Jod (I)

Jod ist unverzichtbar, um die Hormone Thyroxin (T_4) und Trijodthyronin (T_3) zu bilden, ohne die Wachstumsvorgänge und Energiestoffwechselprozesse nicht ungestört ablaufen.

Von den 10 bis 15 mg Gesamtkörperjod befinden sich 70 bis 80 % in der Schilddrüse. Jod wird benötigt beim Aufbau der beiden Schilddrüsenhormone L-Thyroxin (T_4) und L-Trijodthyronin (T_3). Der tägliche Jodbedarf ist abhängig vom Alter und der Körperoberfläche sowie von wechselnden Stoffwechselanforderungen und Stoffwechselaktivitäten. Bei einem gesunden Erwachsenen beträgt der von der WHO empfohlene tägliche Jodbedarf 150 bis 300 µg. Er muss alimentär gedeckt werden (Bürgi et al. 1982).

Deutschland galt jahrelang als Jodmangelzone. Aufgrund aktueller Angaben der WHO und auch des Robert-Koch-Instituts kann heute davon ausgegangen werden, dass für Deutschland eine verbesserte Jodversorgung, nicht zuletzt durch die Jodierung von Speisesalz und die Anreicherung von Tierfuttermitteln, vorliegt. Eine optimale Jodversorgung ist jedoch noch nicht in allen Regionen und Lebensphasen gesichert. Während es bei anhaltendem Jodmangel zur Ausbildung einer knotigen Schilddrüsenvergrößerung (Jodmangelstruma, Kropf) kommt, ist auch die übermäßige Jodzufuhr gesundheitlich problematisch. Eine übermäßige Jodzufuhr kann es zu einer Gegenregulation oder auch Autoimmunreaktion auf die Jodanreicherung im Schilddrüsengewebe mit nachfolgender Hypothyreose führen.

Molybdän (Mo)

Molybdän ist ebenfalls Bestandteil von Enzymen, welche für die Synthese von Harnsäure aus Purinbasen und für den Alkoholabbau zuständig sind. Zeichen einer Molybdänunterversorgung sind beim Menschen nicht bekannt. Besonders molybdänreich sind Innereien, Getreide, Milch und Früchte.

Hohe Molybdänaufnahmen können zu Gicht führen.

Fluor (F)

Das meiste Fluor findet sich im Skelett und in den Zähnen. Fluorideinlagerungen in den Zähnen erhöhen die Widerstandsfähigkeit des Zahnschmelzes. Positive Wirkungen des Fluors auf die Altersosteoporose werden diskutiert.

Besonders fluorreich ist schwarzer Tee. Überhöhte Fluoraufnahmen führen zur Dentalfluorose mit Flecken und hypoplastischen Schäden an den Zähnen und zur Osteosklerose.

Silizium (Si)

Silizium spielt besonders bei der Knochenentwicklung eine Rolle. Zeichen eines Siliziummangels wurden nicht beobachtet. Demgegenüber kann eine erhöhte Siliziumbelastung (Atemluft), wie sie bei Arbeitern in Quarzbrüchen vorkommt, zur Silikose führen.

Zinn (Sn)

Zinn ist ein notwendiges Element bei verschiedenen Redoxreaktionen im Organismus. Mangelscheinungen sind nicht bekannt. Erhöhte Zinnzufuhr, wie sie nach längerer Ernährung aus Weißblechdosen vorkommt, kann zu Wachstumsstillstand führen.

Tabelle 10 fasst die wichtigsten Mineralstoffe und Spurenelemente zusammen und gibt Auskunft über Mangelerscheinungen und Zufuhrempfehlungen.

Tab. 10: Mineralstoffe und Spurenelemente: Vorkommen, Funktionen, Mangelerscheinungen und Zufuhrempfehlungen.

	Vorkommen in höherer Konzentration	Sportrelevante Funktionen im Stoffwechsel	Sportrelevante Auswirkungen bei ausgeprägtem Mangel*	DACH-Zufuhrempfehlungen/d	Empfohlene Zufuhr im Sport/d#
Natrium Chlorid	Speisesalz	Regulation des Wasser- und Elektrolythaushalts, Nervenleitung, Membranpotenzial	Störungen im Wasser- und Elektrolythaushalt	A, B, C, D: Natrium: 2000 mg Chlorid: 3000 mg	F und M: Natrium: 3000–6000 mg Chlorid: 4500–9000 mg
Kalium	In den meisten Lebensmitteln, vorwiegend pflanzlichen wie Bananen, Kartoffeln, Trockenobst	Nervenleitung, Muskelkontraktion, Membranpotenzial	Selten! Muskelschwäche, Reizleitungsstörungen im Herzmuskel	A, B, C, D: 2000 mg	F und M: 3000 mg
Calcium	Milch, Milchprodukte, Gemüse, einige Mineralwässer	Knochenaufbau, Nervenleitung, Muskelkontraktion	Störungen der Muskelkontraktion, Osteoporose	A, B, C, D: 1000 mg	F und M: 1200 mg Amenorrhoe, Jugendliche 1500 mg
Magnesium	Milch, Milchprodukte, Getreide, Gemüse, Leber, Geflügel, Fische, Obst (Bananen)	Muskelkontraktion, Nervenleitung, Knochenaufbau, Energiestoffwechsel	Verminderte Belastbarkeit, Muskelkrämpfe, Störungen im Energiestoffwechsel	A: 310 mg B: 400 mg C 310 mg D: 350 mg	F und M: 400–600 mg
Eisen	Fleisch, Getreide, Gemüse	Sauerstofftransport (Hämoglobinsynthese), Energiestoffwechsel	Verminderte Ausdauerleistungsfähigkeit und Belastbarkeit	A, C: 15 mg B, D: 10 mg	F: bis 25 mg M: bis 20 mg
Zink	Fleisch, Ei, Milch, Milchprodukte, Vollkorngetreide	Immunfunktion Antioxidanzienhaushalt, Energiestoffwechsel, Proteinsynthese	Verminderte Belastbarkeit, gesteigerte Infektneigung	A, C: 7 mg B, D: 10 mg	F und M: 15 mg
Jod	Fisch, Jodsalz, Milch, Eier	Schildrüsenhormone, Stoffwechselregulation	Verminderte Belastbarkeit	A, B, C, D: 200 μg	F und M: 200 μg

Tab. 10: (Fortsetzung) Mineralstoffe und Spurenelemente: Vorkommen, Funktionen, Mangelerscheinungen und Zufuhrempfehlungen.

	Vorkommen in höherer Konzentration	Sportrelevante Funktionen im Stoffwechsel	Sportrelevante Auswirkungen bei ausgeprägtem Mangel*	DACH-Zufuhrempfehlungen/d	Empfohlene Zufuhr im Sport/d#
Phosphor	In annähernd allen Lebensmitteln	Knochenaufbau, Energiestoffwechsel	Ausgeprägter Mangel praktisch nicht existent	A, B, C, D: 700 mg	F und M: 1000–2000 mg
Chrom	Fleisch, Leber, Ei, Hafer, Tomaten, Salat, Pilze	Energiestoffwechsel	Abnahme der Muskelkraft und Ausdauerleistung	A, B, C, D: Bis 200 µg	F und M: Bis 200 µg
Selen	Fleisch, Fisch, Eier, Linsen, Spargel	Antioxidative Regulation	Verminderte Belastbarkeit	A, B, C, D: 30–70 µg	F und M: 30–70 µg

DACH = Gemeinsame Empfehlungen deutschsprachiger Ernährungsgesellschaften (Deutschland [D], Österreich [A], Schweiz [CH]). A = Frauen (F) Alter: 19–25 Jahre; B = Männer (M): Alter 19–25 Jahre; C = Frauen (F): Alter 25–50 Jahre; D= Männer (M): Alter 25–50 Jahre. /d = pro Tag.

* Die in dieser Sparte aufgeführten Symptome bei ausgeprägtem Mangel an entsprechenden Mineralstoffen oder Spurenelementen sind teils durch Studien belegt, teils aus theoretischen Überlegungen wahrscheinlich. Rückschlüsse, dass eine zusätzliche Supplementierung – bei guter Versorgung über die Ernährung – die Leistung weiter steigern würde, sind spekulativ und nicht belegt.

\# Die empfohlene Zufuhr im Sport leitet sich aus grundsätzlichen Überlegungen zur Beziehung zwischen Energieverbrauch und erhöhtem Nährstoffbedarf ab. Sportmedizinisch-leistungsphysiologische Daten zur praktischen Überprüfung der klinischen Relevanz dieser Empfehlungen fehlen weitgehend.

1.8 Verdauung

Die Nahrungsaufnahme mit dem anschließenden Prozess der Verdauung dient der Energiegewinnung. Erste Verdauungsvorgänge beginnen bereits im Mund. Nach Zerkleinern der Nahrung und Durchmischung mit Speichel wird ein Teil der Polysaccharide durch das Enzym Ptyalin zu Malzzucker gespalten (Elmadfa und Leitzmann 1998). Die Speicheldrüsen (Abb. 20) werden mechanisch (durch die Speisen) und sensorisch (durch die Geruchsempfindung) stimuliert und geben täglich ca. 1,5 l Speichel ab.

Der durch den Speichel gleitfähig gemachte Bissen gelangt nun aktiv mittels peristaltischer Wellen der Speiseröhre (Ösophagus) in den Magen. In dieser sackartigen Erweiterung des Intestinaltraktes (s. Abb. 21) wird der Nahrungsbrei mit Magensaft durch-

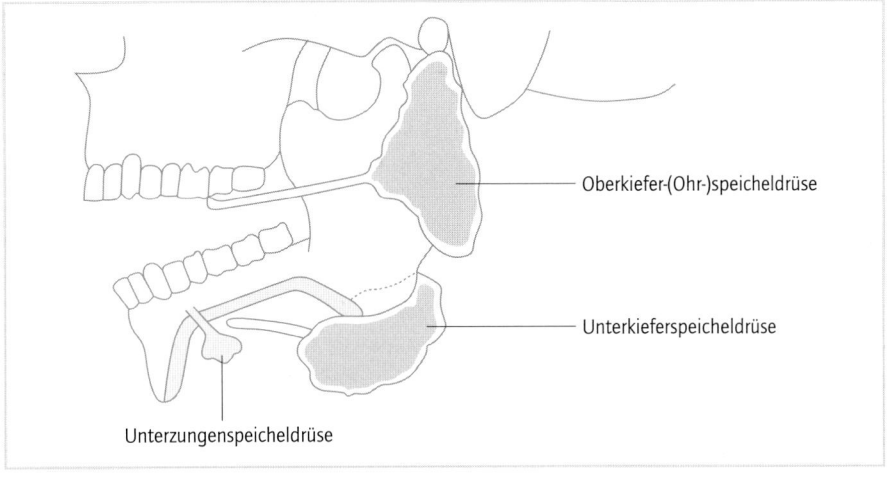

Abb. 20: Speicheldrüsen in der Mundhöhle.

tränkt. Es werden pro Tag bis zu 3 l Magensaft abgegeben. Er enthält eiweißspaltende Enzyme (Pepsine), Schleim (Muzin) und Salzsäure (HCl). Die Auslösung der Magensaftsekretion geschieht durch psychisch nervale (Geruch, Geschmack, Sehen), lokale (hormonale und Dehnungsreize) und intestinale Einflüsse (Rückwirkung des im Zwölffingerdarm angekommenen Speisebreis). Durch die im Magensaft enthaltene Salzsäure werden die Eiweiße denaturiert und damit für die Pepsine leichter angreifbar. Die Pepsine spalten die Eiweiße in kurze Eiweißketten (Peptide).

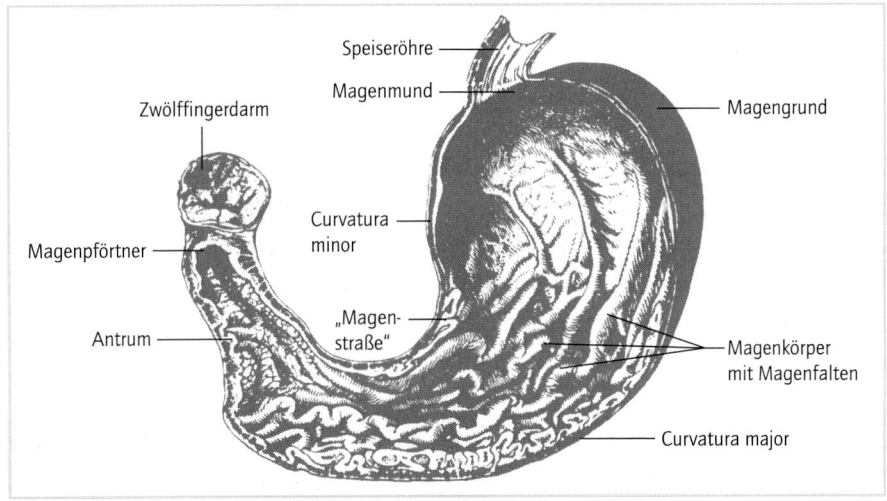

Abb. 21: Form und Aufbau des Magens (nach Ahlheim 1977).

Für die Fett- und Kohlenhydratverdauung werden im Magen keine Enzyme gebildet. Eine fettreiche Speise kann jedoch die Magenbewegung hemmen und die Verweildauer im Magen verlängern (Abb. 22).

In den Anfangsteil des Dünndarms, den Zwölffingerdarm (Duodenum), münden die Verdauungssäfte der Leber (Hepar) und der Bauchspeicheldrüse (Pankreas). Von der Bauchspeicheldrüse werden täglich 2 l Pankreassaft abgegeben. Dieser Pankreassaft enthält:

1. Enzyme zur Kohlenhydratspaltung: Amylase (spaltet Stärke zu Disacchariden), Maltase (spaltet Maltose zu Monosacchariden), Saccharase (spaltet Rohrzucker zu Monosacchariden).
2. Enzyme zur Fettspaltung: Pankreaslipase (spaltet Triglyzeride zu Monoglyzeriden und freien Fettsäuren).
3. Enzyme zur Proteinspaltung (Proteasen): Trypsin, Chymotrypsin, Carboxypeptidase.

Voraussetzung für eine normale Fettverdauung ist der in der Leber gebildete Gallensaft (0,7 l pro Tag). Er wird nicht gleich an den Darm abgegeben, sondern in der Gallenblase gespeichert und eingedickt. Durch reflektorische und hormonelle Reizung gelangt der Gallensaft in das Duodenum. Dort dient er dazu, die Fetttröpfchen zu feinsten Partikeln zu zerteilen (emulgieren), um sie für die Enzyme besser angreifbar zu machen.

In der Schleimhaut des Dünndarms stehen noch weitere Enzyme bereit, den Verdauungsprozess zu vervollständigen. So zerlegen die Maltasen, Laktasen und Sacchara-

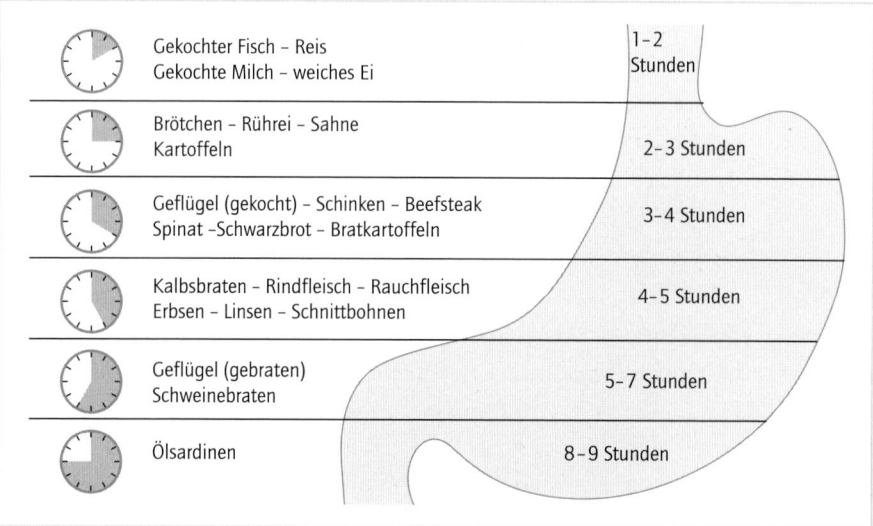

Gekochter Fisch – Reis Gekochte Milch – weiches Ei	1–2 Stunden	
Brötchen – Rührei – Sahne Kartoffeln	2–3 Stunden	
Geflügel (gekocht) – Schinken – Beefsteak Spinat –Schwarzbrot – Bratkartoffeln	3–4 Stunden	
Kalbsbraten – Rindfleisch – Rauchfleisch Erbsen – Linsen – Schnittbohnen	4–5 Stunden	
Geflügel (gebraten) Schweinebraten	5–7 Stunden	
Ölsardinen	8–9 Stunden	

Abb. 22: Verweildauer einzelner Speisen im Magen (nach Ahlheim 1977).

sen die noch nicht völlig gespaltenen Kohlenhydrate zu Monosacchariden, welche letztlich ins Blut gelangen. Auch die im Magen begonnene und durch Pankreasenzyme fortgeführte Proteinverdauung wird durch aus der Darmschleimhaut stammende Dipeptidasen und Aminopeptidasen beendet. Die verschiedenen Aminosäuren werden ebenfalls vom Darmlumen in die Blutbahn transportiert.

Von der Darmlipase werden die restlichen noch ungespaltenen Triglyzeride verdaut, mit Galle emulgiert und in den Lymphbahnen abtransportiert.

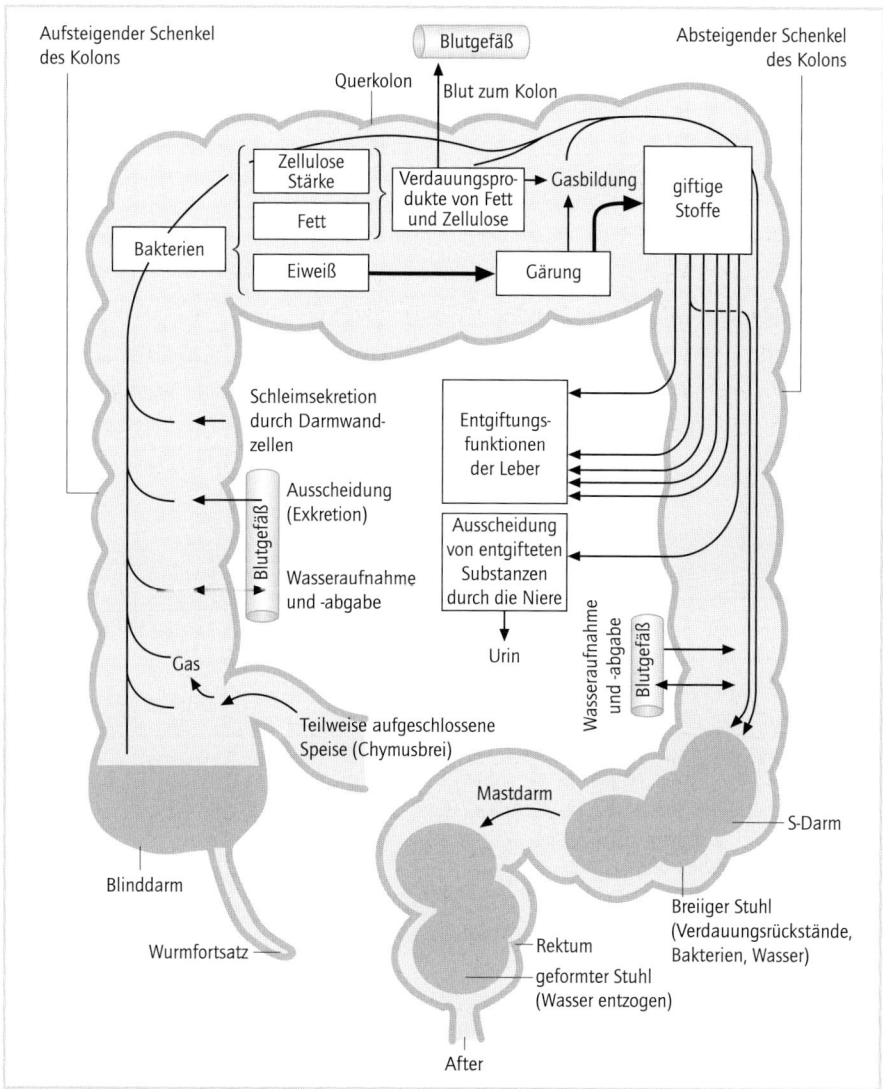

Abb. 23: Aufbau und Funktion des Dickdarms (nach Ahlheim 1977).

Der Dickdarm setzt sich zusammen aus dem Blinddarm (Zökum), dem Grimmdarm (Kolon) und dem Mastdarm (Rektum). Hauptfunktion des Dickdarms mit seiner reichen Bakterienflora ist die Eindickung des Speisebreis durch Resorption von Wasser sowie die Aufnahme von Elekrolyten und Vitaminen (Abb. 23). Hier kann es aber auch durch Gifte oder Störung der Bakterienflora (Antibiotika) zu Gärungen und Fäulniserscheinungen kommen, die sich als starke Gasbildung (Flatulenz) oder Durchfall bemerkbar

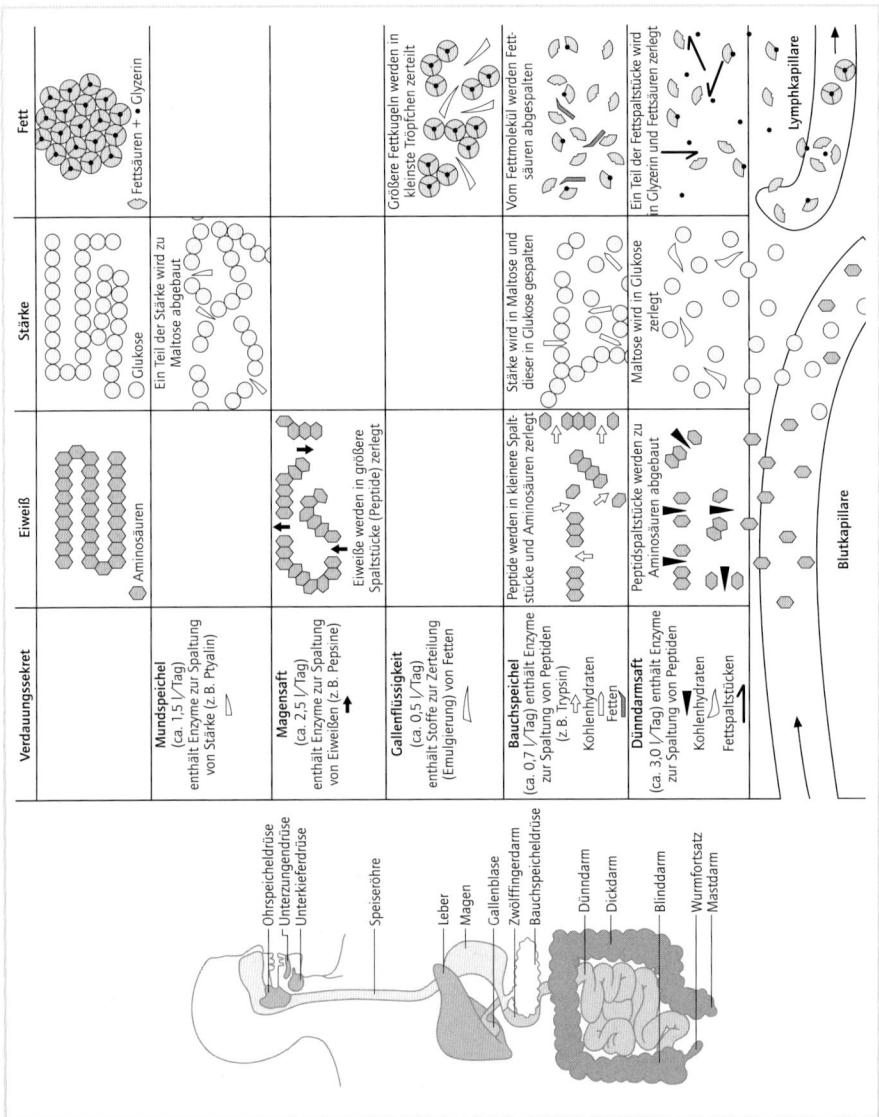

Abb. 24: Übersicht über das Verdauungssystem und vereinfachtes Schema der Verdauung (nach Linder und Hübler 1976).

machen können. Durch weitere peristaltische Bewegungen wird der Stuhl (Fäzes) über den After (Anus) ausgeschieden. Abbildung 24 zeigt eine Zusammenfassung der Verdauungsvorgänge.

1.9 Energiegewinnung

Das Leben mit seinen typischen Kennzeichen wie Bewegung, Empfindlichkeit, Stoffwechsel, Wachstum und Fortpflanzung ist an die Zufuhr und Umsetzung von Energie gebunden, ohne die alle diese Lebensäußerungen nicht möglich wären.

Energie kommt in verschiedenen Formen vor (Lehninger 1974; Stryer 1990), als chemische Energie, als mechanische Energie, als elektrische Energie und als Wärmeenergie.

Die „molekulare Biochemie" definiert den lebenden Organismus als ein offenes thermolabiles System, welches mit seiner Umwelt in Beziehung steht und dem ständig Energie zugeführt werden muss, um es auf einem bestimmten Energieniveau zu halten. Zur Energiegewinnung werden aus der Umgebung energiereiche Nährstoffe (Proteine, Fette, Kohlenhydrate), Mineralien, Vitamine und Sauerstoff aufgenommen. Diese Nährstoffe liegen jedoch nicht in freier Form vor, sondern sind in unterschiedlichen Mischungsverhältnissen in den Nahrungsmitteln enthalten. Der Organismus muss sie erst im Magen-Darm-Kanal mittels Verdauungsenzymen aufschließen.

Die gewonnene Energie steht dem Körper in Form energiereicher Phosphate (Adenosintriphosphat – ATP und Kreatinphosphat – KrP) zur Verfügung oder wird als Wärme frei bzw. zur Aufrechterhaltung der Körpertemperatur genutzt. Weitere energieverbrauchende Funktionen des Organismus sind Aufbau, Unterhalt und Regeneration von Zellen und Geweben, Aufbau von Enzymen sowie der Transport von Substraten.

Nach dem Isodynamiegesetz können sich Kohlenhydrate, Lipide und Proteine im Energiestoffwechsel in gewissen Grenzen vertreten. Im Synthesestoffwechsel können die Energieträger nicht ausgetauscht werden.

Innerhalb des Stoffwechsels kann der Organismus Proteine in Kohlenhydrate und in begrenztem Umfang auch Kohlenhydrate in Fette (Kohlenhydratmast, s.o.) umwandeln. Eine Umwandlung von Kohlenhydraten in Proteine ist nicht möglich. Aus diesem

Grunde finden wir in Gegenden extremen Eiweißmangels (Afrika, Asien) die Krankheit Kwaschiorkor, welche mit Ödemen, Wachstumshemmung und Fettleber einhergeht.

Endprodukte des Stoffwechselgeschehens der „Maschine Mensch" sind CO_2 und Wasser. Der Organismus wandelt dabei chemische Energie in mechanische und Wärmeenergie um.

1.9.1 Die Maßeinheit der Energie

Ernährung, physikalisch betrachtet, heißt Energieumsatz. Die dabei entstehende Verbrennungswärme ist spezifisch für das jeweils genutzte Substrat und kann mittels eines Kalorimeters gemessen werden. Das Maß für eine bestimmte Wärmemenge heißt Kalorien. Abgeleitet wurde der Begriff von dem lateinischen Wort calor (= Wärme).

Eine Kalorie ist die Wärmemenge, die notwendig ist, um 1 g Wasser von 14,5° auf 15,5° zu erwärmen. Die Festlegung des Temperaturbereichs wird durch die unterschiedlichen Wärmemengen, die notwendig sind, Wasser in verschiedenen Temperaturbereichen zu erwärmen, begründet.

Bei den meisten Kalorienangaben handelt es sich jedoch um die sogenannte „große Kalorie" (Kilokalorie – kcal). Dieses ist die Wärmemenge, die 1 kg Wasser von 14,5° auf 15,5° erwärmt.

Seit 1978 soll auf Anraten der WHO die Einheit Kalorie durch die Einheit Joule ersetzt werden. Eine völlige Umstellung hat sich bisher nicht erreichen lassen, sodass beide Einheiten nebeneinander verwendet werden.

1 Kalorie (cal) = 4,1868 Joule (J)
1 Kilokalorie (kcal) = 4,1868 Kilojoule (kJ)

Bei der Verbrennung der Hauptkalorienträger im menschlichen Organismus (physiologischer Brennwert) entstehen folgende Energiemengen:

1 g Fett	9,3 kcal (38,9 kJ)
1 g Eiweiß	4,1 kcal (17,2 kJ)
1 g Kohlenhydrat	4,1 kcal (17,2 kJ)
1 g Alkohol	7,1 kcal (30,0 kJ).

Werden diese Substanzen im Kalorimeter verbrannt (physikalischer Brennwert), so ergeben sich ähnliche Werte. Nur die Proteine liefern 5,7 kcal/g = 24 kJ/g, da sie im Organismus nur bis zum noch Energie enthaltenden Harnstoff abgebaut werden. Dieses erklärt die in der Literatur oft unterschiedlichen Brennwertangaben.

1.9.2 Grundumsatz

Der Energieumsatz im Organismus ist von vielen Faktoren abhängig. So wird er beeinflusst von Alter, Gewicht, Geschlecht, von der Verdauungsarbeit, der Muskelarbeit usw.

Für Energiebilanzierungen kann es notwendig werden, eine reproduzierbare Umsatzgröße zu erreichen, bei der nach Möglichkeit störende oder den Stoffwechsel beeinflussende Faktoren eliminiert sind. Diesen Umsatz nennt man Grundumsatz. Er wird mittels direkter oder indirekter Kalorimetrie bei einem nüchternen Menschen bei 20 °C Raumtemperatur gemessen (Elmadfa und Leitzmann 1998).

Tab. 11: Grundumsatz Standardwerte pro Tag (Dubois 1936).

Alter [Jahre]	Männer [MJ/m²d]	Frauen [MJ/m²d]
14–16	4,44	4,12
16–18	4,17	3,77
18–20	3,94	3,66
20–30	3,81	3,54
30–40	3,81	3,54
40–50	3,68	3,42
50–60	3,56	3,31
60–70	3,43	3,20
70–80	3,31	3,08

Der Grundumsatz gibt an, welche Energie der Organismus zur Erhaltung seiner vitalen Funktionen benötigt. Die Höhe des Grundumsatzes wird in erster Linie durch das Körpergewicht und die Muskelmasse bestimmt. Vom Grundumsatz beansprucht die Leber 25 %, die Muskulatur 25 %, das Nervensystem 18 % und der Herzmuskel 10 %. Beim erwachsenen Menschen ist der Grundumsatz annähernd proportional der Körperoberfläche.

Als Grundumsatz eines durchschnittlichen Erwachsenen (Tab. 11) werden 1600 bis 2000 kcal (6700–8400 kJ) pro Tag angegeben. Vereinfacht wird der durchschnittliche Grundumsatz auf das Körpergewicht bezogen und mit 1 kcal pro Körpergewicht pro Stunde angegeben (z. B. 70 kg Mann: 70 x 24 = 1 680 kcal). Da die Körperoberfläche bei der Wärmeabgabe eine größere Rolle spielt als das Körpergewicht, sind die auf sie bezogenen Grundumsatzwerte genauer.

Grundumsatz = 40 kcal/m² Körperoberfläche/Stunde (167 kJ/m²/h).

Beim weiblichen Geschlecht ist der Grundumsatz um ca. 6–7 % niedriger als beim männlichen (Tab. 11). Dieses wird mit der geschlechtsspezifischen Körperkomposition und dem geringeren Anteil an Muskelmasse bei gleichem Körpergewicht bei Frauen begründet. Im Laufe des Lebens kommen unabhängig von Erkrankungen Veränderungen des Grundumsatzes vor. So nimmt der Grundumsatz mit zunehmendem Alter anfänglich zu und später wieder ab. In der Geschlechtsreife und während der Schwangerschaft ist der Grundumsatz ebenfalls erhöht. Während der Menstruation tritt eine leichte Senkung des Grundumsatzes auf. Es ist davon auszugehen, dass unterschiedliche Ernährungsgewohnheiten einen Einfluss auf den Grundumsatz haben (Glatzel 1970; Schürch 1980; Ravussin und Bogardus 2000).

Bei vegetabiler Kost wurde eine Senkung beobachtet. Lang dauernde Unterernährung hat ebenfalls eine Senkung des Grundumsatzes als Sparschaltung des Organismus (Low T_3-Syndrom) zur Folge. Fieberhafte Erkrankungen, Schilddrüsenüberfunktion und Stress führen dagegen zu einem erhöhten Grundumsatz. Ein ebenfalls erhöhter Grundumsatz findet sich auch bei Personen mit trainingsbedingt vermehrter Muskelmasse. Entsprechend erscheint es gerade im Hinblick auf die Prävention des Übergewichts notwendig, die Körperkomposition zu verbessern und den Anteil der Muskelmasse am Gesamtgewicht zu vergrößern (Berg 2003, Berg et al. 2003a; Forbes 2000; Kyle 2002).

1.9.3 Spezifisch-dynamische Wirkung

Der Abbau der Nahrungsstoffe durch den Organismus bedingt eine zusätzliche Steigerung des Energiebedarfs (Elmadfa und Leitzmann 1998). Diese ist abhängig von der Zusammensetzung der Kost. So steigert beispielsweise eine Eiweißmenge mit einem Energiegehalt von 100 kJ den Energieumsatz noch zusätzlich um 30 kJ. Eine entsprechende Kohlenhydratmenge steigert dagegen den Energieumsatz nur um 6 kJ. Bei einer äquivalenten Fettmenge beträgt die Steigerung nur 4 kJ. Der hohe Energiebedarf im Proteinstoffwechsel ist auf den zusätzlichen Energieverbrauch für Transporte, die Umwandlung in körpereigenes Protein und für die beim Abbau nicht benötigter Aminosäuren ansteigende Harnstoffproduktion zurückzuführen. Die Wirksamkeit von Eiweißdiäten ist zum Teil auf diese Wirkung im Zwischenstoffwechsel zurückzuführen.

Je nach körperlicher Aktivität ändert sich auch der Energiebedarf (s. Kap. 2). Der leistungsbedingte, zum Grundumsatz zusätzlich erforderliche Energiebedarf wird daher als Leistungsumsatz bezeichnet (Ainsworth et al. 1993; Berg et al. 1990).

1.9.4 Energiegewinnung aus Nährstoffen

Alle Endprodukte der Verdauung wie Aminosäuren, Fettsäuren und Monosaccharide werden nach ihrer Resorption auf 2 Wegen weiter verarbeitet (Buddecke 1994; Stryer 1990). Entweder werden sie im Baustoffwechsel zu körpereigenen Fetten, Kohlenhydraten und Eiweißen aufgebaut (Anabolismus), oder sie werden im Betriebsstoffwechsel unter Energiegewinn zu CO_2 und H_2O oxidiert (Katabolismus) (Abb. 25 und 26).

Bei dem weiteren Abbau der Fettsäuren, Aminosäuren und Monosaccharide entstehen kurzkettige Metabolite (Stoffwechselzwischenprodukte), die sich sehr ähnlich sind. Es handelt sich dabei um Acetylgruppen (C_2-Bruchstücke). Diese Acetylgruppen werden zur weiteren Nutzung im Zwischenstoffwechsel an das Coenzym A (Coenzym = Wirkungsgruppe des Enzyms) als Acetyl-Coenzym A gebunden. Das Acetyl-Coenzym A hat ein großes Übertragungspotenzial, d. h. es ist eine energiereiche Verbindung. Bei seiner hydrolytischen Spaltung werden etwa 7,5 kcal/mol (31,4 kJ/mol) frei.

Das Acetyl-CoA schleust nun seinerseits die Acetylgruppen auf die „letzte gemeinsame Strecke", den Zitratzyklus, wo sie vollständig zu CO_2 oxidiert werden.

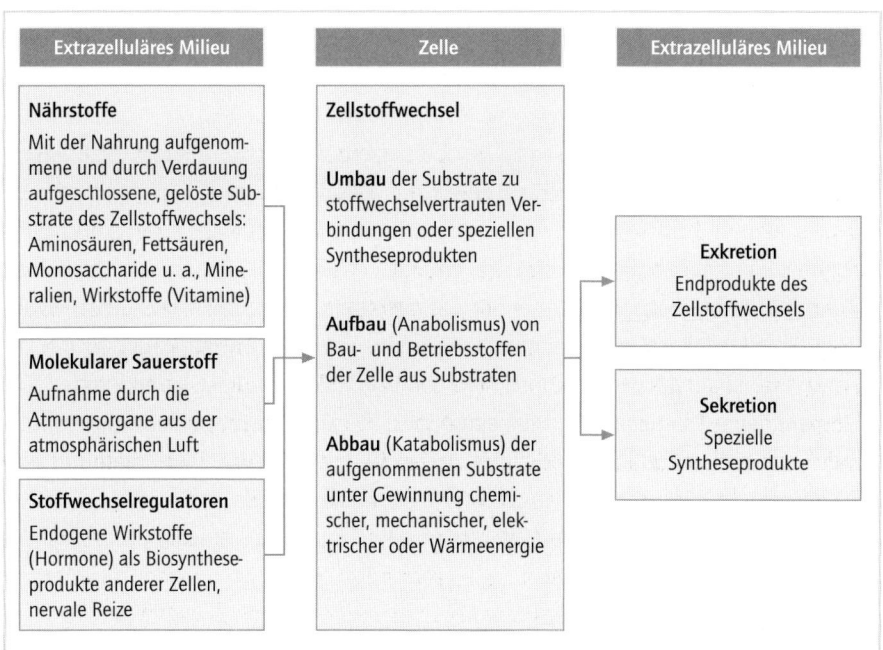

Abb. 25: Schematische Darstellung des Stoffwechsels einer tierischen Zelle (nach Buddecke 1994).

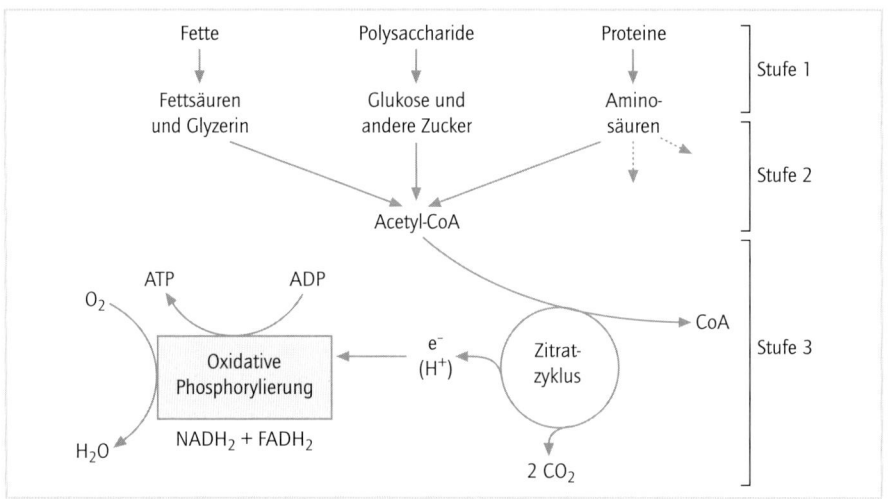

Abb. 26: Energiegewinnung aus Nährstoffen (nach Stryer 1990).

Der freiwerdende Wasserstoff bzw. die Elektronen werden nun an weitere Coenzyme übertragen, um schließlich an den Sauerstoff abgegeben zu werden. Dabei entsteht z. B. aus dem NAD (Nikotinamid-Adenin-Dinukleotid) das $NADH_2$ und aus dem FAD (Flavin-Adenin-Dinukleotid) wird $FADH_2$. Bei dieser schrittweisen Oxidation kommt es zu einem erheblichen Energiegewinn, welcher zum Aufbau von Adenosintriphosphat (ATP) benutzt wird (oxidative Phosporylierung) (Abb. 26). ATP ist eine energiereiche Phosphatverbindung, die als Hauptüberträger der freien Energie dient (Stryer 1990). Spaltet man Phosphatreste in ihren Anhydridbindungen hydrolytisch, so werden nach dem Prinzip der anaeroben Energiebereitstellung (s. Kap. 2.2.2) pro Zeiteinheit große Energiemengen frei (Abb. 27, Tab. 12).

Der ATP-Umsatz ist sehr hoch. Er beträgt bei einem ruhenden Menschen ca. 40 kg, unter normalen Alltagsbedingungen ca. 70 kg pro Tag. Die Leistungsfähigkeit des Organismus ist daher von der ständigen Regeneration von ATP aus ADP abhängig.

Zusammenfassend kann gesagt werden, dass die Hauptaufgabe des Stoffwechsels darin besteht, ATP und $NADH_2$ zu bilden, welches bei Muskelkontraktionen und Biosynthesen benötigt wird.

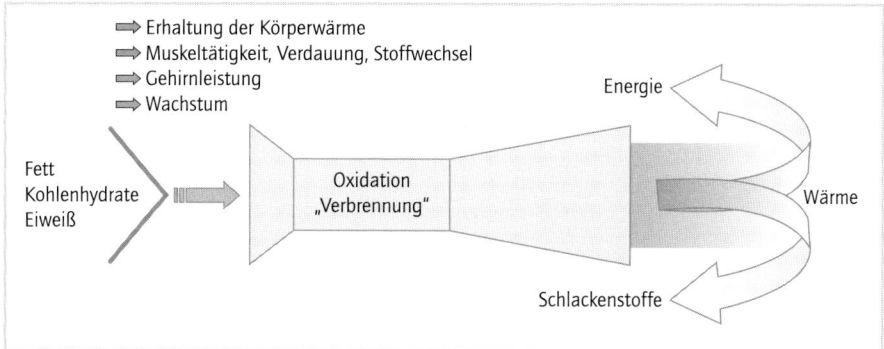
⟹ Erhaltung der Körperwärme
⟹ Muskeltätigkeit, Verdauung, Stoffwechsel
⟹ Gehirnleistung
⟹ Wachstum

Fett
Kohlenhydrate
Eiweiß

Oxidation
„Verbrennung"

Energie

Wärme

Schlackenstoffe

Abb. 27: Prinzip der Energiebereitstellung und ihrer Aufgaben im Organismus. Eine ausreichende Energiezufuhr ist für die Funktion des Organismus unerlässlich, insbesondere unter extremer, erschöpfender körperlicher Belastung!

Tab. 12: Zuordnung der verschiedenen energetischen Substrate zu den Typen der Energiebereitstellung. Die Leistungsfähigkeit ist abhängig von der Qualität der Makro- und Mikronährstoffe und der optimalen Zufuhr von Vitaminen, Spurenelementen und Schutzstoffen.

Leistungsfähigkeit / Energiebereitstellung		
Energieform	**Energieträger**	**Zusatzstoffe**
alactazid-anaerob	ATP, KrP	Kreatin
+	+	+
lactazid-anaerob	Azidosetoleranz	Phosphat
+	+	+
aerob (KH)	KH-Umsatz / Glykogen	KH, B-Vitamine
+	+	+
aerob (FFS)	FS-Umsatz	Carnitin, Coffein

ATP = Adenosintriphosphat; KrP = Kreatinphosphat; FS = Fettsäure; FFS = freie Fettsäure;
KH = Kohlenhydrate

2 Ernährung, Leistungsfähigkeit, Belastbarkeit

2.1 Nahrungsbedarf einer Normalperson

In den vorangegangenen Kapiteln wurde festgestellt, dass jede Leistung des menschlichen Organismus von einer adäquaten Energiezufuhr bzw. Ernährung abhängig ist. Dieser Leistungsbedarf kann je nach Alter, Geschlecht, körperlicher Aktivität und Umgebungstemperatur (Glatzel 1973a, Schürch 1980; Elmadfa und Leitzmann 1998) erheblich schwanken (Abb. 28, 29). Die empfohlene Nährstoffzufuhr pro Tag (Quelle: DGE, Deutsche Gesellschaft für Ernährung 2000a) kann der Tabelle 13 entnommen werden.

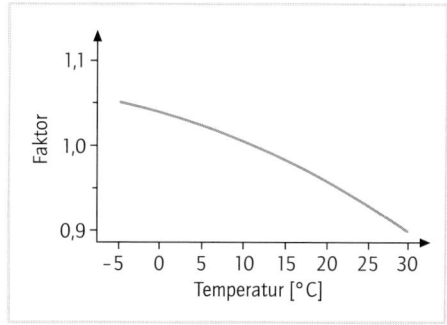

Abb. 28: Die Abhängigkeit des Energiebedarfs von der Umgebungstemperatur (nach Schürch 1980).

Eine optimale, bedarfsangepasste Ernährung besteht aber nicht nur in der Vermeidung einer Unter- oder Überversorgung an Energie, sondern in einer vielseitigen, abwechslungsreichen, alle Nährstoffe, Vitamine und Spurenelemente in ausreichenden Mengen enthaltenden Kost. Letztlich muss man den Energiebedarf als eine Bilanzfrage auffassen. Er ist für jeden leicht zu errechnen, wenn man den individuellen Leistungsbedarf zu dem Grundumsatz addiert (Tab. 14). Beim heute veränder-

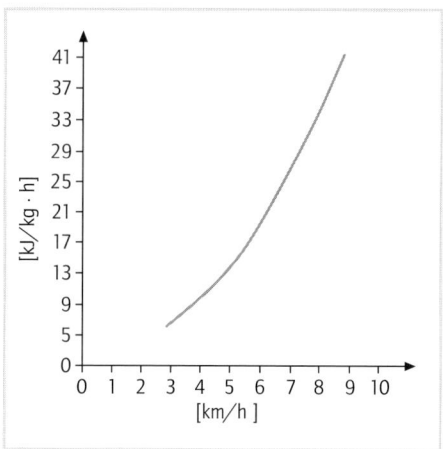

Abb. 29: Energiebedarf bei Fortbewegung mit unterschiedlicher Geschwindigkeit (nach Schürch 1980).

Tab. 13: Empfohlene Nährstoffzufuhr pro Tag* (DGE 2000a); Fortsetzung S. 77–79.

Alter	Protein g/kg[1]		Protein g		ess. Fettsäuren % der Energie	Calcium mg
	m	w	m	w	m	m
Säuglinge						
0 bis unter 4 Monate	2,2		11		4,5	220
4 bis unter 12 Monate	1,2		10		4,0	400
Kinder						
1 bis unter 4 Jahre	1,0		14	13	3,5	600
4 bis unter 7 Jahre	0,9		15	17	3,0	700
7 bis unter 10 Jahre	0,9		24	24	3,0	900
10 bis unter 13 Jahre	0,9		34	35	3,0	1 100
13 bis unter 15 Jahre	0,9		46	45	3,0	1 200
Jugendliche und Erwachsene						
15 bis unter 19 Jahre	0,9	0,8	60	46	3,0	1 200
19 bis unter 25 Jahre	0,8		59	48	3,0	1 000
25 bis unter 51 Jahre	0,8		59	47	3,0	1 000
51 bis unter 65 Jahre	0,8		58	46	3,0	1 000
65 Jahre und älter	0,8		54	44	3,0	1 000
Schwangere				58[2]	3,0	1 000
Stillende				63	3,0	1 000[6]

* Richtwerte für die Zufuhr von Wasser, Energie, Fett, Cholesterin, Saccharose, Ballaststoffen, Natrium,
   Kalium und β-Carotin sowie Angaben zu Chlorid und Phosphor befinden sich im Text
[1] g/kg Sollgewicht und Tag
[2] Ab 4. Monat der Schwangerschaft

ten Aktivitätsverhalten und unserer zunehmend technisierten Umwelt nimmt allerdings der Leistungsbedarf über den aktivitätsinduzierten Energieumsatz und somit auch die Tagesenergiebilanz ständig ab. Der Ausdruck einer ausgeglichenen Energiebilanz ist ein konstantes Körpergewicht.

Das Normalgewicht (Sollgewicht) lässt sich leicht nach der Broca'schen Formel errechnen:

Normalgewicht in kg $\stackrel{\wedge}{=}$ Körpergröße in cm minus 100.

Obwohl der Broca'schen Formel einige Ungenauigkeiten anhaften, ist sie dennoch als orientierende Größe ausreichend. Eine Einteilung in „Idealgewicht" (Männern werden noch 10 %, Frauen 15 % vom Normalgewicht abgezogen) ist umstritten, da das Er-

Magnesium mg		Eisen mg		Jod µg	Zink mg		Alter
	w	m	w³		m	w	
							Säuglinge
24			0,5[4,5]	50	1,0		0 bis unter 4 Monate
60			8	80	2,0		4 bis unter 12 Monate
							Kinder
80			8	100	3		1 bis unter 4 Jahre
120			8	120	5		4 bis unter 7 Jahre
170			10	140	7		7 bis unter 10 Jahre
	250	12	15	180	9	7	10 bis unter 13 Jahre
	310	12	15	200	9,5	7	13 bis unter 15 Jahre
							Jugendliche und Erwachsene
	350	12	15	200	10	7	15 bis unter 19 Jahre
	300	10	15	200	10	7	19 bis unter 25 Jahre
	310	10	15	200	10	7	25 bis unter 51 Jahre
	300	10	10	180	10	7	51 bis unter 65 Jahre
	300	10	10	180	10	7	65 Jahre und älter
	310	30		230	10[2]		**Schwangere**
	390	20		260	11		**Stillende**

[3] Nichtmenstruierende Frauen, die nicht schwanger sind oder stillen: 10 mg

[4] Ausgenommen Unreifgeborene

[5] Ein Eisenbedarf besteht infolge der dem Neugeborenen von der Plazenta als Hb-Eisen mitgegebenen Eisenmenge erst ab dem 4. Monat

[6] Zum Ausgleich der Verluste während der Schwangerschaft

reichen des Idealgewichtes nicht sicher einen nachweisbaren gesundheitlichen Vorteil bringt.

Bei epidemiologisch gesichertem Bezug zur Inzidenz von chronischen Erkrankungen und auch zur Lebenserwartung werden das Normalgewicht und die Körperkomposition vermehrt über den Body-Mass-Index (BMI) beschrieben. Der BMI berechnet sich als Masseneinheit kg/m²; dem Normalgewicht „1" der Broca-Formel entspricht dann der BMI-Wert von 25. Leider bilden allerdings weder Broca-Formel noch BMI-Berechnung die individuelle Körperkomposition ab, sodass bei gleichen BMI-Werten erhebliche Schwankungen in der Körperkomposition und den Anteilen der Fett- bzw. Muskelmasse möglich sind (Kyle et al. 2002). So kann bei gleichem BMI-Wert der An-

Tab. 13: (Fortsetzung): Empfohlene Nährstoffzufuhr pro Tag* (Deutsche Gesellschaft für Ernährung 2000).

Alter	Vit. A mg RÄ[7]		Vit. D µg	Vit. E mg TÄ[8]	Vit. K µg		Thiamin mg		Ribofl m(
	m	w			m	w	m	w	m
Säuglinge									
0 bis unter 4 Monate	0,5		10	3	4		0,2		0,3
4 bis unter 12 Monate	0,6		10	4	10		0,4		0,4
Kinder									
1 bis unter 4 Jahre	0,6		5	6	15		0,6		0,7
4 bis unter 7 Jahre	0,7		5	8	20		0,8		0,9
7 bis unter 10 Jahre	0,8		5	10	30		1,0		1,1
10 bis unter 14 Jahre	0,9	0,9	5	13	40	40	1,2	1,0	1,4
13 bis unter 15 Jahre	1,1	1,0	5	14	50	50	1,4	1,1	1,6
Jugendliche und Erwachsene									
15 bis 19 Jahre	1,1	0,9	5	15	70	60	1,3	1,0	1,5
19 bis unter 25 Jahre	1,0	0,8	5	15	70	60	1,3	1,0	1,5
25 bis unter 51 Jahre	1,0	0,8	5	14	70	60	1,2	1,0	1,4
51 bis unter 65 Jahre	1,0	0,8	5	13	80	65	1,1	1,0	1,3
65 Jahre und älter	1,0	0,8	10	12	80	65	1,0	1,0	1,2
Schwangere		1,1[2]	5[2]	13[2]		60[2]		1,2[2]	
Stillende		1,5	5	17		60		1,4	

[7] 1 mg Retionol-Äquivalent = 6 mg all-trans-β-Carotin = 12 mg andere Provitamin A-Carotinoide = 1,15 mg all-trans-Retinylacetat = 1,83 mg all-trans-Retinylpalmitat

[8] 1 mg RRR-α-Tocopherol = 1,1 mg RRR-β-Tocopherylacetat = 2 mg RRR-β-Tocopherol = 4 mg RRR-γ-Tocopherol = 100 mg RRR-δ-Tocopherol = 3,3 mg RRR-α-Tocotrienol = 1,49 mg all-rac-α-Tocopheryl-acetat

teil der Fettmasse je nach individueller Körperkomposition durchaus um ca. ± 10 % schwanken. Hinsichtlich der Gesundheitsprognose sind dabei sowohl eine erhöhte Fettmasse wie auch eine verminderte Muskelmasse als voneinander unabhängige Variablen für ein erhöhtes Krankheitsrisiko zu sehen.

Unabhängig von körperlicher Betätigung scheint es zudem notwendig, den Energieverbrauch des arbeitenden Mensch neu festzulegen. In den letzten 30 Jahren haben sich die Energieausgaben in den einzelnen Berufsgruppen grundlegend verändert, sodass man heute nicht mehr dasselbe unter Leicht-, Schwer- und Schwerstarbeit versteht wie früher (Renner 1978; Elmadfa und Leitzmann 1998). Deswegen kommt man

Niacin mg NÄ[9]		Vit. B$_6$ mg		Folsäure µg FÄ	Vit. B$_{12}$ µg	Vit. C mg	Alter
	w	m	w				
							Säuglinge
2		0,1		60	0,4	50	0 bis 4 Monate
5		0,3		80	0,8	55	4 bis 12 Monate
							Kinder
7		0,4		200	1,0	60	1 bis unter 4 Jahre
10		0,5		300	1,5	70	4 bis unter 7 Jahre
12		0,7		200	1,8	80	7 bis unter 10 Jahre
	13	1,0		400	2,0	90	10 bis unter 13 Jahre
	15	1,4		400	3,0	100	13 bis unter 15 Jahre
							Jugendliche und Erwachsene
	13	1,6	1,2	400	3,0	100	15 bis unter 19 Jahre
	13	1,5	1,2	400	3,0	100	19 bis unter 25 Jahre
	13	1,5	1,2	400	3,0	100	25 bis unter 51 Jahre
	13	1,5	1,2	400	3,0	100	51 bis unter 65 Jahre
	13	1,4	1,2	400	3,0	100	65 Jahre und älter
	15[2]		1,9[2]	600	3,5[11]	110[2]	**Schwangere**
	17		1,9	600	4,0	150	**Stillende**

[9] 1 mg Niacin-Äquivalent = 60 mg Tryptophan

[10] Insbesondere zur Erhaltung der Nährstoffdichte

leicht zu energetischen Fehlkalkulationen (Berg 2003, Berg et al. 1990; Ainsworth et al. 1993). So benötigt ein leitender Büroangestellter viel Konzentration und Gedächtnisleistung, aber nur wenig muskuläre Arbeitsleistung.

Eine Neugliederung nach *Renner* (1978) erscheint daher zweckmäßig (Tab. 15).

Eine nicht geringe Bedeutung im Rahmen der optimalen Ernährung hat das „Timing" der Speisenzufuhr.

So sind zumindest für nicht übergewichtige Normalpersonen und Sporttreibende 5 kleine Mahlzeiten besser als 3 große. 1 Drittel bis 1 Viertel der täglichen Nahrungsmenge sollte dabei mit dem Frühstück aufgenommen werden. Dieses gilt ganz beson-

Tab. 14: Energieverbrauch bei verschiedenen traditionellen Tätigkeiten (aus Spitzer und Hettinger 1969).

Tätigkeit		Energieverbrauch	
		[kJ/min]	[kcal/min]
Bewegung zu Fuß			
Gehen			
auf ebenem Weg	2 km/h	7,1	1,7
treppauf	60 Stufen/min	34,8	8,3
mit Last (10 kg)	4 km/h	15,1	3,6
Steigen mit Last	Steigegeschwindigkeit		
(10° – 10 kg)	7,24 m Höhe/min	21,8	5,2
Autofahren			
Pkw, Landstraße		4,2	1,0
Stadtzentrum (Hauptverkehrszeit)		13,4	3,2
Radfahren			
Ebene Straße	10 km/h	11,7	2,8
ohne Gegenwind	20 km/h	32,7	7,8
Allgemeine Hausarbeiten			
Einfache Aufräumarbeiten		8,0	1,9
Bettenmachen		17,2	4,1
Essen im Sitzen		2,5	0,6
Kocharbeiten im Sitzen		3,8	0,9
im Stehen		6,7	1,6
im Gehen		8,0	1,9
Kartoffelschälen		12,1	2,9
Rühren		9,6	2,3
Teigkneten		10,0	2,4
Geschirrspülen		10,9	2,6
An- und Auskleiden, Waschen		8,8	2,1
Putzarbeiten			
Fensterputzen		13,8	3,3
Fegen		15,1	3,6
Moppen		15,9	3,8
Staubwischen		13,0	3,1
Staubsaugen		13,4	3,2
Feuchtes Abwischen von Möbeln usw.		14,2	3,4
Boden aufwischen			
kniend oder gebückt		22,2	5,3
mit Schrubber stehend		16,7	4,0
Teppichklopfen und -bürsten		14,7	3,5
Schuhe putzen		8,8	2,1

Tab. 14: (Fortsetzung) Energieverbrauch bei verschiedenen traditionellen Tätigkeiten (aus Spitzer und Hettinger 1969).

Tätigkeit	Energieverbrauch	
	[kJ/min]	[kcal/min]
Wäsche machen	8,0	1,9
Wäsche spülen	23,0	5,5
aufhängen	20,9	5,0
einsprengen	9,2	2,2
bügeln	11,3	2,7
zusammenlegen und ordnen	9,2	2,2
Nähen und Flicken	4,2	1,0

Tab. 15: Täglicher Energiebedarf in den verschiedenen Berufsgruppen (Renner 1978).

Berufsgruppe	Tätigkeit
Leichtarbeiter	Buchhalter, Stenotypistin, Uhrmacher, Näherin, Laborantin, Feinmechaniker, Fließbandarbeit (sitzend), Pkw-Fahrer
Mittelschwerarbeiter	Schneider, Mechaniker, Autoschlosser, Schreiner, Montageschlosser, Kranfahrer, Textilfacharbeiter, Verkäuferin, Anstreicher, Hausfrau, Elektriker, technischer Zeichner, Chemiefacharbeiter, Dreher, Fräser, Schleifer
Schwerarbeiter	Maurer, Zimmermann, Kokereiarbeiter, Straßenbauarbeiter, Landwirt, Dachdecker, Masseur, Stahlwerker, Gießer, Former, Ofenmann im Walzwerk, Winzer, Leistungssportler
Schwerstarbeiter	Kohlenhauer, Gleisarbeiter, Hochofenarbeiter, Waldarbeiter, Steinbrucharbeiter, Stahlarbeiter, Schmied, Kesselhauer, Betonarbeiter, Einschaler, Tiefbauer, Hochleistungssportler

Berufsgliederung entsprechend der tatsächlichen Arbeitsleistung

Berufsgruppe	Energiebedarf [kcal/Tag]	
	Männlich	Weiblich
Leichtarbeiter	2300–2700	2000–2400
Mittelschwerarbeiter	3000–3600	2500–3000
Schwerarbeiter	3800–4200	3250
Schwerstarbeiter	4500 und mehr	3500 und mehr

ders für Jugendliche. Ein Großteil unerklärlicher Leistungsabbrüche und Konzentrationsstörungen am Vormittag sind auf ein unzureichendes Frühstück zurückzuführen. Ebenso ist eine Verlegung der Hauptmahlzeit auf den Abend in unseren Breiten nicht zu begrüßen, da häufig danach eine körperliche Tätigkeit unterbleibt. Das Abendessen sollte daher nicht mehr als 20–25 % der Tageskalorien enthalten.

2.1.1 Eiweiße

Wie schon in dem Kapitel über die Biochemie der Eiweiße dargelegt, ist nur die Pflanze in der Lage, alle Aminosäuren aus anorganischen Bausteinen zu synthetisieren. Der Mensch und das Tier können nur 8 bis 10 Aminosäuren aufbauen, die anderen müssen aufgenommen werden (essenzielle Aminosäuren). Obwohl nur etwa 20 Aminosäuren am Aufbau unserer Eiweiße mitwirken, unterscheiden sich die Eiweiße von Mensch zu Mensch und sogar von Organ zu Organ. Nach Berechnungen betragen die Kombinationsmöglichkeiten der Aminosäuren 24×10^{18}, das ist eine Zahl mit 20 Ziffern.

Eiweiß kann im Gegensatz zu Fett und Kohlenhydraten im Körper nur indirekt und begrenzt über den Pool der freien Aminosäuren gespeichert werden. Wir sind daher auf die regelmäßige Zufuhr angewiesen.

Zwischen den einzelnen Eiweißen bestehen jedoch erhebliche Qualitätsunterschiede, die wiederum vom Aminosäuremuster abhängig sind (s. dazu auch 2.2.4). Die Qualitätsunterschiede der Eiweiße werden in ihrer biologischen Wertigkeit ausgedrückt. Sie gibt an, wie viel g Körpereiweiß durch 100 g mit der Nahrung aufgenommenes Eiweiß aufgebaut werden kann. Dabei ist das Vollei gleich 100 gesetzt. Aus Tabelle 16 ist ersichtlich, dass das pflanzliche Protein minderwertiger ist als das Protein tierischen Ursprungs. Ausschlaggebend für die Gesamtkost ist, dass sich die Nahrungsproteine gegenseitig ergänzen.

Ein bisher noch nicht geklärtes Phänomen besteht darin, dass der Mensch auch bei ausreichendem Angebot an

Tab. 16: Nahrungsproteine und ihre biologische Wertigkeit (%) (Glatzel 1970, 1976).

Vollei	100
Milch (Kasein)	89
Fleisch	85
Soja	70
Reis	60
Roggen, Weizen, Hafer	56
Erbsen	54

hochwertigen Proteinen diese nur zu 65 bis 70 % ausnutzen kann. Die Proteinricht-werte für einen erwachsenen Mann liegen nach Angaben der Deutschen Gesellschaft für Ernährung bei 0,8 g/kg/Tag.

Einen erhöhten Proteinbedarf haben Heranwachsende. Er liegt bei 1-Jährigen bei 1,0 g/kg/Tag und bei 15- bis 18-Jährigen bei 0,9 g/kg/Tag. Insgesamt sollten 30 bis 50 % des Proteinbedarfs durch tierisches Eiweiß gedeckt werden.

Die große Bedeutung des „Lebensstoffes Eiweiß" lässt sich am besten bei Eiweiß-mangelzuständen erkennen. Einem körperlichen und geistigen Leistungsabfall folgen Muskelschwund und mangelnde Widerstandsfähigkeit gegen Krankheiten. Hält der Ei-weißmangel weiter an, kommt es zu Hungerödemen, die schließlich zum Tode führen (Abb. 30).

Auch vermehrte körperliche Arbeit, insbesondere sportliche Betätigung, bedingt eine Erhöhung des Eiweißbedarfs. Auf die spezielle Eiweißbilanzierung im Leistungs-sport wird deshalb noch eingegangen.

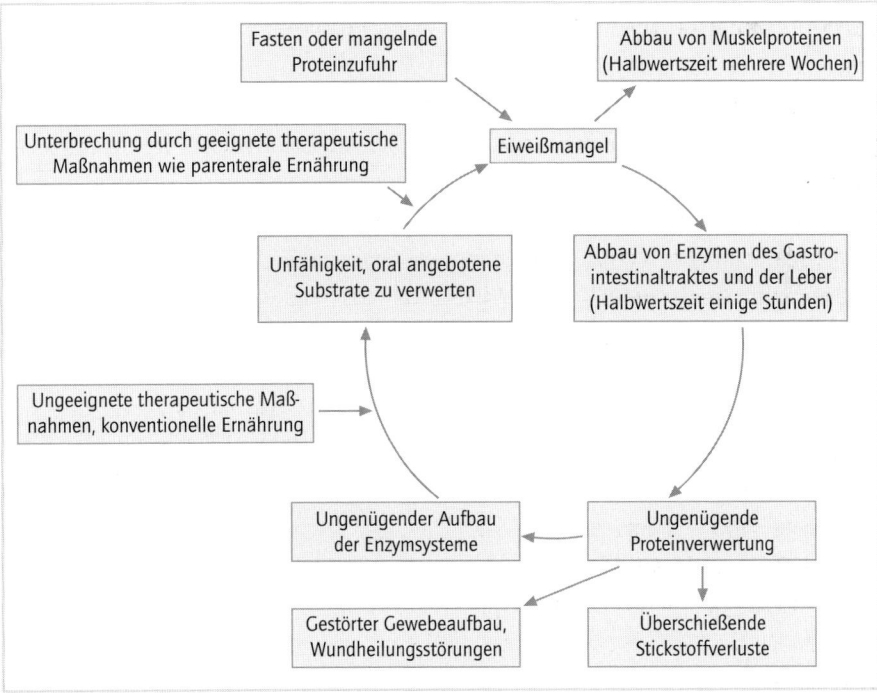

Abb. 30: Induktion eines Circulus vitiosus im Verdauungssystem durch ungenügende Eiweißversorgung (nach Gofferje 1984).

2.1.2 Kohlenhydrate

Kohlenhydrate sind die wichtigsten Energielieferanten unserer Kost. Sie stehen dem Organismus als Sofortbrennstoff zur Verfügung. In der Leber und in der Muskulatur werden sie als Glykogen gespeichert. Gehirn, Zentralnervensystem und Muskulatur sind auf eine ausreichende Zufuhr von Kohlenhydraten angewiesen. Werden sie weitgehend aus der Nahrung eliminiert, wie in manchen Diäten (vgl. Atkins-Diät) empfohlen, so kann es zu erheblichen Funktionseinschränkungen dieser Organe kommen.

Bei übermäßiger Zufuhr von Kohlenhydraten wird in begrenztem Maße auch beim Menschen die De-novo-Synthese von Fetten aktiviert, vor allem aber werden die zugeführten Überschusskalorien an Fett bevorzugt als Energiereserven ins Fettgewebe abgespeichert (Ravussin und Smith 2002). Dieses trifft besonders bei einem großen Verbrauch so genannter „leerer Kalorien" (Zucker, Süßigkeiten und gering ausgemahlene Weißmehle) zu, die zwar keinen ernährungsphysiologischen Wert haben, aber für den Organismus eine erhebliche glykämische Belastung bedeuten und entsprechend eine deutliche Insulinantwort auslösen. Diese kann für Leistungssportler erwünscht sein und in Phasen der Regeneration im Sinne einer anabolen Stoffwechsellage für die Resynthese von Glykogen gezielt genutzt werden (Abb. 31) (EU SCF 2001; Ivy 2000, 2001; Costill et al. 1981). Die durch die Art der Kohlenhydrate ausgelöste Insulinreaktion wird durch Angabe des glykämischen Index des jeweiligen Lebensmittel beschrieben (Foster-Powell et al. 2002). Anders als im Sport werden Lebensmittel mit einem hohen glykämischen Index bei gleichzeitiger körperlicher Inaktivität und überkalorischer Ernährung für die Entwicklung von Übergewicht, Altersdiabetes und Arteriosklerose mitverantwortlich gemacht (Abb. 32).

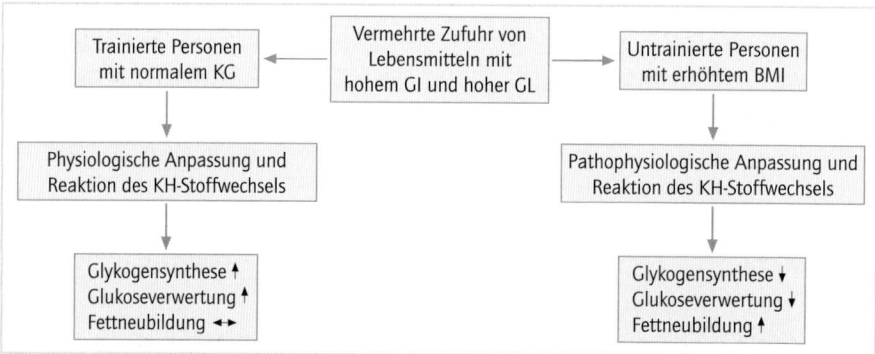

Abb. 31: Bedeutung des glykämischen Index (GI) für die Regulation des Kohlenhydrat-Stoffwechsels.

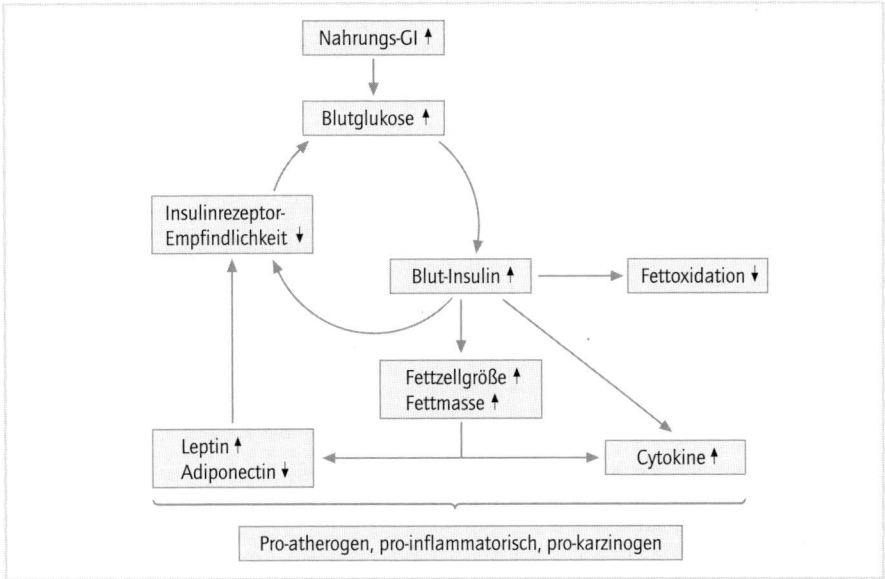

Abb. 32: Beziehung zwischen glykämischem Index (GI) und chronisch-degenerativen Erkrankungen.

Empfehlenswert sind daher verzögert verwertbare Kohlenhydrate mit niedrigem glykämischem Index (Tab. 17), die ausreichend Ballaststoffe enthalten, wie z. B. Vollkornprodukte und andere pflanzliche Nahrungsmittel mit einem hohen Rohfasergehalt (Kohlrabi, Möhren, Hülsenfrüchte). Hinzu kommt, dass diese Kohlenhydratträger nicht nur Spurenelemente und Mineralien enthalten, sondern zum großen Teil unseren Bedarf an Vitaminen der B-Gruppe decken.

Die Empfehlung für einen optimalen Kohlenhydratbedarf sind in der Literatur sehr unterschiedlich. Gewöhnlich schwanken sie jedoch um die Kohlenhydrat-Fett-Eiweiß-Relation von 55 : 30 : 15 der Gesamtnahrung (Erp-Baart et al. 1989; Moch und Herwig 1992). Bei 15 bis 18 Jahre alten männlichen Personen beträgt der Kohlenhydratbedarf pro Tag 370 bis 440 g, um dann im Erwachsenenalter wieder auf 275 bis 300 g/Tag abzufallen.

2.1.3 Fette

Wie in Kap. 1.2.2 bereits beschrieben, haben die Fette neben ihrer Aufgabe als Kalorienspender wichtige physiologische und biochemische Funktionen. Darüber hinaus sind sie Träger wichtiger Wirkstoffe wie fettlöslicher Vitamine und essenzieller, mehr-

Tab. 17: Kohlenhydrathaltige Lebensmittel und ihr glykämischer Index (nach EU SCF 2001 sowie Foster-Powell et al. 2002).

Getreideprodukte		Süßkartoffeln	54
Reis, instant	91	Erbsen, grün	48
Weißbrot	70	Bohnenkerne, gekocht	48
Weizen-Vollkornbrot	69	Kichererbsen	33
Maismehl	68	Butterbohnen	31
Reis, geschält	56	Linsen	29
Reis, ungeschält	55	Kidneybohnen	27
Mischbrot	45	**Milchprodukte**	
Spaghetti	41	Eiscreme	61
Vollkorn-Spaghetti	37	Joghurt, mager, gesüßt	33
Roggen	34	Milch, entrahmt	32
Gerste	25	Milch, vollfett	27
Frühstücks-Cerealien		**Snacks, Süßigkeiten**	
Cornflakes	84	Geleebonbons	80
Reis-Krispies	82	Maischips	73
Trauben-Nuss-Flocken	80	Kandiszucker	68
Weizenschrot	69	Weizencracker	67
Rosinen/Nüsse	67	Popcorn	55
Haferflocken	61	Haferflockenplätzchen	55
Müsli	52	Kartoffelchips	54
Kleie (alle Sorten)	42	Schokolade	49
Früchte		Erdnüsse	14
Wassermelonen	72	**Zuckerprodukte**	
Ananas	66	Honig	73
Rosinen	64	Haushaltszucker	65
Bananen	53	Milchzucker (Laktose)	46
Trauben	52	Fruchtzucker (Fruktose)	23
Orangen	43	**Getränke**	
Birnen	36	Sportgetränke	95
Äpfel	36	Alkoholfreie Getränke (Softdrinks)	68
Gemüse		Orangensaft	57
Bratkartoffeln	95	Apfelsaft	41
Kartoffelbrei	73		
Karotten	71		

Als Basis für die Berechnung wurde für Glucose ein GI von 100 zugrunde gelegt. Die angegebenen Werte sind als Mittelwerte aus mehreren Studien zu betrachten, die teilweise zu beträchtlich abweichenden Werten kommen.

fach ungesättigter Fettsäuren, ferner Resorptionsfaktor für Calciumsalze und Phosphate. Tierische Fette haben einen höheren Gehalt an gesättigten und einfach ungesättigten Fettsäuren als Pflanzenöle (Ausnahme Olivenöl), welche einen größeren Anteil an hochungesättigten Fettsäuren enthalten. Die Bedeutung der Fettqualität und der einzelner Fettsäuren für die Ausprägung von atherogenen Risikofaktoren wird zunehmend akzeptiert.

Langzeitstudien haben gezeigt, dass gesättigte Fettsäuren den Cholesterinspiegel erhöhen und damit einen Faktor auf dem Weg zur Arteriosklerose darstellen. Hochungesättigte Fettsäuren (Linol-, Linolensäure, Omega-3-Fettsäuren) können dagegen den Cholesterinspiegel senken (Lipidliga 2004). Die Empfehlung lautet daher: Reduzierung des Fettgenusses auf weniger als 30 % der Gesamtkalorien, wobei Fette aus mehrfach ungesättigten und einfach ungesättigten Fettsäuren (hier als Ölsäure aus Olivenöl oder Rapsöl) bevorzugt werden sollten (Tab. 18) und möglichst zweimal in der Woche eine Seefischmahlzeit einnehmen.

Eine überproportional erhöhte Zufuhr von Linolsäure (Keimöle) wird heute vermehrt abgelehnt, da hiermit im Prostaglandinstoffwechsel auch eine vermehrte Synthese der als pro-atherogen einzustufenden Arachidonsäure gegeben ist (König et al. 1997b; Berg et al. 1993).

Butter	Winter und Sommer	1–2 %
Margarine	Mittelsorte	5–10 %
	Spitzenqualität	10–15 %
	Spezialsorten	20–50 %
Öl	Maiskeimöl	51–58 %
	Sonnenblumenöl	46–55 %
	Baumwollsaatöl	40–45 %
	Distelöl	67–77 %
	Sojaöl	50–60 %
	Weizenkeimöl	45–65 %
	Leinöl	22–60 %
	Rüböl	14–15 %
	Palmöl	8–11 %
	Olivenöl	4–12 %
	Rindertalg	2 %
	Schweineschmalz	2–10 %
	Kokosfett	1 %
	Palmenkernfett	1 %

Tab. 18: Linolsäuregehalt einiger Speisefette (Werte nach Schriftenreihe Bundesausschuss für Volkswirtschaftliche Aufklärung Nr. 22, Köln).

2.2 Der Nahrungsbedarf von Sportlern

Der Sport treibende Mensch ist gleichermaßen auf alle 3 Energieträger Kohlenhydrate, Fette und Eiweiße angewiesen. Eine einseitige Ernährung führt immer zu einer Leistungsminderung und über einen längeren Zeitraum zu körperlichen Schäden. Andererseits ist es nicht einfach, über valide Zielgrößen die Vorteile von Ernährungsfaktoren im System der körperlichen Leistungsfähigkeit für Sportler zu sichern (Abb. 33)

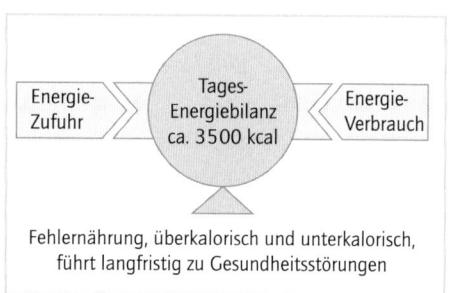

Abb. 33: Problematik der einseitigen Ernährung im Breiten- und Leistungssport.

2.2.1 Kohlenhydratbedarf und sportliche Leistungen

Die Kohlenhydrate mit ihrem Einfachzucker (Monosaccharid) Glukose und ihrer Speicherform Glykogen stellen die wichtigsten sofort verfügbaren Brennstoffe des Organismus dar (Donath und Schüler 1979). Nicht nur das Gehirn, sondern auch die arbeitende Muskulatur ist auf die ständige Anwesenheit von Glukose angewiesen. Die im Organismus vorhandenen Kohlenhydratreserven betragen 400–500 g und können bei ausdauertrainierten Sportlern weiter ansteigen. Das entspricht ungefähr einer Kalorienreserve von 2000 kcal (Costill et al. 1981). Diese Kohlenhydratreserven liegen im menschlichen Organismus in 2 Kompartimenten vor: als Muskelglykogen und als Leberglykogen. Die Muskelglykogenmenge ist in unmittelbarer Nähe der tätigen Muskelfaser gelegen. Erst wenn diese Reserven erschöpft sind, wird auf die Leberglykogenreserven mit ihrem längeren Transportweg zurückgegriffen (Haralambie 1976).

Da die kontinuierliche Energiegewinnung einen Verbrennungsvorgang darstellt, ist die Anwesenheit von Sauerstoff unerlässlich. So werden bei der Verbrennung von Kohlenhydraten pro Liter Sauerstoff 5,08 kcal gewonnen. Die unter Sauerstoffanwesenheit ablaufende Verbrennung wird als „aerobe Energiegewinnung" bezeichnet (Berg et al. 1990; Ainsworth et al. 1993).

Wird von dem Organismus jedoch eine plötzliche hohe Belastung gefordert, wie z. B. bei Schnellkraftsportarten, so wäre die aerobe Energiebereitstellung zu träge, und der Organismus setzt je nach Intensität und Zeitdauer der Belastung die glykolytische (anaerob laktazide) Energiebereitstellung oder auch die (anaerob alaktazide) Energiebereitstellung aus dem Kreatinphosphatzerfall in Gang (Jacowlew 1977; Keul et al. 1969). Bei dieser ohne Sauerstoff rasch ablaufenden Energiebereitstellung wird die Glukose bis zur Brenztraubensäure und weiterhin Milchsäure (Laktat) umgewandelt bzw. Kreatinphosphat zu Kreatin und energiereichem Phosphat hydrolisiert. Für den weiteren Abbau der Milchsäure wird wiederum Sauerstoff benötigt. Da der Anfall von Milchsäure ihre Oxidation häufig übertrifft, kommt es zu einer zunehmenden Säurebildung mit Hemmung der Glykolyse und damit zur Ermüdung.

Die Vorzüge der anaeroben Energiegewinnung liegen also in der schnellen Energiebereitstellung, ihre Nachteile in der geringen absoluten Energiefreisetzung (Gewinnung von ATP):

Aerobe Energiegewinnung:
1 Mol Glukose $\rightarrow$ 38 Mol ATP
Anaerobe Energiegewinnung:
1 Mol Glukose $\rightarrow$ 2 Mol ATP

2.2.2 Energiebereitstellung im Muskel

Die energiereichen Phosphatverbindungen ATP und Kreatinphosphat (KrP) stellen den für die Zelle unmittelbar erreichbaren Brennstoff dar. Allerdings ist der ATP-Gehalt in der Muskulatur so gering, dass er nur für wenige Muskelzuckungen reicht (Keul et al. 1969; Jacowlew 1977). Zur gleichen Zeit wird KrP bereitgestellt, welches seinerseits auch nur für höchstens 15 Sekunden den Energiebedarf deckt (Schnellkraftbelastungen – anaerob alaktazide Energiefreisetzung: Abb. 34).

Zum Verständnis der Energiebereitstellung ist wichtig zu wissen, dass die genannten und in der Abbildung 34 dargestellten Energiebereitstellungsformen nicht zeitversetzt hintereinander, sondern in Abhängigkeit von Intensität und Dauer der Belastung gleichzeitig nebeneinander ablaufen. Dabei ist die Intensität und die in der akuten Belastung benötigte ATP-Menge die entscheidende Stellgröße im System der Energiebereitstellung; das aktuelle ATP/ADP-Verhältnis und nachfolgend der Kreatin-

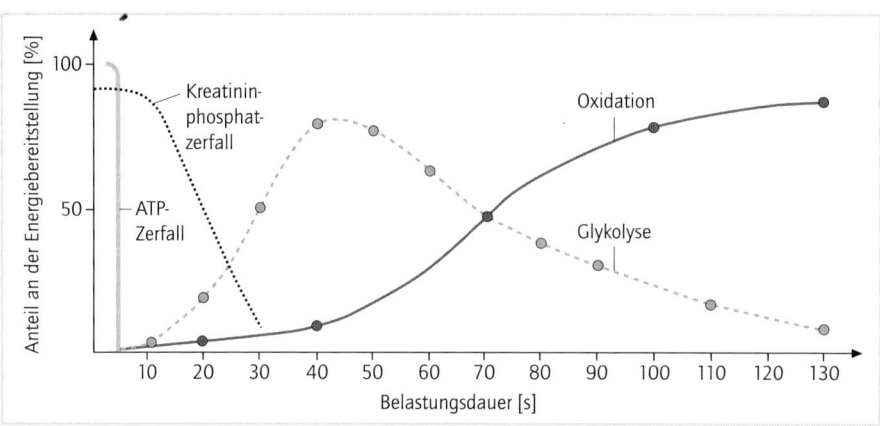

Abb. 34: Energiebereitstellung im Muskel (nach Keul et al. 1969): Bei plötzlich hochintensiven Belastungen dienen zunächst die ATP-Speicher als Energielieferanten. Gleichzeitig setzt die Energieabgabe durch den Zerfall von Kreatinphosphat ein. Die energiereichen Phosphate sind nur kurzfristige Energiequellen für Belastungen bis 20–30 Sekunden. Mit Beginn der Belastung setzt gleichzeitig die anaerobe Glykolyse ein, die ihr Maximum nach 40–50 Sekunden erreicht. Bei länger andauernden Belastungen kommen die aeroben Energieprozesse (Oxidation von Kohlenhydraten und Fetten) zunehmend in den Vordergrund.

phosphatgehalt setzen die weiteren, nachfolgenden Stoffwechselschritte innerhalb von Sekunden in Gang. So können auch schon während eines 100-m-Laufs intramuskulär deutliche Anhäufungen von Laktat nachgewiesen werden.

Bei anhaltender Belastung wird die Energie über die Glykolyse gewonnen. Sie erreicht ihr Maximum nach 40 bis 50 Sekunden und deckt energiefordernde Prozesse bis zu 2 Minuten ab. Hierunter fallen Belastungsformen wie Sprintstrecken, 800-m-Lauf, Eisschnelllauf bis 1500 m usw. (Kurzzeitdauer – anaerob laktazide Energiefreisetzung) (Keul et al. 1969).

Bei körperlichen Leistungen von 2 bis 8 Minuten Dauer, wie z. B. beim 1500-m-Lauf, 400-m-Schwimmen, Boxen, Judo usw., gewinnt die Oxidation zunehmend an Bedeutung. Alle anderen Sportarten mit einer langen über 8 Minuten anhaltenden Belastungsdauer (Langzeitausdauer aerobe Energiefreisetzung), wie z. B. 5000-m-Lauf, 10 000-m-Lauf, 3000-m-Hindernislauf, sind vorwiegend auf die aerobe Energiebereitstellung angewiesen. Bei Ausdauerbelastungen über 45 Min. (Marathonlauf) werden die Fette zunehmend als Energieträger herangezogen (Tab. 19). Aus dem Gesagten lassen sich unschwer die große Bedeutung der Glykogenvorräte für den Sport und die Möglichkeit ihrer Ausschöpfung ableiten (Abb. 35). Die Ausdauerleistungsfähigkeit wird also letztlich von der Größe der energetischen Reserven mitbestimmt. Eine vorzei-

Tab. 19: Energieproduktion bei verschiedenen Belastungsarten (nach Keul 1969)

Art der Belastung	Art der Energiebereitstellung	Verwertete Energieträger
Schnellkraftbelastung (Dauer: bis zu 45 s)	Rein anaerob	Energiereiche Phosphate
Kurzzeitausdauer (Dauer: 45 s – 2 min)	Vorwiegend anaerob	Kohlenhydrate (Glykolyse)
Mittelzeitausdauer (Dauer: 2–8 min)	Gemischt aerob/anaerob	Kohlenhydrate
Langzeitausdauer (Dauer: 8–60 min)	Vorwiegend aerob	Gemischt Kohlenhydrate/Fette
Extreme Ausdauerbelastung (Dauer: über 1 h)	Rein aerob	Gemischt Fette/Kohlenhydrate

tige Erschöpfung der Kohlenhydrat-Reserven führt zu dem gefürchteten „Hungerast" (s. Kap. 3.3).

Die praktischen Konsequenzen für den Sporttreibenden bestehen

1. in einer ausreichend kohlenhydrathaltigen Basisernährung;
2. in einer zusätzlichen Kohlenhydratzufuhr während langer Ausdauerleistungen;
3. in einer nach Belastungsende möglichst raschen Wiederauffüllung der Kohlenhydratspeicher.

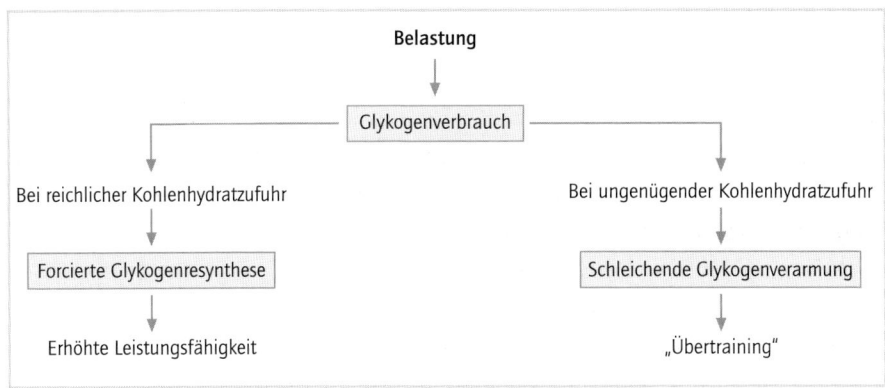

Abb. 35: Kohlenhydratzufuhr und Leistungsfähigkeit (Donath und Schüler 1979).

Kohlenhydrathaltige Basisernährung

Da große Kohlenhydratmengen sehr voluminös sind, ist es einem hart trainierenden Athleten nicht immer möglich, diese aufzunehmen, zumal sie außerdem ein schnelles Sättigungsgefühl hervorrufen. Es kann hier zweckmäßig werden, eine kohlenhydratreiche Konzentratnahrung in den Ernährungsplan einzubeziehen (Ivy 2001; Coyle und Montain 1992, 1995; Brouns 1993). Trainingsformen, welche die Kohlenhydratspeicher ausschöpfen, führen in der anschließenden Regenerationsphase bei reichhaltigem Kohlenhydratangebot zu einer überschießenden Auffüllung (Superkompensation, s. Abb. 36). Von Nachteil ist die Aufnahme von reiner Glukose kurz vor dem Wettkampf (Keller und Schwarzkopf 1984; Keul et al. 1984). Dieser Zuckerstoß (im Amerikanischen als „loading" bezeichnet) führt zu einem gegenregulatorischen Anstieg des Plasmainsulinspiegels und schließlich zu einem 10- bis 15-minütigen Blutzuckerabfall (reaktive Hypoglykämie). Es kommt somit zum Gegenteil der gewünschten Wirkung. Der Spiegel freier Fettsäuren sinkt, dieses führt wiederum zu einem Mehrverbrauch von Kohlenhydraten und zur früheren Erschöpfung (Keul et al. 1984; König et al. 1997b). Mit Belastungsbeginn sinkt der Plasmainsulinspiegel unmittelbar ab; durch jetzt zugeführte Glukosegaben kann es zu keinem gegenregulatorischen Insulinanstieg und möglichen Nebenwirkungen mehr kommen.

Wiederauffüllung der Speicher

Studien haben gezeigt, dass die Aufnahmekapazität des erschöpften Muskels für Kohlenhydrate unmittelbar nach Belastungsende besonders groß ist. Bekanntlich ist aber die Neigung eines Athleten, nach dem Wettkampf etwas zu essen, gering. Nahrungs-

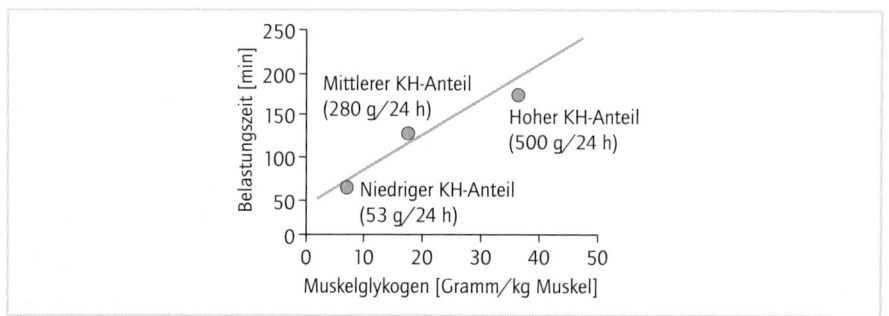

Abb. 36: Einfluss des Kohlenhydratanteils in der Ernährung auf die Muskelglykogendepots und die nachfolgende Ausdauerleistungsfähigkeit (nach Bergström et al. 1967).

mittel der Wahl sind hier kohlenhydratreiche Getränke, Süßspeisen und ebenfalls kohlenhydratreiche Konzentratgemische in flüssiger Form (Hermansen und Vaage 1977; Ivy 2001; Brouns 1993; Saris et al. 1992).

Aus leistungsmedizinischer Sicht ist die Aufrechterhaltung der Glykogenspeicher vor allem bei wiederholter Belastung an aufeinanderfolgenden Tagen ein wesentliches Ziel. Da über prozentuale Angaben zur Nährstoffverteilung die absolute Kohlenhydratmenge, die zur sicheren und schnellen Wiederauffüllung der Glykogendepots notwendig ist, nicht exakt beschrieben wird, orientieren sich Ernährungsempfehlungen für Sportler heute vermehrt an Mengenangaben und geben je nach Dauer und Intensität der Belastung 6–10 g Kohlenhydrate/kg/KG als Richtwert für die Tagesrationierung an (EU SCF 2001; Ivy 2000, 2001).

Zusätzlich zur Gesamtrationierung spielen auch Menge und Zeitpunkt der Kohlenhydratzufuhr unmittelbar nach Belastung eine wichtige Rolle für die rasche und komplette Wiederauffüllung des Glykogendepots. Es wird empfohlen, unmittelbar nach und in den ersten 2–4 Stunden nach Belastungsende 1 g Kohlenhydrate/kg/KG pro Stunde zuzuführen; noch höhere Mengen an Kohlenhydraten führen nicht zu einer weiteren Steigerung der Glykogensyntheserate. Diskutiert wird allerdings, ob die zusätzliche Gabe von Aminosäuren oder auch Proteinen die Glykogensyntheserate positiv beeinflussen kann (Ivy 2000, 2001). Die körperliche Leistungsfähigkeit und Regeneration wird aber nicht nur über metabolische Faktoren im Muskel selbst, sondern auch von zentralen und neurovegetativen Mechanismen mitgesteuert. Eine optimale Glukoseversorgung ist somit auch für die Regulation der zentral- und periphernervösen Funktion während und nach körperlicher Belastung von signifikanter Bedeutung (Keul et al. 1982).

Zusätzliche Kohlenhydratzufuhr bei Ausdauerleistung

Während körperlicher Aktivität in Form von Getränken oder Riegeln zugeführte Kohlenhydrate werden während der Belastung nachweislich verwertet. Durch markierte Glukose konnte die Beteiligung oral zugeführter Kohlenhydrate am Energiestoffwechsel unter Belastung nachgewiesen werden. Vor allem während Belastung mit 70–75 % VO_2max erhöht sich nach Glukosezufuhr der relative Anteil der Kohlenhydratoxidation an der Energiebereitstellung bei Verminderung der Fettoxidation – zeitlicher Verlauf und Grad der Glykogendepletion im Muskel werden allerdings nicht beeinflusst. Daraus ist ableitbar, dass unter intensiver Belastung derjenige Energieanteil, der einer jetzt verminderten Oxidation der Fettsäuren entspricht, über eine vermehrte Utilisation oral zugeführter Kohlenhydrate, die zu einer Erhöhung der Blutglukosespiegel führen, abgedeckt wird. Entsprechend wurden bei Ergometerbelastungen bei 70 % VO$_2$max signifikant höhere Blutglukosespiegel während einer 4-stündigen Belastung nach Kohlenhydratzufuhr gemessen. Erhöhte Blutglukosespiegel und die hierdurch gesteigerte Glukoseverstoffwechslung waren in vielen Studien auch mit einer signifikant längeren Belastungszeit assoziiert. In einer Übersichtsarbeit von Jeukendrup (2004) wurden die hierzu vorliegenden, kontrollierten Studien zusammengefasst und bewertet. 23 Untersuchungen haben eine verbesserte Leistungsfähigkeit durch Kohlenhydratzufuhr während Belastung nachgewiesen, während 13 Studien keinen Effekt aufzeigen konnten. Die Vergleichbarkeit wird jedoch durch Unterschiede im gewählten Belastungsmodus sowie Art und Menge der Kohlenhydrate erschwert.

Eine Leistungssteigerung durch Kohlenhydratzufuhr während Körperarbeit ist vor allem dann zu erwarten, wenn es zu einer Muskelglykogenverarmung gekommen ist. Dies ist bei Belastungen auf dem Fahrradergometer mit 70 % VO$_2$max nach ca. 90 min zu erwarten. Werden dann Kohlenhydrate oral während einer 20- bis 30-minütigen Pause verabreicht, konnte die Belastungszeit um 15 min verlängert werden. Die Aufrechterhaltung des Blutglukosespiegels durch Kohlenhydratzufuhr während Ausdauerbelastung spielt daher eine wichtige Rolle, um den Ermüdungszeitpunkt hinauszuschieben. Von Bedeutung kann auch die nachgewiesene Schonung der Glykogenreserven in der Leber bei Zufuhr von Kohlenhydraten während Belastung sein, da auf diese Glykogenspeicher als „Schlussreserve" gegen Ende der Belastung noch zurückgegriffen werden kann.

Aus praktischen Gründen werden Kohlenhydrate während Belastung zumeist in Form von Getränken zugeführt. Aktuell wird empfohlen, dass in Abhängigkeit von Intensität, individueller Verträglichkeit und klimatischen Bedingungen bei Belastungen über 60 min. Dauer alle 15 min. 150–250 ml eines Getränkes mit einem Kohlenhydratanteil von ca. 6 % getrunken werden soll (American Dietetic Association 2000). Dieser Kohlenhydratanteil sollte möglichst nicht überschritten werden, da sonst die Verträglichkeit vermindert ist und die osmotische Zusammensetzung die Leistungsentfaltung bzw. Rehydrierung negativ beeinflussen kann.

Die Oxidationsrate exogen zugeführter Glukose während Belastung beträgt ca. 1 g/min und kann auch durch höhere Kohlenhydratmengen nicht weiter gesteigert werden. Als limitierender Faktor bei submaximaler Belastung wird weniger die Magenentleerungsrate oder die Aufnahmekapazität der Skelettmuskulatur, sondern vielmehr die Absorption im Dünndarm gesehen. Die Glukose-Transportproteine im Dünndarm weisen offensichtlich ein Kapazitätslimit auf. Aktuelle Studien haben daher untersucht, ob unterschiedliche Kohlenhydrate, die über verschiedene Carriersysteme aufgenommen werden, zu einer gesteigerten Absorption und damit erhöhten Kohlenhydratoxidation führen. In der Tat konnte durch eine Kombination von Glukose, Fruktose bzw. Succrose die Oxidationsrate auf Werte von 1,5–1,7 g/min gesteigert werden. Die Bedeutung dieser gesteigerten Kohlenhydratoxidation für die körperliche Leistungsfähigkeit muss jedoch erst durch kontrollierte Studien überprüft werden.

Auch der glykämische Index der zugeführten Kohlenhydrate beeinflusst die Oxidation der zugeführten Kohlenhydrate. Nach Zufuhr hochglykämischer Kohlenhydrate wird über die nachfolgend hohe Insulinausschüttung die Fettoxidation auch unter Belastung vermindert. Entsprechend erhöht sich nach Gabe niedrig glykämischer Kohlenhydrate der relative Anteil der Fettoxidation. Ob sich hierüber auch die Belastungszeit bis zur Erschöpfung positiv beeinflussen lässt, kann derzeit noch nicht abschließend beurteilt werden.

2.2.3 Fette und körperliche Leistung

Fette machen das Essen nicht nur schmackhaft, sondern dienen auch als Vehikel für fettlösliche Vitamine und stellen durch ihren hohen Brennwert (1 g Fett ≙9,3 kcal) eine nur schwer erschöpfliche Energiequelle dar. Die Mobilisation der freien Fettsäuren erfolgt unter Einfluss von Katecholaminen (Adrenalin und Metabolite) aus dem Fettgewebe. In Ruhe und bei lang ausdauernden mäßig intensiven Belastungen schöpft die Muskelzelle ihre Energie vorwiegend aus der Fettverbrennung. Dadurch werden die Kohlenhydratspeicher weitgehend geschont (Phinney et al. 1983; Saltin 1964). Erst bei höherer Belastung wird die Fettverbrennung mehr und mehr durch die Kohlenhydratverbrennung ersetzt. Ein trainierter Organismus ist also daran zu erkennen, dass er unter Belastung die Fettverbrennung trotz Steigerung der Belastungsintensität mit einem gegenüber Untrainierten oder Normalpersonen möglichst hohen Anteil beibehalten kann (Abb. 37).

Aus Statistiken geht hervor, dass der Fettanteil in der Nahrung bei der deutschen Bevölkerung von 17 % vor 100 Jahren auf Werte um 40 % heute gestiegen ist (Holtmeier 2000; Moch und Herwig 1992). Obwohl bei regelmäßig Sporttreibenden dadurch keine Leistungseinbußen bekannt geworden sind, ist im Hinblick auf die Leistungsfähigkeit eine Verringerung auf unter 35 % Fettanteil in der Nahrung erstrebenswert.

Anders als für die Vorteile einer kohlenhydratreichen Ernährung im Sport existieren keine wissenschaftlichen Hinweise dafür, dass eine gezielte, fettreiche Ernährung Vor-

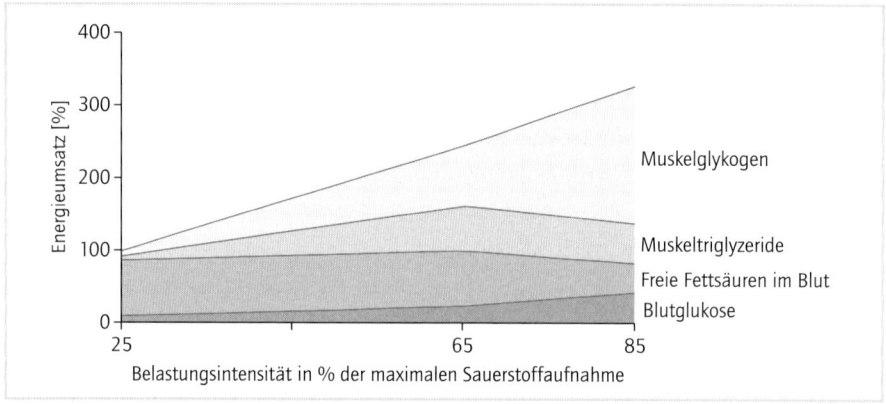

Abb. 37: Energiebereitstellung und Substratnutzung bei oxidativem Substratumsatz im arbeitenden Muskel in Abhängigkeit der Belastungsintensität.

teile für den Sportler bringen könnte. Erfahrungen aus der Sportlerbetreuung zeigen zwar, dass sich Sportler individuell durchaus fettreich ernähren können, Nachweise einer Leistungsverbesserung durch fettreiche Ernährung sind jedoch nicht bekannt. Wie für den Normalbürger sollte auch beim Sportler eine Fettzufuhr von mehr als 35 % gemessen am Gesamtkalorienbedarf vermieden und die Gesundheitsrisiken einer fettreichen Ernährung (tierische Fette) bedacht werden.

2.2.4 Eiweiße und körperliche Leistung

Der Bau- wie auch der Betriebsstoffwechsel benutzen Eiweiße entweder als Gerüst- oder als Mittlersubstanzen. Während Pflanzen und Mikroorganismen alle zum Aufbau der Eiweiße erforderlichen Aminosäuren selbst herstellen können, muss der Mensch zumindest die essenziellen Aminosäuren mit der Nahrung aufnehmen. Ein Eiweiß ist um so hochwertiger, je mehr es essenzielle Aminosäuren enthält und diese in ihrer Verteilung dem körpereigenen Aminosäurespektrum nahekommen. Die Wertigkeit von Nahrungseiweiß wird heute über den PDCAAS-Wert (Protein Digestibility Corrected Amino Acid Score) angegeben. Der höchste PDCAAS-Wert, den ein Nahrungsprotein erreichen kann, ist 1,00 bzw. 100 %. Dies bedeutet, dass mit dem so ausgewiesenen Protein nach Verdauung 100 % der essenziellen Aminosäuren zur Verfügung gestellt werden.

Die Tatsache, dass auch bei völlig eiweißfreier Ernährung im Urin weiter Stickstoff ausgeschieden wird, lässt auf einen anhaltenden Eiweißumsatz schließen (Ehrich et al. 1984). Aus dieser „Abnutzungsquote" kann auf die Eiweißmenge geschlossen werden, die ständig im Bau- und Betriebsstoffwechsel verloren geht. Man nennt sie das „absolute Eiweißminimum". Es beträgt ca. 15 g Eiweiß pro Tag. Werden dem Organismus nicht genügend Eiweiße mit der Nahrung zugeführt, so werden körpereigene Eiweiße zur Aufrechterhaltung des Stoffwechsels abgebaut. Die daraus entstehenden Schäden manifestieren sich zuallererst am Herzen, an der Leber und bei der Synthese von Enzymen des Gastrointestinaltraktes.

Die Deckung des absoluten Eiweißminimums gewährt noch keinen optimalen Ablauf der Lebensvorgänge. Die Deutsche Gesellschaft für Ernährung (DGE 2000a) in Zusammenarbeit mit einer Expertenkommission gibt ständig überarbeitete Ernährungsempfehlungen heraus. Der Mindestbedarf an Proteinen wird jetzt, entgegen früherer weit höherer Mengen, mit 0,34 g/kg angegeben. Mit Sicherheitszuschlägen von 30 % wurden eventuelle körperliche Belastungen bedacht. Ebenfalls wurde eine unterschiedliche Bioverfügbarkeit des Eiweißes mit einem Plus von 30 % in Rechnung gestellt. Wenn man unterstellt, dass die übliche mitteleuropäische Kost eine durchschnittliche biologische Wertigkeit von ca. 70 aufweist, muss sich dieses ebenfalls in einer Erhöhung des Mindestbedarfes auswirken (Abb. 38).

Bei der täglichen Proteinempfehlung von 0,8 g pro kg Körpergewicht wurde allen Eventualitäten Rechnung getragen, diese Empfehlung gilt auch für Kraftsportler. Untersuchungen an Body-Buildern konnten eindrucksvoll zeigen, dass man ihrer erhöhten muskulären Tätigkeit schon durch die vergrößerte absolute, auf das Körpergewicht bezogene Mehrgabe an Protein Rechnung trägt, sodass eine relative, pro kg-bezogene Erhöhung unnötig ist (Moch 1990).

Daraus muss der Schluss gezogen werden, dass der Proteinbedarf eines Kraftsportlers sich nur unwesentlich von dem einer nicht Kraftsport treibenden Normalperson unterscheidet.

Nach Moch (1990) ist selbst der zusätzliche Bedarf (bei ca. 10 %) in der Aufbauphase zu gering, um gesondert berücksichtigt zu werden. Wenn man davon ausgeht, dass 1 kg fettfreie Muskelmasse aus 200 g Protein besteht,

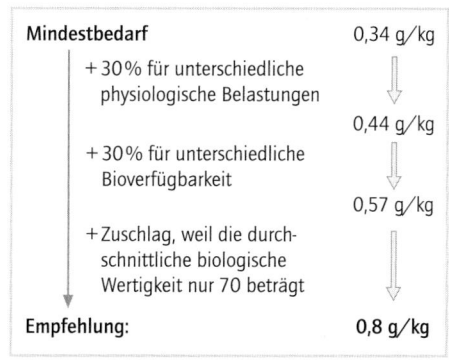

Abb. 38: Proteinbedarf

würde man für einen theoretischen Muskelaufbau von 10 kg pro Jahr 2 kg Protein zusätzlich benötigen, das entspricht 5,5 g pro Tag oder bei einem 70 kg schweren Menschen 0,08 g pro kg Körpergewicht. Dieser zusätzliche Bedarf wäre auch durch den oben beschriebenen Sicherheitszuschlag abgedeckt.

Trotz widersprüchlicher Aussagen in der Literatur muss angenommen werden, dass die Eiweiße nicht nur als Strukturmaterial und zur Bildung von Enzymen benötigt werden, sondern in Grenzsituationen durchaus als Energiequelle dienen (Abb. 39; Haralambie und Berg 1976). Dies gilt sowohl für glukogene Aminosäuren wie Glycin und Alanin, die nach Desaminierung im Glukose- und Glykogenstoffwechsel Verwendung finden, wie auch für die ketoplastischen bzw. verzweigtkettigen Aminosären (branched chain amino acids, BCAA), die als Energieträger für die ß-Oxidation dienen können. Bei Ausdauerbelastung können so Aminosäuren und körpereigene Eiweiße in die Energiegewinnung miteinbezogen werden. Entsprechend lässt sich für Ausdauersportler unter intensiven Trainings- und Wettkampfbelastungen ein Mehrbedarf an Eiweiß von 60 bis 70 Prozent, d. h. ein Eiweißbedarf im Bereich von 1,3 bis 1,4 gegenüber den ausgewiesenen 0,8 g pro kg Körpergewicht, messen. Ernährungsphysiologische Beobachtungen ließen erkennen, dass allerdings auch Ausdauersportler unbewusst größere Eiweiß-

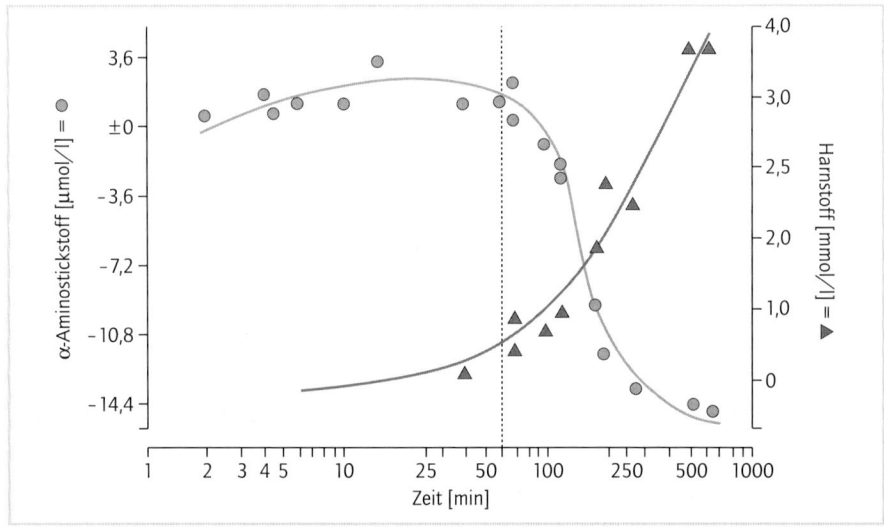

Abb. 39: Verhalten des Serumaminostickstoffs als Maß für den Anteil der freien Serum-Aminosäuren und von Serum-Harnstoff als Indikator für den Umsatz von Aminosäuren in Abhängigkeit von der Belastungsdauer bei intensiver Körperarbeit: Hier wird der Zusammenhang zwischen Zeitpunkt der Glykogenverarmung im Muskel und der Nutzung der körpereigenen Aminosäuren für die Energiegewinnung besonders deutlich (Haralambie und Berg 1976).

mengen zu sich nehmen, die bei 1,4 g pro kg Körpergewicht pro Tag lagen (Tarnopolsky et al. 1988).

Es gibt keine wissenschaftliche Begründung für die Annahme, dass ein erhöhtes Eiweißangebot (> 2 g pro kg Körpergewicht pro Tag) oder die Zufuhr isolierter Aminosäuren den Muskelzuwachs oder die Kraftleistungsfähigkeit unabhängig vom Training zu fördern vermag. Frühere Empfehlungen, die für Kraftsportler bis in einen Bereich von 3 bis 4 g Eiweiß pro kg Körpergewicht pro Tag ausgesprochen wurden, sind heute obsolet. Die Notwendigkeit für eine zusätzliche Proteinzufuhr als Konzentrat erscheint damit fraglich. Allerdings sind auch nach überhöhten Proteingaben bei einer purinarmen Zusammensetzung keine Schäden zu erwarten (EU SCF 2001).

Zu wenig wird im Leistungssport über die mögliche unterschiedliche Stoffwechselwirkung der verschiedenen Proteinquellen nachgedacht. So ist für Sojaproteine bekannt, dass es bei geringerer Zufuhrmenge als für tierisches Protein zu einer ausgeglichenen Stickstoffbilanz kommt und die Eiweißumsatzrate signifikant gesenkt werden kann (Nielsen et al. 1994). Darüber hinaus scheint die Art der Eiweißquelle auch die Regulation des Zellstoffwechsels zu beeinflussen; so sind für Sojaeiweiß auch hier positive Effekte auf die Expression von atherogenen und inflammatorischen Botenstoffen nachgewiesen worden (Mezei et al. 2003).

2.2.5 Elektrolyt- und Flüssigkeitsbedarf bei sportlichen Leistungen

Die Frage, was ein Sportler trinken sollte, wurde lange Zeit kontrovers diskutiert (Gebert 1978; Keul et al. 1979a; Saltin und Karlson 1972; Brouns 1991).

Elektrolyt- und Wasserhaushalt bilden eine funktionelle Einheit. Verliert der Körper Salze, so ist das auch immer mit einem Wasserverlust verbunden (Haralambie 1978; Weber et al. 1982). Bei einem 70 kg schweren Menschen wäre ein Salzverlust von 0,5 g/kg Körpergewicht gleichbedeutend mit einem Verlust von 4 l Wasser (Tab. 20).

Früher glaubte man, vor und während eines Wettkampfes den Sportler „trocken" halten zu müssen, um den Magen und den Kreislauf nicht zu belasten und den Wasserverlust durch die Schweißsekretion zu verringern.

Bei Untersuchungen an hart trainierenden Sportlern und hitzeexponierten Arbeitern wurden Wasserverluste durch Schwitzen von 3–10 l gemessen (Costill et al. 1970, Costill und Sparka 1973). Dieser Schwitzvorgang sollte jedoch keinesfalls unterdrückt werden, da er die bei Muskelarbeit auftretende Wärmeenergie ableitet. Durch die entstehende

Verdunstungskälte wird der Organismus abgekühlt. Schwitzen ist also bei forciertem Training oder bei hohen Umgebungstemperaturen zur Konstanterhaltung der Körpertemperatur erforderlich (Schule und Blumenberg 1978). Da der Organismus nur in einem sehr engen Kerntemperaturbereich (37 ± 0,5 °C) optimal arbeiten kann, sind Temperaturerhöhungen um 2 °C schon mit einem deutlichen geistigen und körperlichen Leistungsverlust verbunden. Nach Saltin (1964) werden bei großen körperlichen Belastungen von der Muskulatur bis zu 1500 kcal/h erzeugt, die den Körper bei fehlender Abgabe auf 60 °C aufheizen könnten.

Tab. 20: Gewichtsverluste beim Sport (nach Jacowlew 1977).

Sportart	Gewichtsverlust
100-m-Lauf	ca. 0,15 kg
10 000-m-Lauf	1,5 kg
Marathonlauf	4,0 kg
Skilauf 10 km	1,0 kg
Rudern 2000 m	0,8 kg
Fechten	1,0 kg
Basketball	1,7 kg
Fußball	3,0 kg
Ringen (Mittelgewicht)	1,8 kg
Boxen (Mittelgewicht)	1,6 kg
Eishockey	1,8 kg

Zum anderen kann es durch Flüssigkeitsbeschränkungen zu einer Verminderung der Blutflüssigkeit (vermindertes intravasales Volumen), Viskositätssteigerung (Eindickung des Blutes), Vermehrung der Herzarbeit und schließlich zum Kreislaufkollaps kommen.

Obwohl der Schweiß gegenüber dem Blutplasma hypoton ist, d. h. die Elektrolytmenge im Schweiß prozentual geringer ist als im Blutplasma, gehen bei großen Schweißverlusten erhebliche Elektrolytmengen verloren (Haralambie und Heiler 1976, Haralambie 1978; Saris 1992).

Der Schweiß ist eine hypotone Flüssigkeit. Seine Elektrolytzusammensetzung ist in Tabelle 21a zusammengestellt. Nicht genügend berücksichtigt wird allerdings oft, dass während und nach intensiver Köperarbeit auch vermehrt Spurenelemente mit dem Schweiß verloren gehen (Berg und Keul 1990, Berg

Tab. 21a: Elektrolytgehalt des Schweißes (aus „Geigy-Tabellen").

Na^+	48 mmol/l
Cl^-	26 mmol/l
K^+	8,5 mmol/l
Mg^{++}	1 mmol/l
Ca^{++}	1–1,5 mmol/l

et al. 1997a; EU SCF 2001). Da diese anders als Mineralstoffe (gemessen an der absoluten Zufuhr) nur zu einem geringen Teil aus der Nahrung im Darm absorbiert werden, können die mit dem Schweiß entstehenden Verluste die Bilanz an Spurenelementen erheblich verändern und langfristig zu Defiziten im Organismus führen (Tab. 21b).

Tab. 21b: Mineralstoff- und Spurenelementkonzentrationen im Schweiß und deren Beziehung zur üblicherweise aufgenommenen (R%) Nährstoffmenge (Berg und Keul 1990).

Element (R%)	Tageszufuhr	mg/l Schweiß	Anteil/Bedarf
Natrium (100)	3–6 g	700–1500	1 : 5
Kalium (100)	2–5 g	200–430	1 : 10
Calcium (30)	0,5–2 g	20–40	1 : 10
Magnesium (35)	0,3–0,8 g	2–10	1 : 30
Eisen (10)	10–30 mg	0,3–0,6	1 : 3
Kupfer (20)	1,5–4,5 mg	0,5–0,8	1 : 1
Zink (30)	10–25 mg	0,5–1,0	1 : 6

Normalerweise werden etwa 600 ml Schweiß am Tag gebildet. Beim Sport, unter Hitzeexposition und bei verschiedenen Krankheiten (Fieber) kann der Organismus große Schweißmengen von mehr als 4 Litern pro Tag verlieren. Daraus resultieren Bluteindickung, Elektrolyt- und Spurenelementverluste, welche zu einer Leistungsbeeinträchtigung führen (Abb. 40).

Bei normaler körperlicher Betätigung und dem großen Kochsalzangebot in unserer Nahrung ist, sofern keine Krankheiten (Erbrechen, Durchfall) vorliegen, der Elektrolythaushalt durch die Regulationsfähigkeit der Nieren ausgeglichen.

Untersuchungen haben ergeben, dass Hochleistungstrainierte größere Schweißmengen mit höherem Elektrolytgehalt als Untrainierte ausscheiden können (Roberts et al. 1977). Sie sind andererseits in der Lage, die Elektrolyte dem Schweiß im Ausführungsgang der Schweißdrüse sofort wieder zu entziehen. Durch diesen Anpassungsvorgang werden beim Trainierten Elektrolyte eingespart. Dieser Mechanismus gilt nicht für Kalium und Magnesium. Übersteigt jedoch die Produktionsrate des Schweißes ein gewisses Maß, so erschöpft sich der Rückresorptionsmechanismus, und es kommt nunmehr zu Salzverlusten.

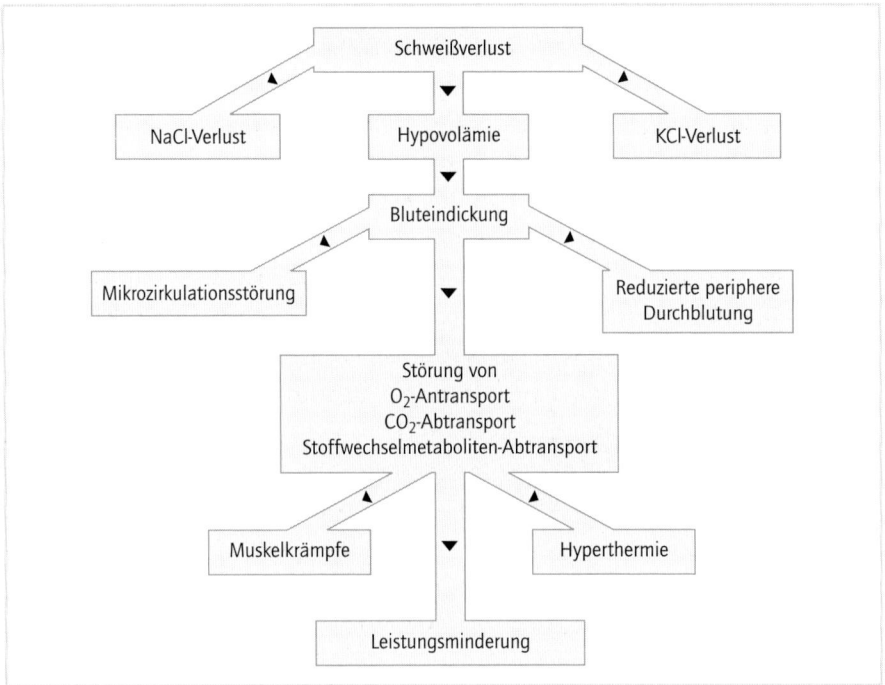

Abb. 40: Folgen des Schweißverlustes.

Es gehen vorwiegend Natrium- und Chloridionen verloren. Der Kaliumserumspiegel dagegen ist während körperlicher Belastung sogar erhöht. Dieses Kalium entstammt der arbeitenden Muskulatur und wird bei der energetischen Verwertung des Glykogens freigesetzt. 24 Stunden nach Ende einer lang dauernden Belastung fällt der Serumkaliumspiegel stark ab (Berg et al. 1992a). In dieser Phase erscheint es sinnvoll, vermehrt Kalium zuzuführen, um dem Organismus die Wiederauffüllung des Kohlenhydratdepots zu erleichtern.

Bemerkenswert ist, dass bei Schweißverlusten, die nicht durch körperliche Arbeit bedingt sind (Stress, Autorennen, Aufenthalt in großen Höhen), der Serumkaliumgehalt absinkt (Berg et al. 1992a), da ein vermehrter Glykogenabbau nicht gegeben ist. Das Verhalten der Serumkaliumspiegel lässt sich über das Verhalten und die Aktivität der K-Na-Pumpe erklären. Diese ist durch Training trainierbar und zudem über die Wirkung der Katecholamine auf die K-Na-ATPase unter Belastung akut aktivierbar (Berg et al. 1994a). So ist nachvollziehbar, dass Trainierte unter Ruhebedingungen oftmals erniedrigte Serumkaliumspiegel aufweisen und vor allem unter sportlichen

Bedingungen, bei denen nicht die Muskelarbeit, sondern der mentale Stress (Katacholaminwirkung) im Vordergrund steht, der Serumkaliumspiegel entsprechend der jetzt gesteigerten Aktivität der Kaliumpumpe signifikant absinkt.

Der Serummagnesiumspiegel zeigt unter Belastung einen deutlichen Abfall. Dieser wird durch eine Verschiebung der Serummagnesiumionen in die Erythrozyten erklärt (Refsum et al. 1973). In der Erholungsphase folgt eine Rückkehr zu den Normwerten. Misst man die Magnesiumausscheidung im Schweiß, kann man schon bei mittelschwerer körperlicher Leistung beträchtliche Verluste registrieren (Haralambie und Heiler 1976). Er konnte feststellen, dass die Magnesiumverluste im Schweiß bei schwerer körperlicher Arbeit deutlich höher liegen als die nach wiederholtem Saunabesuch. Weiterhin erklärte Haralambie den oft bei Sportlern beobachteten Magnesiummangel als einen Ernährungsfehler. Besonders bei hyperkalorischer Ernährung ist der Sportler gezwungen, große Mengen von Fetten und raffinierten Kohlenhydraten zu verzehren, die als besonders magnesiumarm gelten und ihrerseits wiederum eine Magnesiumresorption im Darmtrakt verhindern. Hinzu kommt noch die vermehrte Magnesiumausscheidung nach Saunabesuch und Saluretikaeinnahmen (= Entwässerungsmedikamente) („Gewichtmachen") (Baron und Nöcker 1972). Selbst geringe Alkoholmengen können Magnesiumverluste zusätzlich vergrößern. Magnesiumverluste machen sich beim Sportler durch erhöhte Ermüdbarkeit und die erhöhte Neigung zu Muskelkrämpfen bemerkbar. Kritisch muss allerdings bemerkt werden, dass die Bestimmung des Serummagnesiumspiegels für die Beurteilung der Magnesiumbilanz und Erkennung möglicher Magnesiumdefizite nicht ausreicht (Bauer et al. 1993b). Nur über einen in der sportmedizinischen Routine allerdings nicht durchführbaren intravenösen Magnesiumbelastungstest (siehe auch 4.5 Magnesiummangel) ist es möglich, Magnesiummangelzustände sicher zu objektivieren.

Veränderungen des Serumcalciumspiegels unter körperlicher Belastung sind nicht beobachtet worden. Wurden hypocalcämische Störungen festgestellt, so konnten sie ausschließlich auf eine Calciumfehlernährung oder Stoffwechselstörungen zurückgeführt werden.

2.3 Ernährung bei Übergewicht

Kennzeichnend für hochindustrialisierte Länder ist der Rückgang körperlicher Arbeit durch vermehrten Einsatz von Maschinen und Computern bei einem Überangebot kalorienreicher Nahrung (Elmadfa und Leitzmann 1998).

Dadurch kommt es in vielen Fällen zu einem Missverhältnis zwischen Kalorienauf-nahme und Kalorienbedarf und in der Folge zu Übergewicht (Adipositas) (Berg 2003; Ravussin und Bogardus 2000, Ravussin und Smith 2002; Hauner und Berg 2000; Mokdad et al. 2001; Mock 1980). Schon in der Antike sagte man den Fettleibigen eine verkürzte Lebenserwartung und Sterilität nach (Hinghofer-Shalhay 1981). Unter Über-gewicht versteht man die Zunahme des Körpergewichts über das definierte Normal-gewicht (BMI über 25 kg/m^2); ein therapiebedürftiges Übergewicht (Adipositas, Fettsucht) liegt vor, wenn der BMI einen Wert von 30 kg/m^2 übersteigt (Abb. 41). Er-schreckend ist, dass der Anteil der Übergewichtigen sowohl bei Erwachsenen, als auch bei Heranwachsenden in erheblichem Maße zunimmt. Mittlerweile weisen etwa 20 % der Bevölkerung in den westlichen Industriestaaten einen Body-Mass-Index von mehr als 30 kg/m^2 auf und prädestinieren sich damit als epidemiologisch gesicherte und therapiebedürftige Risikogruppe für atherosklerotische und metabolische Erkrankun-gen (Mokdad et al. 2001). Nach Statistiken amerikanischer Lebensversicherungsgesell-schaften liegt bei einem Übergewicht von 20 % die Sterblichkeit um 30 % höher als bei Normalgewichtigen. Bei einem Übergewicht von 30 % ist die Sterblichkeit sogar um 70 % höher. In der Bundesrepublik werden 30 % aller Todesfälle mit Fehlernährungen in Beziehung gebracht (Wirth 2000; Willett et al. 1995; Galanis et al. 1998).

Übergewicht kostet damit nicht nur Geld, sondern auch Lebensjahre: Auch ohne Vor-liegen zusätzlicher Risikofaktoren geht man heute davon aus, dass im mittleren Lebens-alter von 40 Jahren bei bestehendem Übergewicht 6 Lebensjahre bei Männern und 7 Lebensjahre bei Frauen an der Lebenserwartung verloren gehen (Peeters et al. 2003).

Unwidersprochen ist die Fettsucht ein prädisponierender Faktor für eine Reihe von Folgekrankheiten (Buchwalsky 1973; Wirth 2000; Schreier 1975).

Das von den Adipösen oft ins Feld geführte Argument, dass es sich bei ihnen um „Drüsenstörungen" handele, ist leicht prüfbar. Schilddrüsenunterfunktionen, das adiposogenitale Syndrom (Übergewicht, Wachstumshemmung und Unterfunktion der Geschlechtsdrüsen durch zentrale Störungen) und Überfunktionen der Nebennierenrinden sind medizinisch diagnostizierbar und betreffen höchstens 3 % aller Adipösen. Auch das Argument der „schweren Knochen" ist nicht stichhaltig, da das spezifische Gewicht der Knochen festgelegt ist und eine konstitutionsbedingte Vermehrung

WHO-Klassifikation	BMI kg/m^2
Untergewichtig	< 18,5
Normalgewichtig	18,5 – 24,9
Präadipös	25,0 – 29,9
Adipositas 1°	30,0 – 34,9
Adipositas 2°	35,0 – 39,9
Adipositas 3°	≥ 40,0

Abb. 41: Gruppierung des BMI gemäß WHO-Klassifikation

der Knochenmasse höchstens 1 bis 2 kg am Gesamtgewicht ausmacht (Kather und Simon 1980).

Häufig wird auch von Adipösen darauf hingewiesen, „ein guter Futterverwerter" zu sein, wie wir das durchaus bei verschiedenen Tierrassen kennen. Neben den mittlerweile bestätigten, anlagebedingten Unterschieden in der Gewichtsregulation haben ernährungsphysiologische Studien ergeben, dass es nicht nur unterschiedliche Verwerttypen, sondern auch Verhaltensmuster gibt, die mit der Neigung zum Übergewicht gekoppelt sind. So handelt es sich bei diesen Menschen um gleichmütige bis gleichgültige, phlegmatische Reaktionstypen mit einem spärlichen bis sparsamen Bewegungsmuster. Infolge dieses verminderten Bewegungstriebes kann es auch zu einer Bewegungsträgheit das Darmkanals mit langer Resorptionsdauer und gesteigerter Resorption kommen. Letztlich ist auch diese Form der Adipositas auf ein Missverhältnis zwischen Nahrungsaufnahme und Energieverbrauch zurückzuführen. Nicht selten ist die Fettsucht Folge einer psychosomatischen oder emotionalen Störung. Diese Form der Adipositas, die als Ursache ein Befriedigungsdefizit hat bzw. eine Abwehrreaktion gegen Einsamkeit und Kummer (Kummerspeck) darstellt, wird häufig bei Jugendlichen angetroffen.

Die Adipositas beginnt häufig schon im Kindesalter (Maaser 1976; Korsten-Reck und Ryan 2002; Bray et al. 2000). Nach Untersuchungen des amerikanischen Psychiaters *Schachter* (1974) kann sie als eine durch die Eltern induzierte Verhaltensstörung der Appetitregulation bezeichnet werden. Meistens ist bei adipösen Kindern auch ein Elternteil dick. Dieses gestattet aber keinen Rückschluss auf eine Erblichkeit (Ravussin und Bogardus 2000). Es handelt sich vielmehr um eine gestörte Eltern-Kind-Beziehung, in der als „Liebesausgleich" eine überreichliche Nahrungszufuhr vorgezogen wird. Nachuntersuchungen adipöser Kinder haben gezeigt, dass ein Großteil (abhängig vom jeweiligen Untersuchungsalter zwischen 20 und 80 %) von ihnen auch im Erwachsenenalter adipös bleiben (Bray und Ryan 2000).

Entscheidend für den Übergang vom Übergewicht zum krankhaften Zustand des metabolischen Syndroms ist der Verlust der endokrin-metabolischen Kompetenz der Fettzelle; diese wird mit zunehmender Fettzellhyperplasie zum Teil irreversibel geschädigt und führt zu einer Fehlregulation mit Ausprägung von pro-atherogenen und pro-inflammatorischen Risikofaktoren (Berg et al. 2004; Ravussin und Smith 2002; Halle et al. 1999b) (Abb. 42).

Das Spektrum der Theorien über die Entstehung der Erwachsenenfettsucht ist breit. Ursachen der gestörten Energiebilanz können Störungen der Appetitregulation, Verhaltensstörungen und spannungsinduzierte Angstfresssucht sein (Kühnau 1977).

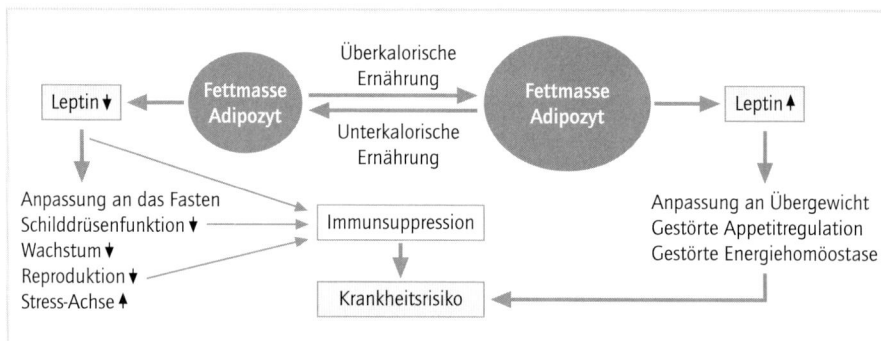

Abb. 42: Über- und Untergewicht als Krankheitsfaktor.

Das Fettgewebe des Menschen ist entgegen früherer Auffassungen mehr als nur Speicherorgan (Cahill 1964; Ravussin und Smith 2002). Es hat spezifische Stoffwechselaufgaben zu erfüllen. In der Fettzelle findet ein ständiger Auf- und Abbau von Triglyzeriden statt. Bei hohem Angebot von Glukose werden diese unter Insulineinwirkung vermehrt im Fettgewebe gespeichert. Dabei ist die Verteilung der Fettpolster recht unterschiedlich. So unterscheidet man, von unspezifischen Körperfettverteilungen abgesehen, zwei Gruppen: 1. die androide Adipositas mit bevorzugter Fettverteilung in den Bauchregionen (Stamm-Fettsucht), 2. die gynoide Adipositas mit bevorzugter Fettverteilung an den Hüft- und Oberschenkelregionen.

Obwohl ihnen ein geschlechtsspezifisches Auftreten zugrunde liegt, können sie bei beiden Geschlechtern vorkommen. Dabei ist die stammbetonte Fettsucht eng mit Risikofaktoren wie Diabetes, Arteriosklerose, Hochdruck und Störungen des Lipidstoffwechsels verbunden (Wirth 2000). Über die Ursachen des Fettverteilungsmusters weiß man noch wenig. Angenommen werden hormonelle oder lokale Faktoren. Untersuchungen der letzten 15 Jahre haben übereinstimmend gezeigt, dass Mädchen eine Mindestmenge an Körperfett anlegen müssen, damit die Menarche einsetzt. Analog dazu finden wir bei Frauen, die freiwillig oder unfreiwillig ihren Körperfettanteil reduziert haben, wie auch im Leistungssport nach einem extensiven Ausdauertraining mit begleitender Einschmelzung der Fettdepots, ein Ausbleiben der Ovulation, bzw. eine sekundäre Amenorrhoe. Auch diese Beobachtung unterstreicht die Bedeutung der Fettzelle in der endokrin-metabolischen Regulation des Gesamtorganismus.

2.3.1 Gewichtsreduktion und Diäten

Die Adipositas muss als chronische Erkrankung mit hoher Rezidivneigung angesehen werden. Es ist daher wichtig, über die eigentliche Phase der Gewichtsabnahme hinaus eine langfristige Gewichtskontrolle sicherzustellen.

Eine erfolgreiche Therapie setzt eine ausreichende Motivation, Kooperationsfähigkeit und Eigenverantwortlichkeit des Patienten voraus. Diese sind der Schlüssel für ein langfristig erfolgreiches Gewichtsmanagement. Dies verlangt eine umfassende Information des Patienten über seine Erkrankung, deren Komplikationen und Behandlung.

Vorrangiges Ziel bei der Gewichtsreduktion ist ein nachhaltiger Therapieerfolg und nicht das Streben nach Idealgewicht. Derzeit wird eine mäßige Gewichtsabsenkung um zunächst 5–10 % empfohlen.

Entsprechend den *Leitlinien zur Prävention und Therapie der Adipositas* (www.adipositas-gesellschaft.de) werden in der dietetischen Intervention folgende Konzepte eingesetzt:

Basisprogramm

Grundlage jedes Gewichtsmanagements sollte ein Basisprogramm sein, das die Komponenten Ernährungs-, Bewegungs- und Verhaltenstherapie umfasst. Ein Programm zum Gewichtsmanagement sollte zwei Phasen beinhalten. In der 1. Phase steht die Gewichtsreduktion im Vordergrund. Die 2. Phase dient der Gewichtserhaltung mit langfristiger Ernährungsumstellung mit einer ausgewogenen Mischkost, wie sie von der Deutschen Gesellschaft für Ernährung empfohlen wird, d. h. fettmoderat, polysaccharid- und ballaststoffreich und mit einem Energiegehalt, der eine Stabilisierung des Körpergewichts ermöglicht.

Ernährungstherapie

Die Ernährungstherapie umfasst verschiedene Stufen bzw. Strategien. Der Einstieg in die Ernährungstherapie ist auf jeder Stufe möglich und erfolgt nach Abschätzung des individuellen Risikoprofils sowie Berücksichtigung der individuellen Gegebenheiten. Das gesamte Umfeld sollte in die Ernährungsumstellung einbezogen werden, um die Kurz- und Langzeitcompliance zu verbessern. Der Patient muss über die Prinzipien der Ernährungsumstellung gut informiert werden.

Das erwünschte Energiedefizit kann über folgende Stufen erreicht werden:

Stufe 1: Alleinige Reduktion des Fettverzehrs
Das tägliche Energiedefizit sollte ca. 500 kcal betragen. Die Fettaufnahme wird auf ca. 60 Gramm pro Tag verringert bei nicht begrenztem Verzehr von Kohlenhydraten. Damit ist eine Gewichtssenkung von durchschnittlich 3,2–4,3 kg in einem Zeitraum von 6 Monaten möglich. Der Gewichtsverlust ist umso größer, je höher das Ausgangsgewicht und der vorherige Fettverzehr sind. Dieses Konzept ist außerdem geeignet, um nach einer Phase der Gewichtssenkung eine langfristige Stabilisierung des Körpergewichts zu erreichen

Stufe 2: Mäßig energiereduzierte Mischkost
Es wird ein Energiedefizit von 500–800 kcal pro Tag angestrebt. Neben einer Fettbegrenzung wird auch der Verzehr von Kohlenhydraten und Eiweiß reduziert. Durch gesteigerten Verzehr von pflanzlichen Produkten wird eine Senkung der Energiedichte bei Erhalt der Sättigung erreicht. Damit gelingt eine Gewichtsreduktion von im Mittel 5,1 kg in einem Zeitraum von 12 Monaten. Diese Ernährungsform ist weitgehend nebenwirkungsfrei und auch langfristig wirksam. Sie gilt weiterhin als Standardtherapie der Adipositas.

Stufe 3: Mahlzeitenersatz mit Formulaprodukten
Formulaprodukte können im Rahmen einer Mahlzeitenersatzstrategie flexibel eingesetzt werden. Dabei werden 1–2 Hauptmahlzeiten pro Tag durch Formulaprodukte (Eiweißgetränk, Riegel etc., ca. 200 kcal pro Mahlzeit) ersetzt. Bei einer täglichen Energiezufuhr von 1200–1600 kcal ist nach 6 Monaten ein Gewichtsverlust von durchschnittlich 9,5 kg zu erwarten (Deibert 2004b). In einer Langzeitstudie von Ditschuneit (1999) war nach 24 Monaten ein durchschnittlicher Gewichtsverlust von 10,4 kg möglich. Auch übergewichtige Patienten mit Typ 2 Diabetes profitieren von diesem Konzept.

Stufe 4: Formuladiät
Formuladiäten mit einer Gesamtenergiemenge von 800 bis 1200 kcal/Tag ermöglichen einen Gewichtsverlust von 0,5–2 kg/Woche über einen Zeitraum von bis zu 12 Wochen. Sehr niedrig kalorische Kostformen (< 800 kcal/d) kommen nur bei Personen mit BMI > 30 kg/m^2 infrage, die aus medizinischen Gründen kurzfristig Gewicht abnehmen sollen. Eine Formuladiät sollte stets von Bewegungssteigerung begleitet sein. Spätestens nach 12 Wochen sollte eine Umstellung auf eine mäßig hypokalorische Misch-

kost zur Gewichtserhaltung erfolgen. Eine Mitbetreuung durch Spezialisten ist wegen des erhöhten Nebenwirkungsrisikos angezeigt. Auf eine Trinkmenge von mindestens 2,5 l pro Tag ist unbedingt zu achten.

Andere Kostformen zur Gewichtsreduktion:
Kohlenhydratarme Kostformen, z. B. die Atkins-Diät, ermöglichen eine rasche Gewichtsabnahme mit anfänglich guter Compliance. Häufig unterscheidet sich jedoch nach einigen Monaten der Gewichtsverlauf nicht mehr von dem einer ausgewogenen hypokalorischen Mischkost. Wegen der begrenzten Lebensmittelauswahl und anderer Nachteile (kein Abfall des LDL-Cholesterins, fehlende Langzeitdaten) ist dieses Konzept allenfalls für den initialen Gewichtsverlust, nicht aber für eine langfristige Gewichtsabnahme geeignet. Dieses Statement lässt sich auch auf andere Diätformen übertragen. Aktuell gibt es keinen wissenschaftlichen Konsens, ob eine bestimmte Diätform (z. B. Zone, LEARN, Ornish etc.) einen wesentlichen Vorteil hat und deshalb bevorzugt für Übergewichtige geeignet ist.

Extrem einseitige Diäten (z. B. totales Fasten) sind wegen hoher medizinischer Risiken und fehlendem Langzeiterfolg abzulehnen.

2.3.2 Fasten

Durch völliges Fasten kommt es zu einem schnellen Gewichtsverlust. Zwingend notwendig ist dabei eine ausreichende Substitution von Wasser, Vitaminen und Elektrolyten. Eine solche Diät sollte nur in der Klinik oder bei strenger ärztlicher Überwachung durchgeführt werden.

Allerdings ist diese Art von Diät nicht ungefährlich. Nicht immer erfolgt die Reduktion der Körpermasse in der erwarteten Reihenfolge 1. Kohlenhydrate, 2. Fette und 3. Eiweiße. Oftmals kommt es bei noch erhaltenen Fettpols-

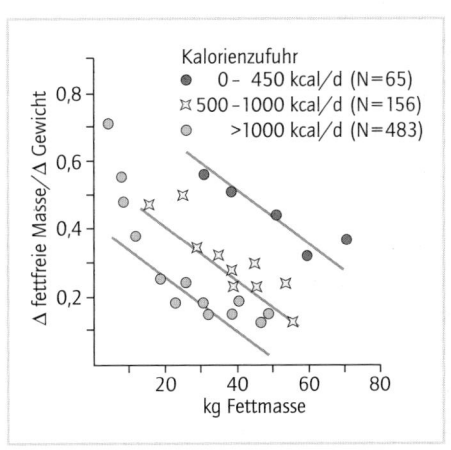

Abb. 43: Einfluss des Körperfettanteils zu Beginn der Diät und der Kalorienzufuhr während der Diät am Verlust der Muskelmasse: Im ungünstigsten Fall können mehr als 50 % der Gewichtsreduktion zulasten der Muskelmasse gehen (modifiziert nach Forbes 2000).

tern bereits zu einem erheblichen Eiweißverlust. Da Eiweißverlust zu Störungen im Baustoffwechsel führt, zum anderen unter der Nulldiät vermehrt saure Stoffwechselprodukte anfallen, können Ödeme, Gichtanfälle und Herzmuskelschäden auftreten.

Eindeutiger Nachteil der Nulldiät ist jedoch der damit verbundene Abbau von Muskelmasse und die ungünstige Veränderung der Körperkomposition; sie ist verantwortlich für die fehlende Langzeitwirkung (Abb. 43).

2.3.3 Orientierungshilfen für Übergewichtige

Nach dem bisher Gesagten erscheint es logisch und einfach, die Adipositas als ein Bilanzproblem aufzufassen nach der Formel:

$$\frac{\text{Energieaufnahme}}{\text{Energieabgabe}} = \text{Normalgewicht}$$

Eine Dysregulation wäre leicht durch eine Änderung im Quotienten, entweder durch eine verminderte Nahrungsaufnahme oder eine vermehrte körperliche Betätigung zu beheben. Dennoch haben bisher alle bekannten Reduktionsdiäten zumindest einen bleibenden Erfolg vermissen lassen. Man kann sogar beobachten, je öfter eine Diät durchgeführt wurde und je höher der Kontrollaufwand dafür war, um so häufiger kam es zu Ess- und allgemeinen Verhaltensstörungen. Das Thema „Essen" wurde so zum neurotischen selbstbeobachtenden Lebensinhalt. Wenn man nach Pudel (1985) die Adipositas als Ausdruck eines gestörten Essverhaltens auffasst, ist es nicht zweckmäßig, kalorische Nahrungsempfehlungen zu geben, ohne die verschiedenen Verhaltensebenen des Adipösen zu kennen. Eine Beratung kann also immer nur in einem persönlichen Kontakt zu dem Adipösen geschehen und muss individuell sein. Ursachen eines gestörten Essverhaltens können ernährungspsychologisch (zwanghaftes Essen, Süßhunger, Body-Image, Nahrungsmarotten), ernährungsphysiologisch (Fehlernährung, Mangel an Vitaminen sowie Ballaststoffen und Mineralien) und somatisch (Fettstoffwechselstörungen, Obstipation, Insulinresistenz) bedingt sein (Berg et al. 2004). Der Therapieansatz bei einem Adipösen ist also in erster Linie ein verhaltenstherapeutisches Training der Selbstkontrolle des Ess- und ebenso auch Aktivitätsverhaltens. Es gehört daher genauso in das Therapieprogramm der Adipösen wie ernährungsphysiologische Informationen. Das Essen kann durchaus aus „normalen" Lebensmitteln zubereitet werden, wobei auf Alkohol verzichtet werden sollte.

3 Spezielle Ernährungsfragen

3.1 Muskelkrämpfe

Muskelkrämpfe (Crampi) sind lokale, tonische und äußerst schmerzhafte Dauerkontraktionen der Muskulatur. Sie können spontan auftreten oder durch Willkürkontraktionen ausgelöst werden, am ganzen Körper auftreten und sekundenlang anhalten.

Muskelkrämpfe treten gehäuft bei Patienten auf, die an Diabetes, Gicht, Alkoholismus, Bleiintoxikationen, arteriellen und venösen Durchblutungsstörungen, endokrinen Störungen oder Niereninsuffizienz leiden.

Bei Sportlern sind sie jedoch meist Folge einer Über- oder Fehlbelastung der örtlichen Muskulatur, wobei unsachgemäße Bekleidung, z. B. durch Abschnüren der Blutzirkulation, zusätzlich behindern kann. Außerdem können Muskelkrämpfe Zeichen eines gestörten Elektrolythaushaltes, insbesondere eines Kalium- und Magnesiummangels, sein. Muskelkrämpfe können nicht nur die aktuelle Leistung erheblich beeinträchtigen, sondern sind meist Vorboten weitergehender Muskelschäden wie Muskelzerrungen und Muskelfaserrisse (Berg und Keul 1986). Als Sofortbehandlung haben sich schonende Dehnungen der betroffenen Extremität mit anschließender Überwärmung bewährt. Bei gehäuftem Auftreten von Muskelkrämpfen, besonders in der Nacht, sollte ärztlicherseits nach den oben genannten Grundkrankheiten gesucht werden.

Die beste Therapie ist wie immer das Vorbeugen. Hierzu gehören zweckmäßige Bekleidung, um die optimale „Betriebswärme" der Muskulatur zu gewährleisten, und gründliches Aufwärmen („warming up"). Außerdem muss für eine ausgeglichene Wasser- und Elektrolytbilanz gesorgt werden. Dabei genügt es nicht, nur reichlich Limonaden oder Mineralwasser zu trinken. Die dem Schweißverlust angepassten Mineraldrinks haben sich in den einzelnen Trainingsphasen als Zusatzgetränke bewährt. Bei entsprechender klinischer Symptomatik und gleichzeitigem laborchemischem Nachweis eines Magnesium- oder Kaliummangels ist auch die vorübergehende Gabe von Mineralstoffpräparaten als Arzneimittel indiziert. Auf das Problem des Magnesiummangels als Ursache für Muskelkrämpfe wird gesondert eingegangen.

3.2 Gewichtmachen

In allen Sportarten, bei denen in festgelegten Gewichtsklassen gestartet wird (Judo, Boxen, Ringen, Gewichtheben), haben sich Praktiken zur kurzfristigen Gewichtsreduktion eingebürgert, welche gemeinhin unter dem Begriff „Gewichtmachen" bekannt sind.

Unter der Vorstellung, dass in definierten Gewichtsklassen ein schwererer Athlet gegenüber einem leichteren im Vorteil ist, versuchen Sportler, durch Flüssigkeitsentzug ihr Gewicht zu drücken, um so in die nächst niedrigere Gewichtsklasse eingestuft zu werden. Diese Maßnahme jedoch beeinflusst den Wasser- und Elektrolythaushalt wie auch die neuromuskuläre Koordination oft negativ (Böning und Schmengler 1976; Braumann und Uhausen 2002).

Bei der Betreuung dieser Sportler ist so des Öfteren zu beobachten, dass talentierte Athleten mit hervorragenden Trainingsleistungen regelmäßig im Wettkampf versagen. Dieses „unter Wert versagen" ließ sich nicht durch wettkampfbedingte Umstände erklären. Ursache waren vielmehr kurzfristig erzwungene Flüssigkeitsverluste durch Sauna, Überhitzungsbäder, Laxanzien (Abführmittel) und Diuretika (Entwässerungsmittel) bei strikter Flüssigkeitsreduktion. Um diese Beobachtungen wissenschaftlich zu erklären und der Praxis exakte Empfehlungen geben zu können, wurden auch sportmedizinische Untersuchungen mit einem den Trainings- und Wettkampfbedingungen angenäherten Design durchgeführt (Baron und Nöcker 1972; Böning und Schmengler 1976). Die Versuchspersonen erhielten eine genau definierte Diät von insgesamt 2000 Kalorien. Davon lieferten Kohlenhydrate 44 %, Eiweiße 25 % und Fette 31 % der Gesamtkalorien. Die Nahrung war extrem flüssigkeitsarm. Zusätzliches Trinken war nicht erlaubt. Nach den ergometrischen Messungen konnte bereits am 3. Diättag eine deutliche Leistungseinschränkung beobachtet werden. Die Gewichtsabnahme schwankte zwischen 3,1 und 5,7 kg (4,2–5,0 %). Am 3. und 4. Untersuchungstag wurden zusätzlich 10 mg des Diuretikums Furosemid verabfolgt. Es wurde eine weitere Gewichtsreduktion von insgesamt 4,4–6,9 % gegenüber dem Anfangsgewicht festgestellt. Am Ende der Untersuchung zeigten alle Probanden neben objektiven klinischen unerwünschten Nebenwirkungen wie Schwindel, Kreislaufbeschwerden und Druckschmerzen im Nierenlager verstärkte Abgeschlagenheit und Minderung der Leistungsbereitschaft.

Entsprechend den Erwartungen zeigten sich bei den Laboruntersuchungen erhebliche Veränderungen: Es kam zu einem Anstieg der Erythrozytenzahl und der Hämoglobinkonzentration, der Kaliumspiegel im Blut sank deutlich ab, der Calciumspiegel erhöhte sich. Die maximale Sauerstoffaufnahme im Blut als Ausdruck der Herzkreislaufleistungsfähigkeit war am Versuchsende gegenüber den Ausgangswerten deutlich erniedrigt.

Die Ergebnisse von Vaccaro et al. (1976) sowie Costill und Sparka (1973) zeigen, dass von solch drastischen Manipulationen zur Gewichtsverminderung generell abzuraten ist; denn trotz reichlicher Gabe von Elektrolyten im Anschluss an die „Abwaage" ist ein Ausgleich auch nach 4 Stunden noch nicht erreicht. Die Folgen sind in jedem Fall Abnahme der aeroben Leistungsfähigkeit und der Muskelausdauer.

Trotzdem kann es in bestimmten Fällen notwendig werden, zum Wettkampftermin in eine niedere Gewichtsklasse „abzutrainieren". Dieses kann, über einen längeren Zeitraum hinweg, mittels einer eiweißreichen Diät unter Reduktion der wasserspeichernden Glykogendepots und Mobilisation der Fettdepots und mit Unterstützung milder physikalischer Maßnahmen durchaus toleriert werden. In keinem Falle sollte die Gewichtsabnahme mehr als 3 % des Gesamtkörpergewichtes betragen. Anderenfalls sollte dem Athleten eher empfohlen werden, mittels eines verstärkten Krafttrainings in die nächst höhere Gewichtsklasse „aufzutrainieren". Eigene Erfahrungen zeigen, dass mittelfristig, d. h. über einen Zeitraum von mehreren Wochen, durch den Einsatz einer hochwertigen Sojaeiweißkost, hier als Soja-Magermilch-Honig-Produkt (Almased®), bei täglicher, abendlicher Zufuhr von 40–50g als Shakegetränk trotz erzielter Gewichtsreduktion im Zielbereich von 0,7–1 kg/Woche die Muskelmasse erhalten bleiben kann.

Neben der kritischen Situation des akuten Gewichtmachens werden Sportmedizin und Sportpsychologie zunehmend mit dem Problem von chronischen Essstörungen bei Sportlern konfrontiert (s. 4.8 Essstörung). Hier steht der Wunsch nach einem anhaltenden, drastisch verminderten Körpergewicht (BMI-Werte von 16–18 kg/m^2) im Vordergrund. Betroffen von dieser Sport begleitenden Unterernährung sind sowohl Sportlerinnen als auch Sportler; oftmals fällt es dabei schwer, zwischen einer primären (Anorexia nervosa) und sekundären Störung (Anorexia athletica) abzugrenzen. Bei Frauen ist das Vorliegen einer Amenorrhoe für die Diagnose erforderlich. Bezüglich Diagnostik und Therapie ist die gemeinsame Führung des Sportlers durch Betreuer, Sportarzt und Psychiater hilfreich; nach der Normalisierung des Ernährungszustandes ist in der Regel eine Psychotherapie zur Stabilisierung des Ernährungsverhaltens nicht zu umgehen (MSD 2000).

3.3 „Hungerast"

Immer wieder kommt es vor, dass scheinbar gut trainierte Sportler im Wettkampf ohne ersichtlichen Grund plötzlich über Kraftlosigkeit, Schwindel und Schweißausbrüche klagen. Dieser leistungsbeeinträchtigende Zustand wird von den Sportlern als „Hungerast" bezeichnet (Konopka und Obergfell 1983).

Untersucht man den Biorhythmus dieser Sportler und analysiert ihre Essens- und Trainingsgewohnheiten, so wird man feststellen, dass es sich einmal um nur mäßig Ausdauertrainierte handelt, zum zweiten der Hungerast vor allem bei Turnieren, lang dauernden Wettkämpfen und bei extremen Witterungsbedingungen vorkommt und dass drittens die Ernährung unzureichend oder nicht bedarfsgerecht war. Nach Gabe von Kohlenyhdraten lassen sich die Beschwerden fast immer schnell wieder beheben.

Solche Symptome werden auch im außersportlichen Bereich beobachtet und meistens fehlgedeutet. So sind mittägliche Kopfschmerzen, Schwindelgefühle und Leistungsabfälle bei „Hungerdiäten" oder nicht eingenommenem Frühstück nicht Zeichen einer Kreislaufstörung oder der „schlechten Luft", sondern Energiemangelzustände. Pathophysiologisch betrachtet, handelt es sich bei dem „Hungerast" um eine vorübergehende, physiologische Unterzuckerung (Hypoglykämie ohne Krankheitswert) bei fehlenden Kohlenhyratreserven. Durch zerebralen Glukosemangel treten Kopfschmerzen und Konzentrationsschwäche auf. Hinzu kommen Symptome, die durch eine gegenregulatorische Katecholaminausschüttung hervorgerufen werden (Schweißausbruch, Zittern, Blässe, Herzklopfen). Anders als beim Typ-I-Diatetiker reichen allerdings beim Gesunden die gegenregulatorischen Stoffwechselprinzipien aus, um Blutzuckerwerte unter 60 mg/dl und die Symptome eines hypoglykämischen Schocks zu vermeiden.

Kohlenhydratmangel beeinflusst nicht nur die Leistungsfähigkeit, sondern auch die Leistungsbereitschaft. Untersuchungen von Breuer (1981b) an Fußballspielern haben gezeigt, dass Spieler nach einer kohlenhydratreichen Ernährung optimal aufgefüllte Muskelglykogenspeicher hatten und auch in der 2. Halbzeit ein größeres Laufpensum erkennen ließen gegenüber einer anderen Gruppe mit niedrigen Glykogendepots.

Eine zweckmäßige und bedarfsangepasste Ernährung, besonders bei Ausdauerleistungen, muss zum Ziel haben (Breuer 1981c; Coyle und Montain 1995; Ivy 2000; Keul et al. 1996),

1. die Glykogenvorräte durch eine kohlenhydratreiche Basisernährung insgesamt zu erhöhen,
2. den Glykogengehalt im Muskel vor einem Wettkampf gezielt zu erhöhen.

Saltin (1964) und *Hermansen et al.* (1967) konnten an Muskelbiopsien zeigen, dass es verschiedene Möglichkeiten gibt, den Muskelglykogengehalt anzuheben. Bei normaler Mischkost enthält die Muskulatur bei Sportlern ca. 1,5 bis 2,0 g Glykogen pro 100 g Muskel. Nach kohlenhydratreicher Diät kann der Glykogengehalt auf 2,6 g pro 100 g Muskel erhöht werden. Erschöpft man die Glykogenvorräte durch hartes Training fast völlig und verabfolgt anschließend eine kohlenhydratreiche Nahrung, so lässt sich der Glykogengehalt auf über 3,0 g pro 100 g Muskel erhöhen (Superkompensation). Eine noch stärkere Erhöhung der Glykogenreserven lässt sich erzielen, wenn nach einem die Glykogenreserven erschöpfenden Training für 3 Tage eine eiweiß- und fettreiche Kost und daran anschließend wieder eine kohlenhydratreiche Kost gegeben wird (s. Abb. 35, S. 91). Entsprechend wird täglich intensiv trainierten Sportlern ein Kohlenhydratanteil in der Tagesenergiezufuhr von 60 bis 65 % der Gesamtmenge empfohlen. In der Praxis werden diese Empfehlungen zumeist zwar nicht erreicht, jedoch ist aus leistungsmedizinischer Sicht die Aufrechterhaltung der Glykogenspeicher vor allem bei wiederholter Belastung an aufeinanderfolgenden Tagen ein wesentliches Ziel. Da über prozentuale Angaben zur Nährstoffverteilung die absolute Kohlenhydratmenge, die zur sicheren und schnellen Wiederauffüllung der Glykogendepots notwendig ist, nicht exakt beschrieben wird, orientieren sich Ernährungsempfehlungen für Sportler heute vermehrt an Mengenangaben und geben je nach Dauer und Intensität der Belastung 6–10 g Kohlenhydrate/kg KG als Richtwert an.

Neben den direkten, über den Glukosestoffwechsel gesteuerten, metabolischen Effekten werden auch Veränderungen der neurovegetativen Transmitterregulation als zentrale Ursachen für die Ermüdung und den möglichen akuten Leistungseinbruch bei körperlicher Ausdauerbelastung diskutiert (König et al. 1997a; Newsholme und Blomstrand 1995). So kann unter erschöpfender Belastung auch über eine Erhöhung der Serotoninkonzentration im Gehirn eine zentrale Ermüdung hervorgerufen werden, da bei einem belastungsinduzierten, erhöhten Angebot von Tryptophan im Blut dieses verstärkt im ZNS in Serotonin umgewandelt werden kann. Während der Belastung zugeführte Kohlenhydrate wirken jedoch dem Blutanstieg von freiem Tryptophan entgegen. Dies wird über die Verminderung der freien Fettsäuren im Blut unter Kohlenhydratgabe erklärt; unter Normalbedingungen können belastungsinduziert erhöhte Konzentrationen an freien Fettsäuren Tryptophan aus der Albuminbindung verdrängen und so die freie Fraktion dieser Aminosäuren ansteigen lassen. Somit können eine Verminderung der zentralen Ermüdung und eine mögliche Leistungsverbesserung durch Kohlenhydratgabe unter körperlicher Belastung auch auf einem inhibitorischen Effekt der Kohlenhydrate im Serotoninstoffwechsel beruhen. Dies steht in guter Übereinstimmung mit Tierexperimenten; hier können serotoninerge Agonisten die Leistungsfähigkeit vermindern, während Serotonin-Antagonisten die Leistungsfähigkeit erhöhen (Davis et al. 2000; Meussen und De Meirleir 1995).

3.4 Vitamine und AOV im Sport

Die unspezifischen Symptome einer Vitaminmangelerkrankung, die Leistungsunlust, Leistungsunfähigkeit, Antriebsschwäche, Mattigkeit, schnelle Erschöpfung und Appetitlosigkeit wurden schon frühzeitig auf den Leistungssport übertragen. Der Rückschluss lag nahe, ähnliche dort auftretende Symptome mit hohen Vitamindosen zu behandeln bzw. durch solche eine Leistungssteigerung zu bewirken.

Zu diesem Thema gibt es eine Vielzahl von Arbeiten. Resümierend sei hier auf vorliegende, vorwiegend aktuelle Übersichtsarbeiten anerkannter Arbeitskreise verwiesen (Anonymons 2000; Bauer et al. 1993b; Berg et al. 1992b; Brouns 1993; Saris et al. 1992; Clarkson 1999).

Nach kritischer Durchsicht der Methodik halten viele der älteren Originalarbeiten einer modernen wissenschaftlichen Würdigung nicht stand (EU SCF 2001). Es fehlten Doppelblindversuche und Signifikanzberechnungen. Die Probandenkollektive waren oft nicht vergleichbar. Unberücksichtigt blieb der individuell unterschiedliche Vitaminbedarf sowie der aktuelle Trainings- und Ernährungszustand.

Es wurde herausgestellt, dass bei einer ausgewogenen Ernährung die Bedarfsdeckung an essenziellen Nährstoffen für den Normalsportler gewährleistet ist. Bezogen auf den erhöhten Energieumsatz durch Sport besteht nach derzeitigem Wissensstand kein überproportionaler Bedarf an einzelnen Vitaminen; ein physiologischer Mehrbedarf wird zudem durch die erhöhte Zufuhr von Energieträgern bei ausgewogener Mischkost kompensiert (EU SCF 2001).

Ein Vitaminmangel entsteht nicht nur durch die geringe Aufnahme von Vitaminen, z. B. bei einseitiger Ernährung, sondern auch durch Zerstörung (Lagerung, Lichteinwirkung, fehlerhafte Gärungsprozesse) der Vitamine in den Nahrungsmitteln.

Aus den Funktionen der Vitamine im Stoffwechsel lässt sich ableiten, dass bei allen stoffwechselsteigernden Vorgängen wie Schwangerschaft, Wachstum, Krankheit ein erhöhter Vitaminbedarf vorliegt. Die davon abgeleitete und auf den Sport übertragene Annahme ist weitgehend empirisch und bezieht sich vor allem auf Phasen der Trainingsanpassung und Regeneration; in der Regel werden Dosierungen im Bereich des 2–3-fachen der Zufuhrempfehlungen für Normalpersonen angestrebt (Berg et al. 1992b). Die früher oft praktizierte und von Betreuern propagierte Gabe von Vitaminmegadosen im Hochleistungssport ist heute obsolet.

Ebenso hat sich die Erwartung, mit hohen Vitamindosen eine Leistungssteigerung zu erreichen, nicht beweisen lassen. Sollte jedoch nach Vitamingabe eine nur darauf zurückzuführende Leistungsverbesserung beobachtet worden sein, so muss vorher ein latenter Vitaminmangel vorgelegen haben (Haralambie 1976).

In der Sportpraxis wird zurzeit vermehrt über eine verbesserte körperliche und muskuläre Belastbarkeit bei Zufuhr von AOV bzw. AOV-Supplementen spekuliert. Dies ist im Zusammenhang mit dem möglichen oxidativen Stress unter intensiver körperlicher Belastung zu sehen (König 2001; Berg et al. 1998). Während körperlicher Aktivität entstehen nachweislich vermehrt freie Radikale, vorrangig durch den physiologisch erhöhten O_2-Umsatz in der Atmungskette sowie durch sport-induzierte Entzündungsreaktionen (oxidative burst). Da freie Radikale biologische Strukturen schädigen und so deren Eigenschaften ungünstig verändern können, wird auch über die mögliche Schädigung von zellulären Strukturen durch freie Radikale (oxidative stress) mit ungünstigem Einfluss auf limitierende Faktoren der körperlichen Leistungsfähigkeit für den Sportler diskutiert. Freie Radikale schädigen Gewebe und Makromoleküle im Sinne eines oxidativen Stress allerdings erst dann, wenn ihre Wirkung nicht über die antioxidative Regulation neutralisiert werden kann. Ob allerdings eine Verbesserung der antioxidativen Regulation durch zusätzliche Vitamingaben, vorrangig von Vitamin E, bei Sportlern erwartet werden kann, ist wissenschaftlich nicht gesichert (Abb. 44).

Eine ausgewogene, vollwertige Ernährung gewährleistet eine tägliche Aufnahme von AOV (75–150 mg für Vitamin C, 15–30 mg für Vitamin E und 2–4 mg für β-Carotin), die zu einer Optimierung der Plasmaspiegel dieser Vitamine bei gesunden Erwachsenen ohne spezielle Stressexposition führt. Da umfassende Angaben über die notwendige Zufuhr und exakte Daten zur Bilanzierung von antioxidativen Vitaminen bei Sportlern fehlen, werden entsprechend den Empfehlungen der Konsensuskonferenz *„Antioxidative Vitamine in der Prävention"* im Sport Zufuhren für Vitamin C von über 100 mg, für Vitamin E von 23–100 mg und für β-Carotin von über 4 mg empfohlen

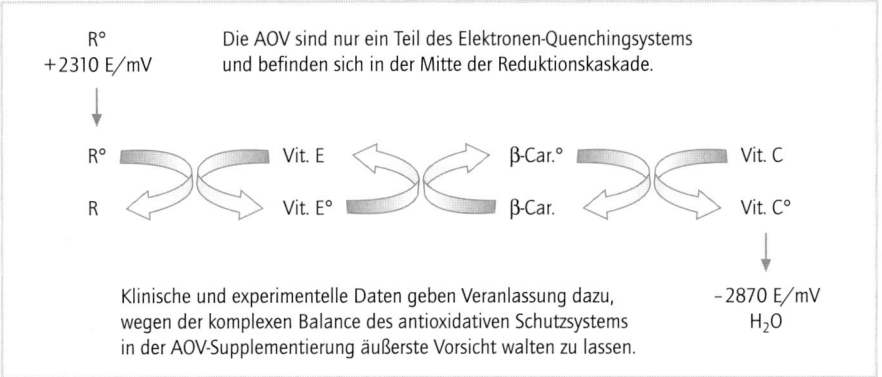

Abb. 44: Oxidativer Stress, Sport und AOV-Status. Gesundheitsrisiko durch Sport oder oxidativen Stress?

(Biesalski 1995). Zur Erreichung dieser AOV-Spiegel ist jedoch eine gezielte Ernährung reich an Früchten und Gemüse notwendig. Da dies aber von Sportlern oftmals nicht eingehalten wird, sollte Breiten- wie Leistungssportlern nachhaltig zu einer Verbesserung der Ernährungsgewohnheiten mit Erhöhung der Zufuhr von Nahrungsmitteln reich an AOV geraten werden (Bauer et al. 1993b; Berg et al. 1998).

Klinische und experimentelle Daten geben Veranlassung dazu, wegen der komplexen Balance des antioxidativen Schutzsystems in der AOV-Supplementierung, bei Sportlern wie bei Normalpersonen, äußerste Vorsicht und Zurückhaltung walten zu lassen.

3.5 Flüssigkeitsersatz

Grundsätzlich muss der Flüssigkeitsverlust, besonders bei lang dauernden körperlichen Leistungen, ersetzt werden. Da der Körper mit der Flüssigkeit auch mehr oder weniger Elektrolyte verliert (1 l Schweiß enthält 2–3 g Kochsalz), müssen auch diese dem Stoffwechsel wieder zugeführt werden (Brouns 1993; Breuer 1981c; Keul et al. 1979a; Konopka und Obergfell 1980; Hamm 1990).

Zu stark mit Salzen oder Traubenzucker (hypertone Flüssigkeiten) angereicherte Flüssigkeiten können die Wasserresorption verzögern, weil sie zu lange im Magen verweilen, dem Organismus zusätzlich Wasser entziehen und zu hypertonischen Diarrhoen führen können. Der Zuckerzusatz sollte deshalb nicht mehr als 2,5 % betragen. Während des Wettkampfes sollte man nur die Elektrolyte ersetzen, die durch den Schweiß verloren gegangen sind, d. h. es genügt ein hypo- bzw. isotonisches Getränk. Naturgemäß werden kalte Getränke bevorzugt, da sie den Magen schneller als warme Getränke verlassen (Fordstar und Saltin 1967).

Bei warmem Wetter und lang dauernden Wettkämpfen empfiehlt es sich, bereits vor Aufkommen des ersten Durstgefühls 100 bis 200 ml Flüssigkeit zu trinken, denn bei der zunehmenden Dehydratation (Wasser- und Salzverlust) des Körpers wird durch die Osmorezeptoren im Gehirn erst „Durst" gemeldet, wenn die Salzkonzentration im Blut schon deutlich gestiegen ist. Bis dahin kann der Organismus bereits 1 bis 2 l Wasser verloren haben, die er unter Belastung nur schwer wieder ausgleichen kann (Costill et al. 1970, Brouns 1993).

Später sollten alle 20 Minuten kleinere Mengen bis zu 200 ml getrunken werden. Eine Beimengung von Fetten oder Proteinen ist nicht erforderlich. Sie kann sogar schädlich sein, da für Proteine keine Speicherungsmöglichkeit besteht und sie nach Umwandlung in Harnstoff und organische Säuren durch den Urin ausgeschieden werden und somit die Dehydratation vergrößern.

Die vollständige Kompensation des Flüssigkeits- und Mineralverlustes sollte nach dem Wettkampf erfolgen. Hier haben sich hoch konzentrierte Oligosaccharid-Elektrolyt-Gemische bewährt. Eine Überdosierung der Elektrolyte hat keine schädlichen Folgen, weil sie bei Nichtbedarf rasch mit dem Urin ausgeschieden werden. Nach erschöpfenden, lang andauernden Wettkämpfen (Straßenradrennen, Marathon) kann es allerdings Tage dauern, ehe mit der Normalkost der Kohlenhydrat- und Elektrolythaushalt wieder ausgeglichen sind.

Als empfehlenswerte Getränke (Brouns 1991) bieten sich für den Sportler Mineraldrinks (auf die Zusammensetzung achten!), verdünnte Fruchtsäfte und die im Handel erhältlichen hypo- und isotonen Sportlergetränke an.

Bei der allgemeinen Empfehlung einer vermehrten Flüssigkeitszufuhr muss allerdings bei der Definition und vor allem beim Gebrauch von Sportgetränken durch Normalpersonen und Sporttreibende, die sich um eine Gewichtreduktion bemühen, zwischen Durstlöschern und Sportlergetränken unterschieden werden. Im Gegensatz zu den mit Kohlenhydraten angereicherten Sportlergetränken sind nur Durstlöscher kalorienarm. In beiden Getränketypen wird die Osmolarität über den Kohlenhydratanteil (bei Sportlergetränken zu ca. 80 % über KH) und nicht über den Mineralstoffanteil bestimmt. Aufgrund dieser Eigenschaften sind Durstlöscher hypoton (KH-Anteil <2,5 %) und kalorienarm (<100 kcal/l); sie dienen vorrangig der Elektrolyt- und Flüssigkeitszufuhr. Die klassischen Sportlergetränke sind dagegen isoton (KH-Anteil 6–8 %) und kalorienreicher als die Durstlöscher (>200 kcal/l); sie dienen zusätzlich zur Flüssigkeitszufuhr der aktuellen Energiebereitstellung über Kohlenhydrate.

3.6 Sport und Vegetarismus

Der Vegetarismus ist nicht immer nur eine Diätform, sondern kann auch Ausdruck einer Glaubensrichtung sein. Er findet sich in allen Religionen, wird als Zeichen der Frömmigkeit und des kontemplativen Lebens empfohlen (Glatzel 1973b) und verdient dann Achtung und Toleranz. Wenn diese Ernährungsform dagegen als eine die Leistung förderliche „Diät" angeboten wird, so widerspricht dies allerdings den modernen Erkenntnissen der Ernährungsphysiologie. Positive Meldungen über eine rein ovo-laktovegetabile Ernährung wurden aus Zwischenberichten der 1981 angelaufenen Berliner Vegetarier-Studie bekannt. So haben Vegetarier ein deutlich niedrigeres Körpergewicht als Nichtvegetarier. Der Blutdruck war bei Vegetariern ebenfalls im Mittel niedriger. Signifikant niedriger lagen die Triglyzerid- und Cholesterinspiegel bei Vegetariern im Vergleich zur nichtvegetarischen Gruppe. Auch ohne Vorliegen von Ergebnissen zu harten Endpunkten muss festgestellt werden, dass eine bedarfsgerechte laktovegetabile Kost die überzivilisatorische Fehlernährung und ihre Folgen auf natürlichem Wege einschränken kann.

Die Kost des strengen Vegetariers (Veganer) ist gekennzeichnet durch das Fehlen jeglichen tierischen Eiweißes. Zahlreiche freiwillige und unfreiwillige Mangelperioden (Fasten, Gefangenenlager) und Untersuchungen an Veganern haben eine Fülle von Mangelerscheinungen erkennen lassen. Die deutliche Minderung von essenziellen Aminosäuren in der Pflanzenkost kann hier nur durch eine gezielte Lebensmittel- bzw. Proteinauswahl ausgeglichen werden. Unter ungünstigen Bedingungen führt diese Kostform zu einem mangelhaften Aufbau körpereigenen Eiweißes. Antriebslosigkeit, Senkung des Stoffwechsels, großes Schlafbedürfnis, erhöhte Infektanfälligkeit durch Schwächung des Immunstatus sowie herabgesetzte Leistungsbereitschaft sind die Folge. Eine sportliche Aktivität ist unter diesen Umständen mit dieser Ernährungsform unvereinbar.

Weitere Engpässe der veganen Ernährung liegen in der Eisen-, Calcium-, Vitamin B_{12}- und Vitamin-D-Versorgung. Alle diese Substanzen finden sich vermehrt in tierischen Produkten, so z. B. Eisen und Vitamin B_{12} in Fleisch, Calcium in Milch- und Käseprodukten. Eisen findet sich allerdings auch in Vollkornnahrungsmitteln und B-Vitamine in Nüssen und Hülsenfrüchten. Hämeisen aus Fleisch wird jedoch zu 20 % im Darm resorbiert gegenüber Nicht-Hämeisen, welches nur zu 3–8 % resorbiert wird. Untersuchungen haben ergeben, dass jede zehnte Vegetarierin anämisch ist. Möglicherweise liegt in der mangelhaften Vitamin-D-Versorgung auch der Grund dafür, dass Vegetarierkinder häufiger rachitisch sind als Nichtvegetarier.

Keinerlei Mangelzustände finden wir hingegen bei den Ovo-Lakto-Vegetariern, die zwar das „Kadavereiweiß", tierisches Fleisch, ablehnen, dafür aber Eier und Milchprodukte zu sich nehmen. Bei einer sinnvollen Ergänzung pflanzlicher und tierischer Proteine lässt sich der Wert des Gesamtproteins sogar noch erhöhen (Kartoffel-Ei-Diät). Positiva dieser Ernährungsform sind die durch die vermehrte Aufnahme von Ballaststoffen deutlich geringere Zahl von Dickdarmkarzinomen und Herzinfarkten gegenüber Personen traditioneller Ernährungsformen. Eine Minderung der sportlichen Leistungsfähigkeit ist hier nicht zu erwarten (Nieman 1999).

Die Ergebnisse von Ernährungsprotokollen bei bundesdeutschen Leistungssportlern zeigen allerdings nach wie vor eine erhöhte Zufuhr an tierischem gegenüber pflanzlichem Protein (> 50 Prozent bezogen auf die Gesamteiweißzufuhr) (Bauer et al. 1993a; Berg et al. 1992b). Diese aus heutiger Sicht nicht gerechtfertigte Art der Eiweißbilanzierung sollte bei der Beratung von Sportlern auch deshalb mehr als bisher üblich beachtet werden, da Eiweiß- und Fettqualität in der Ernährung eng miteinander gekoppelt sind. Mit der vermehrten Aufnahme an tierischem Eiweiß geht auch die vermehrte Aufnahme von gesättigten Fettsäuren und eine unausgewogene Zufuhr an mehrfach ungesättigten Fettsäuren, essenziellen Fettsäuren einher. Dies bedeutet aber, dass die pro-inflammatorische Arachidonsäure bei der reichen Zufuhr von tierischen Produkten verglichen zu ihrem Bedarf im Organismus überproportional angeboten und aufgenommen wird. MUFS mit antiinflammatorischer Wirkung wie gamma-Linolensäure und alpha-Linolensäure pflanzlichen Ursprungs und Eikosapentaensäure aus dem maritimen Bereich werden dagegen oft – bei Sportlern wie bei Normalpersonen – nur unzureichend zugeführt (Berg et al. 1993). Da intensive körperliche Belastung nachweislich eine systemische, entzündungsähnliche Ganzkörperreaktion auslöst (Northoff et al. 1994; König et al. 1997b), sollte aus sportmedizinischer Sicht bei der Lebensmittelauswahl von Sportlern vermehrt berücksichtigt werden, dass die Entzündungsregulation auch über die Ernährung, d. h. über die Qualität der Fett- und Eiweißquellen, positiv beeinflusst werden kann.

3.7 Vollwerternährung

Jede Ernährungsempfehlung wäre heute unvollständig, würde sie nicht zu den Problemen der Vollwertkost Stellung nehmen. Dieses besonders in einer Zeit, wo durch häufig überflüssige Nahrungsmittelbearbeitungen die Verbraucher sensibilisiert oder gar durch immer neue Meldungen über schädliche Nahrungsmittelbeimengungen in eine Ökoneurose getrieben werden.

Es war deshalb nur folgerichtig, dass unter diesen Eindrücken sich alternative Ernährungslehren Gehör verschafften, als Ausdruck des allgemeinen Unbehagens im Umgang mit der Natur, aber auch gegenüber der wissenschaftlich begründeten Ernährungslehre der Ernährungsindustrie und der Ernährungspolitik.

Namensgeber dieser alternativen Ernährungsformen war der Rostocker Hygieniker *Kollath* (1950). In seiner wissenschaftlich nicht immer nachvollziehbaren Mesothrophie-Lehre fordert er eine Ernährungsform, „die so natürlich wie möglich" sein soll. Weiterhin wird der Verzehr vegetabiler Kost im höchstmöglichen Wertzustand empfohlen, die ohne Einsatz von Chemie in der Landwirtschaft und unter Verzicht auf unnötige Verfeinerung entstanden ist. Bevorzugt werden sollen Lebensmittel aus kontrollierter ökologischer Herstellung mit einem möglichst geringen Verarbeitungsgrad. Zu dem „Vollwert" kommt somit noch der „Reinwert" hinzu, der durch das Fehlen von unerwünschten Inhaltsstoffen gegeben ist (Koerber et al. 1987). Zwar kommen diese Forderungen dem sensibilisierten und kritischen Verbraucher sehr entgegen, doch sind viele Aussagen der Vollwerternährung aus Sicht der medizinisch und physiologisch orientierten Ernährungswissenschaft nicht haltbar.

Obwohl Kollaths Untersuchungsergebnisse heute als widerlegt gelten können, ist die durch ihn angeregte kritische Überprüfung unserer nachkriegsbedingten überzivilisatorischen Nahrungsstereotypien als positiv zu bewerten.

Viele sehen in ihr den Vorläufer oder Wegbereiter der heute propagierten vollwertigen Ernährung, so wie sie durch die Gießener Schule und den Ernährungswissenschaftler Leitzmann geprägt wurde. So kann man heute mit Blick auf die steigende Zahl von Zivilisationserkrankungen, die durch Fehl- und Überernährung begünstigt werden, unbedenklich den zehn Regeln für eine vollwertige Ernährung, herausgegeben von der Deutschen Gesellschaft für Ernährung (DGE 2000b), folgen:

1. Vielseitig – aber nicht zu viel. Abwechslungsreiches Essen schmeckt und ist vollwertig.
2. Weniger Fett und fettreiche Lebensmittel.
   Fett liefert doppelt so viele Kalorien wie Kohlenhydrate. Bevorzugung von pflanzlichen statt tierischen Fetten.
3. Würzig aber nicht salzig.
   Kräuter und Gewürze unterstreichen den Eigengeschmack der Speisen. Zu viel Kochsalz kann bei kochsalzempfindlichen Menschen zu Bluthochdruck führen. Lässt sich Kochsalz nicht vermeiden, dann sollte zur Verhinderung einer Jodmangelstruma jodiertes Kochsalz benutzt werden.
4. Wenig Süßes.
   Zu süß kann schädlich ein, der Zucker kann Karies hervorrufen und vom Körper leicht in Fett umgewandelt werden.
5. Mehr Vollkornprodukte.
   Sie liefern wichtige Nährstoffe, Vitamine und Ballaststoffe.
6. Reichlich Gemüse, Kartoffeln und Obst.
   Diese Lebensmittel gehören als Frischkost in den Mittelpunkt der Ernährung.

7. Weniger tierisches Eiweiß.
   Pflanzliches Eiweiß ist genauso wichtig wie tierisches Eiweiß und viel billiger. Beide können sich ideal ergänzen.
8. Trinken mit Verstand.
   Der Körper braucht wohl Wasser aber keinen Alkohol.
   Alkohol ist ein Genussmittel und gehört nicht zum täglichen Brot. Alkohol ist nicht nur ein Leberzellgift, er führt dem Körper auch große Kalorienmengen zu.
9. Öfter kleinere Mahlzeiten.
   Fünf kleine Mahlzeiten bringen Sie in Schwung und verhindern Leistungstiefs und machen nicht dick.
10. Schmackhafte und nährstoffschonende Zubereitung.
    Garen Sie kurz mit wenig Wasser und Fett. So bleiben Nährstoffe und Eigengeschmack der Speisen erhalten.

3.8 Bioprodukte

Das Verbraucherbewusstsein für biologische Naturprodukte hat sich in den vergangenen Jahren deutlich verändert. Aktuelle Verbraucherstudien beschreiben eine große potenzielle Käufergruppe für Bio-Produkte, die auch die Sport treibende Bevölkerung miteinbezieht. Denn Bio-Produkte passen zum aktuellen Lebensstil (Gesundheit in Selbstverantwortung) und zu positiv besetzten Eigenschaften wie Körper- und Gesundheitsbewusstsein, Fitness, Genuss und Wellness. „Bio" für sich stellt allerdings noch keine alternative Ernährungsform dar. Unterstützt und gefördert wird dieser Trend durch bundesweite Aktionen wie „Alles bio" oder „Bio – mir zuliebe" (siehe dazu: http://www.gesundheit.de und www.cma-marketing.de). Lebensmittel aus ökologischem Landbau stehen dabei für eine hohe Qualität und Überlegenheit in ihrer Erzeugung gegenüber konventionell produzierten Produkten. Bio-Kost und Bio-Produkte gab es schon lange vor dem heutigen Bio-Siegel und sie sind dem Verbraucher unter Markennamen wie Bioland, Naturland, Demeter oder über die Anbauverbände unter dem Dach der 1988 gegründeten „Arbeitsgemeinschaft ökologischer Landbau" (AGÖL e. V.) bekannt.

Die besonderen Tier- und Umweltschutzleistungen des ökologischen Landbaus sind für den Verbraucher nicht unbedingt als gesundheitlicher Nutzen spürbar. Bei heute über 120 verschiedenen Öko-Kennzeichnungen lässt sich für den Verbraucher zudem unter den mit verschiedenen Aufklebern und Siegeln gekennzeichneten Produkten die Qualitätsgarantie nur schwer differenzieren. Sicherheit vermittelt das Bio-Siegel oder ein Verbandszeichen der Öko-Anbauverbände und auf Öko-Handelsmarken des Lebensmitteleinzelhandels in Verbindung mit der Codenummer der Kontrollstelle. Das Bio-Siegel ist ein nationales Zeichen, das nur in Deutschland gilt. Für Lebensmittel aus anderen EU-Staaten oder aus Drittländern gelten die gleichen Anforderungen an Produktion und Verarbeitung. Ziel ist, innerhalb von zehn Jahren 20 % der landwirtschaftlichen Erzeugnisse nach ökologischen Kriterien herzustellen.

Gekoppelt ist die Bio-Welle auf die Lebensmittelskandale der zurückliegenden Jahre (PCB im Tierfutter; Benzol, Styrol, Toluol und Xylol im Schweinefleisch; BSE und Schweinepest) und die Einführung des staatlichen Bio-Siegels in 2001 durch die damalige Landwirtschaftsministerin Renate Künast. Über 8000 Produkte tragen inzwischen das staatliche Bio-Siegel. Produkte mit diesem Siegel erfüllen die Bestimmungen der EU-Öko-Verordnung für einen ökologischen Landbau. Die Vorgaben des Biosiegels sind dabei wie folgt definiert:

- Es darf keine Bestrahlung der Öko-Lebensmittel vorgenommen werden.
- Gentechnisch veränderte Organismen dürfen nicht verwendet werden
- Weder chemische Pflanzenschutzmittel noch künstliche (mineralische) Dünger dürfen eingesetzt werden.
- Die Tiere dürfen nicht mit Antibiotika oder leistungsfördernden Medikamenten behandelt werden und müssen artgerecht gehalten werden.
- Nur wenn mindestens 95 % der Zutaten aus ökologischem Anbau stammen, dürfen Lebensmittel das Bio-Siegel bekommen.

3.9 Säure-Basen-Gleichgewicht

Sport, Training und Wettkampf stellen als intensive und regelmäßige körperliche Belastung erhöhte Ansprüche an die Regulation des Säure-Basen-Haushalts. So können muskuläre Belastungen durch die vermehrte Milchsäurebildung und deren Übertritt ins Blut die natürliche Pufferkapazität im Organismus übersteigen und zu einer ausgeprägten metabolischen Azidose führen. Nur ein Teil der anfallenden H^+-Ionen kann über die Bikarbonatreserve gepuffert und als CO_2 abgeatmet werden. So liegt der Grundgedanke nahe, durch die Aufnahme bestimmter, d. h. Basen bildender Lebensmittel die Regulation des Säure-Basen-Haushalt zu stabilisieren und ein verbessertes Säure-Basengleichgewicht zu erreichen.

Da allerdings die Zufuhr großer Mengen von Puffersubstanzen wie Citrat- und Bikarbonatsalze aufgrund ihrer Magendarmunverträglichkeit für Sportler nicht empfohlen werden kann und zudem die leistungsfördernde Wirkung alkalisierender Substanzen sportmedizinisch höchst umstritten ist, bieten sich vor allem physiologische Prinzipien über die gezielte Auswahl der Nahrungsmittel an. Dies ist grundsätzlich zu unterstützen, da sich unsere typische Ernährung als „Western diet" im Laufe der Evolution stark von der ursprünglichen Basen produzierenden hominiden Ernährung entfernt hat, und einen täglichen Säurenüberschuss von etwa 50 mEq verursacht. Diese unausgeglichene Ernährungsweise begünstigt chronisch-degenerative Krankheitsformen unserer westlichen Welt wie die Osteoporose, den Muskelverlust im Altersverlauf, die Bildung von Nierensteinen, den Bluthochdruck, das Belastungsasthma und schließlich die alters- und krankheitsbezogene chronische Niereninsuffizienz. Der Grund hierfür ist die beständige, wenn auch geringe metabolische über unseren Lebensstil induzierte Azidose, der der Organismus entgegenregulieren muss. So werden die gebildeten Säuren teilweise mit dem Kalk der Knochen und der Zähne neutralisiert und ausgeschieden oder aber auch in Depots, das sind Bindegewebe und die Organe, gelagert. Auch Sehnen und Bänder können auf diese Weise verhärten und so zu Schwachstellen für Sporttreibende werden.

Potente Säurebildner in unseren Lebensmitteln sind Fleisch und Fleischwaren, Fisch, Eier und Käse, Brotwaren, aber auch energiedichte, nährstoffarme Produkte mit hohem Anteil an raffiniertem Zucker. Typische Basenbildner sind dagegen frische, am besten grüne Gemüse, allem voran der Stangensellerie, Obst, Wurzelgemüse und Pilze. Nicht nur in Sportlerkreisen ist es eine zunehmend beliebte Gewohnheit, sich über Nahrstoffergänzungen Basenäquivalente zuzuführen und so den täglichen Säurenüberschuss auszugleichen oder ihm vorzubeugen. Auch wenn hierdurch Verbesserungen im Säure-Basen-Gleichgewicht erzielt werden können, orientiert sich ihre Anwendung an der Epidemiologie – ein Vorteil für die Gesundheit und auch die körperliche Leistungsfähigkeit durch kontrollierte Studien und harte Endpunkte ist bisher nicht bewiesen.

3.10 Genussmittel und Sport

Unter der nicht exakt definierbaren und individuell auslegbaren Bezeichnung „Genussmittel" verstehen wir im Allgemeinen koffein-, nikotin- und alkoholhaltige Substanzen,
die zum Zwecke einer psychischen oder physischen Stimulierung aufgenommen werden. Da der Verbrauch dieser Genussmittel in den letzten Jahrzehnten gewaltige Steigerung erfahren hat und Sportler wie Nichtsportler davon betroffen sind, darf eine
kurze Charakterisierung dieser Substanzen im Rahmen der Ernährung im Sport nicht
fehlen.

Grundsätzlich sind die Genussmittel in solche einzuteilen, die in Maßen genossen
unter Alltagsbedingungen auch im Leistungssport tolerierbar sind (Kaffee, Alkohol)
und in solche, die auch in geringsten Dosen zu krankhaften Veränderungen führen (Nikotin) können.

Koffein

Drogen, die Koffein enthalten, sind der Menschheit schon seit Langem bekannt und er-
freuen sich wegen ihrer anregenden Wirkungen in allen Kulturkreisen großer Beliebt-
heit. Koffein ist eine weiße, kristalline, bitter schmeckende Substanz und als Hauptwirk-
stoff in Kaffeebohnen, Teeblättern, Kakaobohnen und Kolanüssen enthalten.
Chemisch ist es ein 1,3,7-Trimethylxanthin (Abb. 45). Die Koffeinwirkung tritt nach kur-
zer Zeit ein. Nach 30 Minuten ist der Serumspiegel von Koffein am höchsten. Die Halb-
wertzeit beträgt ca. 4 Stunden.

Neue wissenschaftliche Untersuchungen haben die alte Erfahrungstatsache der
zentral erregenden Wirkung des Koffeins bestätigt (Lane et al. 2002). So werden die
Spontanaktivität und die Spontaneität gesteigert. Durch Erschlaffung der Bronchial-
muskulatur wirkt Koffein förderlich auf
die Atemfunktion. Am Herzen verbessert es die Muskelleistung, erweitert die
Koronargefäße und erhöht das Schlag-
volumen (Czok 1966; Dodd et al. 1993).
Nach Koffeingabe wurde am isolierten
quer gestreiften Muskel eine Zunahme
der Kontraktionshöhe bei Einzelreizen
beobachtet. Diese Beobachtungen wa-

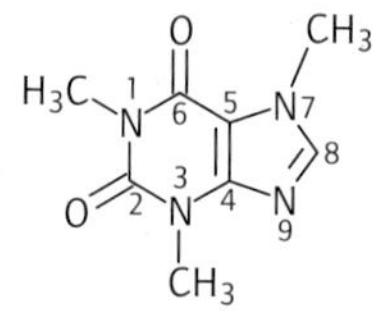

Abb. 45: Strukturformel von Koffein
(1,3,7-Trimethylxanthin).

ren dazu angetan, Koffein im Leistungssport als leistungsfördernde Substanz einzusetzen (Buler 1969). Da in den letzten Jahren bei Dopingkontrollen im Leistungssport sehr
hohe Koffeinspiegel im Urin auffielen, die in dieser Höhe nicht durch Kaffeegenuss al-
leine zu erklären waren, wurde Koffein vorübergehend auf die Liste der verbotenen Do-
pingsubstanzen gesetzt (Machata et al. 1982). Auf die spezifische ergogene bzw. leistungsfördernde Wirkung von Koffein soll noch im Kapitel 3.11 „Ergogene Substanzen
im Sport" gesondert eingegangen werden.

Insgesamt wirkt sich Koffein allerdings eher ungünstig auf die körperliche Leistungsfähigkeit aus. Durch die Erhöhung des Sympathikotonus wird durch Koffein eine
Verschlechterung der Kreislauf- und Stoffwechselökonomie hervorgerufen. Das Gleiche
gilt auch für alle anderen koffeinhaltigen Genussmittel. In einer Tasse Kaffee sind
50–100 mg, in einer Tasse Tee (150 ml) ungefähr 30 mg und in einem Liter Coca Cola
ca. 120 mg Koffein enthalten. Typische unerwünschte Nebenwirkungen wie Muskeltre-
mor, Unruhe und Tachykardien, Kopfschmerzen, vermehrte Reizbarkeit treten im Allgemeinen bei Koffeindosen über 200 mg auf; akute Vergiftungserscheinungen können
bei 1 g Koffein und mehr erwartet werden.

Offen ist noch die Frage, inwieweit Bluthochdruckkranke Kaffee trinken dürfen. Untersuchungen zeigten, dass Kaffeegenuss vor dem Schlafengehen zwar das Einschlafen
beeinträchtigt, den Blutdruck jedoch kaum erhöht. – Die nach Kaffeegenuss oft angegebenen Magenbeschwerden sind mit Sicherheit nicht auf das Koffein zurückzuführen,
sondern werden durch im Kaffee enthaltene Röstprodukte hervorgerufen. (s. auch
Kap. 7 Getränke und Trinkverhalten)

Alkohol

Das Vergären von Trauben gehört zweifellos zu den ältesten kulturellen Errungen-
schaften der Menschheit. Zyniker behaupten, wäre die Menschheit von Anbeginn auf
Coca Cola angewiesen gewesen, hätte sie nicht so viel Kulturgüter erschaffen. Man
kann sich kaum ein gepflegtes Mahl ohne ein darauf abgestimmtes alkoholisches Getränk vorstellen. Dennoch gilt ganz besonders für Alkohol der alte Grundsatz von Paracelsus „Dosis facit venenum" – „Die Dosis ist es, die das Gift ausmacht". So wird ein
mäßiger Alkoholgenuss vom Körper toleriert, ein Abusus führt dagegen zum Alkoholismus bzw. zur Alkoholkrankheit (Kluthe und Kasper 1998).

Obwohl in der Literatur sehr unterschiedliche Zahlen zur tolerierbaren Alkohol-
menge genannt werden (Remmer 1981), dürfte die „Freigrenze" beim Mann bei 40 g

und bei der Frau bei 20 g reinem Alkohol pro Tag liegen. 20 g Alkohol sind in einem Viertel Liter Wein, in einem halben Liter Bier bzw. in 50 ml Schnaps enthalten.

Alle positiven und erwünschten Wirkungen des Alkohols wie Gefäßerweiterung, milde Betäubung und Muskelentspannung können nicht darüber hinwegtäuschen, dass er die verbreitetste Rauschdroge unserer Zeit ist und die Alkoholkranken ein weiterhin ungelöstes medizinisches und soziales Problem darstellen. Auf die neben dem Suchtproblem bekannten Alkoholschäden an Herzmuskel, Magen-Darm-Trakt, Leber und im Bereich des Zentralnervensystems sei hier nur hingewiesen.

Nicht unerwähnt bleiben darf in diesem Zusammenhang der hohe Kaloriengehalt des Alkohols. So werden bei der Verbrennung von 1 g Alkohol in der Leberzelle 7,1 kcal frei. Anders ausgedrückt, nach dem Genuss von einem Viertel Liter Wein gewinnt der Körper je nach Süße 150–500 kcal.

Bei Sportlern führen kleine Mengen Alkohol zum Wegfall von hemmenden zentralen Impulsen. Eine objektive Leistungsverbesserung wurde jedoch nach *Hollmann* und *Hettinger* (1976) nicht beobachtet. Größere Mengen Alkohol haben dagegen Koordinationsstörungen und Erregungszustände zur Folge. Das bei den Schützen so beliebte „Zielwasser" ist wahrscheinlich auf die Unterdrückung störender zentralnervöser Impulse zurückzuführen. Aus diesem Grund wird Alkohol bei Schießdisziplinen zu den Dopingmitteln gezählt.

Nach belastenden Trainingsperioden oder Wettkämpfen mit noch anhaltendem überschießendem Sympathikotonus kann ein Glas Bier durchaus empfohlen werden. Mengenmäßig und zeitlich limitiert eingesetzt, kann Bier durch die mild entspannende Alkoholwirkung die Flüssigkeits- und Kalorienzufuhr die Regeneration unterstützen.

3.11 Ergogene Substanzen im Sport

Bei der kaum noch überschaubaren Anzahl von Einzel- und Kombinationswirkstoffen mit der Auslobung zur Leistungsverbesserung für Sportler im Handel, besteht auch für den Sportmediziner und Ernährungswissenschaftler vermehrt die Notwendigkeit, sich mit Sinn und Unsinn sowie auch den möglichen Nebenwirkungen von sogenannten „leistungsfördernden" Nahrungsergänzungen auseinanderzusetzen. Da diese Präparate unter Umgehung der behördlichen Prüfbarkeit und des deutschen Lebensmittelrechts verstärkt auch über das Internet angeboten werden, sollten grundsätzlich nur Produkte ausgewählt werden, bei denen die Herkunft und Konzentrationen der Inhaltsstoffe überprüft und per Zertifikat dokumentiert wurden (Doping-frei-Garantie DSHS Köln). Ansonsten besteht die Gefahr der Verunreinigung bzw. des Zusatzes von nicht-deklarierten, zum Teil auch im Sinne des Dopings unerlaubten Inhaltsstoffen. Im Einzelnen soll hier darauf geachtet werden, dass Herstellungsort und Angabe des Prüf-instituts, verantwortlich für Angaben zu Art und Menge der Substanzklassen, für Verbraucher ausgewiesen sind. Für den Verbraucher und mögliche gesundheitliche Nachteile erschwerend, existieren für die meisten der sogenannten ergogenen Substanzen keine Überprüfungen hinsichtlich möglicher unerwünschter Nebenwirkungen oder Langzeittoxizität entsprechend der Richtlinien des Arzneimittelgesetzes. Angaben zur angeblichen Nebenwirkungsfreiheit bestimmter Supplemente sind oft nur das Resultat von kurzzeitigen Wirkstudien oder unkritische Zusammenstellungen von subjektiven Einzelbeobachtungen (König und Berg 2000).

Im Folgenden sollen in Anlehnung an die Ausführungen des vorliegenden Berichtes der europäischen Kommission (*Report of the Scientific committee on Food on composition and specification of food intended to meet the expenditure of intense muscular effort, especially for sportsmen*; EU SCF 2001) die wichtigsten, von Sportlern zum Zweck der derzeit erlaubten Leistungssteigerung eingesetzten ergogenen Substanzen bezüglich ihrer diskutierten möglichen Wirkweise und Wirksamkeit zusammenfassend vorgestellt werden. Eine aktuelle Zusammenstellung und Beurteilung findet sich auch in den DGE-Beratungsstandards (König 2001).

Koffein

Die weitgehend akzeptierte Annahme der leistungssteigernden Wirkung von Koffein zielt auf die Steigerung der mitochondrialen Fettoxidation und die davon abhängige Einsparung von Kohlenhydratreserven im Ausdauerbereich (EU SCF 2001).

Im Gegensatz zu anderen Dopingmitteln wird ein Genuss koffeinhaltiger Getränke toleriert. Als Grenze für unerlaubtes Doping wurde früher ein Schwellenwert von 15 µg Koffein pro Milliliter Urin definiert. Die Festlegung einer solchen Grenze ist problematisch, auch wenn nach dem Genuss von 1 bis 2 Tassen Kaffee das Limit nicht erreicht wird; denn der Koffeingehalt einer Tasse Kaffee schwankt je nach Kaffeesorte und Zubereitungsart erheblich (mittlere Konzentration bei 150 ml Kaffee 80–100 mg Koffein). Auch die Ausscheidungsverhältnisse im Harn unterliegen individuellen Schwankungen.

In kontrollierten Studien konnte gezeigt werden, dass bei einer Zufuhr von 9–13 mg Koffein pro kg Körpergewicht mit einer Koffeinkonzentration im Urin oberhalb des erlaubten Schwellenwertes gerechnet werden muss. Eine erhöhte Koffeinzufuhr wird allerdings nur im Wettkampf, nicht jedoch im Training geahndet. Aber auch Koffeingaben mit moderater Dosierung im Bereich von 3–8 mg/kg KG scheinen – unmittelbar vor dem Wettkampf gegeben – die muskuläre Leistungsfähigkeit im Langzeit- wie auch im Kurzzeitausdauerbereich zu verbessern.

Kreatin

Kreatin in Form des Kreatinphosphats ist – wie bereits beschrieben – eine Schlüsselsubstanz für den unmittelbaren Energiestoffwechsel in der Skelettmuskulatur und damit ein limitierender Faktor für die körperliche Kurzzeit-Leistungsfähigkeit (Stryer 1990). Je nach ernährungswissenschaftlichen, pharmakologischen oder leistungsphysiologischen Gesichtspunkten sind die Aussagen und Meinungen zur Kreatinzufuhr und Kreatinsupplementierung jedoch sehr unterschiedlich. Sie reichen von der Beschreibung einer ausgewogenen Bilanz trotz Leistungssports über die Mitteilung pharmakologisch-toxikologischer Bedenken bis zur Auslobung einer nährstoffvermittelten, erlaubten Leistungssteigerung. Obwohl die biochemische Bedeutung des Kreatins für die muskuläre Energiebereitstellung durch Tierversuche seit den 1930er-Jahren bekannt ist, spielt Kreatin im Leistungssport erst seit Beginn der 1990er-Jahre eine ernst zu nehmende Rolle. Seit dieser Zeit liegen Ergebnisse aus kontrollierten Studien vor, die eine Verbesserung der Leistungsfähigkeit im Kraftausdauer- und Schnelligkeitsbereich glaubhaft machen (König und Berg 2000). Kreatin zählt als natürlich vorkommende Verbindung zu den Lebensmittelinhaltsstoffen, hat aber weder essenziellen noch Nährstoffcharakter. Der menschliche Körper ist in der Lage, ausreichende Mengen an Kreatin aus den Vorstufen Arginin, Glycin und Methionin zu synthetisieren. Dabei wird die körpereigene Synthese durch die zugeführte Kreatinmenge reguliert; eine hohe Kreatinzufuhr mit der Nahrung führt reversibel zu einer nachweisbaren Unterdrückung der körpereigenen, hepatischen Kreatinbildung. Zudem muss zu seiner Wirksamkeit ein ständiger Transport von der Leber zum Zielorgan Muskulatur stattfinden; die hierfür verantwortlichen Regulationsmechanismen sind weitgehend unbekannt.

Bei kritischer Bewertung der vorliegenden Daten ist davon auszugehen, dass eine gezielte Kreatinzufuhr den Kreatingehalt im Muskel um 15–25 % erhöhen kann. Dies kann sowohl über die Gabe von hohen Dosen von ca. 20 g Kreatin/Tag über 5 Tage als auch über Mengen von 3 g/Tag über einen Zeitraum von etwa 1 Monat erreicht werden. Der erhöhte Kreatingehalt kann anschließend über eine Kreatinzufuhr von 2 g/Tag erhalten werden. Allerdings gibt es bei der Supplementierung Responder- und Non-Responder-Typen. Es wird vermutet, dass der jeweilige muskuläre Kreatingehalt vor Beginn der Supplementierung die Wirkung beeinflusst und eine signifikante Wirkung vorrangig bei Personen mit zuvor erniedrigtem basalem Kreatingehalt erwartet werden darf. Allerdings ist unter Kreatinsupplementierung auch mit Nebenwirkungen zu rechnen. So ändert sich das Körpergewicht über Wassereinlagerungen in aller Regel um 1 bis 3 kg in den ersten Tagen einer Supplementierung. Ebenso erhöht sich der Muskeltonus. Der geäußerte Verdacht einer kreatininduzierten Störung der Nierenfunktion unter Supplementierung scheint jedoch nicht zutreffend zu sein. Bei der Häufigkeit seiner Anwendung stimmt es jedoch bedenklich, dass es weiterhin keine Daten aus prospektiven, dosiskontrollierten Studien mit validierter Messmethode gibt, die eine Nierenfunktionsstörung unter Langzeitsupplementierung mit Sicherheit ausschließen (König und Berg 2000).

Carnitin

Wie Kreatin zählt auch Carnitin als natürlich vorkommende Betainverbindung zu den Lebensmittelinhaltsstoffen und hat für den gesunden Menschen ebenfalls weder essenziellen noch Nährstoffcharakter. Der menschliche Körper ist in der Lage, ausreichende Mengen an Carnitin auch bei nur geringer Zufuhr, z. B. fleischfreier Kost, zu synthetisieren. Leistungsphysiologische Bedeutung hat Carnitin durch seine Bedeutung als enzymgesteuertes (Carnitin-Transferase) intrazelluläres Transportprotein für Acylgruppen, vorrangig Palmitin-Acyl-CoA, durch die innere Mitochondrienmembran. Die Anwesenheit von Carnitin ist damit eine Voraussetzung für die effektive Nutzung sowohl der aus den intramuskulären Triglyzeriddepots freigesetzten muskulären Fettsäuren als auch der als freie Fettsäuren in die Muskelzelle eingeschleusten langkettigen, gesättigten Fettsäuren für die β-Oxidation (Stryer 1990). Entsprechend wird für die Carnitinsupplementierung eine erhöhte Nutzung der Fettsäuren im Rahmen der β-Oxidation bis hin zu einer vermehrten „Abschmelzung" der körpereigenen Fettdepots („Fettburner") vorhergesagt. Dies in randomisierten, kontrollierten Studien zu belegen, erscheint allerdings äußerst schwierig. Auch für Carnitin muss zu seiner Wirksamkeit ein ständiger Transport von der Leber als zuständiges, aktives Stoffwechselorgan zum Ziel- und Speicherorgan Muskulatur stattfinden. So ist es auch nicht verwunderlich, dass bei über Supplemente erhöhter Zufuhr von Carnitin in Mengen von 5–6 g pro Tag die Carnitinkonzentration im Muskel nicht zwangsläufig erhöht werden kann bzw. die für Carnitin postulierten Effekte eines vermehrten Fettsäureumsatzes nicht nachgewiesen werden können. Resümierend erfüllen die heute vorliegenden kontrollierten Studien nicht die für Carnitinsupplemente gemachten Werbeaussagen; ausgelobt werden in der Regel Gewichtsverlust und Fettburning, vermehrte Fettsäureoxidation und Einsparung von muskulärem Glykogen, Erhöhung der Sauerstoffaufnahme und Reduzierung der Laktatkumulation bei maximaler Belastung. Inwieweit Aussagen zur Verbesserung der Infektanfälligkeit und Regeneration für die Carnitinsupplemente zutreffen, müssen ebenfalls noch kontrollierte Studien beweisen.

BCAA (Branched Chain Amino Acids; verzweigtkettige Aminosäuren)

Anders als zunächst von Newsholme und Mitarbeitern im Rahmen der „zentralen Ermüdungstheorie" (siehe auch Theorien zum Hungerast, Kap. 3.3) formuliert und vermutet (Newsholme und Blomstrand 1995), gibt es keine kontrollierten Studien, die für eine Verbesserung der Ausdauerleistungsfähigkeit und Verschiebung der Ermüdungsschwelle durch Gabe von BCAA sprechen (Wagenmakers 1999). Begünstigt durch Ergebnisse, die eine Akkumulation von 5-Hydroxy-Tryptamin im zentralen Nervensystem über die plasmatische Erhöhung von Tryptophan vermuten ließen, hatte man auf die Wirkung von BCAA als kompetitive Inhibitoren des zerebralen Tryptophan-Uptakes gebaut und sowohl in Theorie wie auch in der Praxis, z. B. Produktion von BCAA-Getränken, in die BCAA-Hypothese investiert. Jedoch konnten BCAA-haltige Getränke keinen Vorteil gegenüber den in ihrer Wirkung anerkannten kohlenhydrathaltigen Sportlergetränken aufzeigen.

MCT (Medium-Chain-Triglycerides; mittelkettige Fettsäuren)

Ähnlich wie für die BCAA-Supplemente fehlen auch für MCT-Produkte randomisierte, kontrollierte Studien, die den Einsatz von MCT-Produkten zur Verbesserung der Ausdauerleistungsfähigkeit bei Sportlern rechtfertigen könnten. Der überwiegende Teil der bisher durchgeführten Studien zeigt, dass die Zufuhr von MCT (Dosierungen von 30–86 g oder ca. 40 g/h) nicht den erhofften Vorteil für die Magenentleerung mit sich bringt und keinen oder sogar negative Effekte – oftmals in Form von Magen-Darm-Krämpfen – auf die körperliche Leistungsfähigkeit der untersuchten Sportler hatte. Wie bei BCAA-Supplementen zeigten auch MCT-Gaben keinen Vorteil gegenüber den in ihrer Wirkung anerkannten, kohlenhydrathaltigen Nahrungsergänzungen.

Glutamin

Vergleichbar zu den BCAA wird auch der Aminosäure Glutamin besondere Aufmerksamkeit geschenkt und eine leistungsfördernde Wirkung nachgesagt. Dies betrifft allerdings mehr indirekte als direkte Phänomene der körperlichen Leistungsfähigkeit. So zeigten einzelne Studien zur Glutaminsupplementierung eine Verbesserung der Infektrate nach erschöpfender Ausdauerbelastung sowie eine Verbesserung von Variablen zur Immunkompetenz. Dies kann in Zusammenhang mit der möglichen Funktion von Glutamin als Wachstumsfaktor bei Immunzellen gesehen werden. Ob diese Beobachtungen allerdings ausreichen, die Gabe von Glutaminsupplementen im Leistungssport über eine ausgewogene, vollwertige Ernährung hinaus zu rechtfertigen, muss kritisch gesehen werden (König et al. 2000).

Taurin

Die Aminosäure Taurin wird – bevorzugt in Kombination mit Koffein – zunehmend den auch als Partydrinks angebotenen „Energy Drinks" als leistungsfördernder Faktor zugesetzt. Aus Zellexperimenten ist hierzu bekannt, dass Taurin die katecholamin-induzierte Calciumwirkung an der Muskelzelle modulieren und damit die zelluläre Ermüdung herauszögern kann. Ob diese Effekte allerdings auf den menschlichen Organismus und die körperliche Leistungsfähigkeit übertragbar sind, ist nicht bekannt. Zum gegenwärtigen Zeitpunkt fehlen daher anerkannte Beweise, die für den Zusatz von Taurin in Sportlergetränken sprechen können.

Functional Foods

Im erweiterten Sinne können auch bestimmte Functional-Food-Produkte wie etwa probiotische Nahrungsergänzungen oder ACE-angereicherte Lebensmittel in die Reihe der leistungsfördernden Nahrungsergänzungen eingereiht werden (Berg et al. 1999; König et al. 1998, 1997b). Für viele dieser Produkte werden jeweils Aussagen zur Verbesserung der Leistungsfähigkeit und Gesunderhaltung gefunden, die auch für den Sportler von Vorteil wären (Deibert et al. 2004a). Aus wissenschaftlicher Sicht muss jedoch kritisch bemerkt werden, dass für viele im Handel erhältlichen Nähr- und Schutzstoffe im Bereich des Sports nicht die heute geforderten kontrollierten Ergebnisse vorliegen, die den möglichen Vorteil eines Verzehrs dieser Produkte für die körperliche Leistungsfähigkeit oder Belastbarkeit beweisen und eine entsprechende Auslobung rechtfertigen (s. Tab. 6, S. 43).

3.12 Schadstoffe in der Nahrung

In einer Zeit, wo täglich neue Meldungen über krank machende Nahrungsmittelinhaltstoffe den Blätterwald füllen und es ängstlichen Gemütern den Appetit verschlägt, muss sich natürlich auch jeder Sportler fragen, ob seine bisherigen Ernährungsvorstellungen noch Gültigkeit haben.

Deftig-kräftige Fleischgerichte gehören zur deutschen Hausmannskost und sind Grundnahrungsmittel vieler Kraft trainierender Sportler. Neuere Erkenntnisse über die Rinderseuche BSE (bovine spongiforme Enzephalopathie) sowie über Hormon-, Antibiotika-, Betablocker- und Tranquilizer-Zusätze im Fleisch lassen das gepriesene Steak in einem zweifelhaften Licht erscheinen. Gentechnisch veränderte Lebensmittel lassen weitere Ängste vor nicht kalkulierbaren Risiken aufkommen.

Um sich ein Bild über die vielfältigen Schadstoffe in unserer Nahrung zu machen, muss man unterscheiden zwischen:

1. natürlichen giftwirksamen Nahrungsstoffen.
   Diese sind in pflanzlichen oder tierischen Nahrungsmitteln enthalten oder können sich darin entwickeln ohne Zutun des Menschen.
2. giftwirksamen Nahrungsinhaltstoffen, die Nahrungsmitteln direkt zugesetzt werden oder als Verunreinigungen des Bodens oder des Futters (Nahrungskette) in das Nahrungsmittel gelangen.

Zu 1.: Eine Reihe von Pflanzen und Tieren ist für den Menschen als giftig bekannt und wird gemieden, sofern man sie nicht bewusst benutzt. In einigen giftfreien natürlichen Nahrungsmitteln können jedoch Giftstoffe entstehen, wie z. B. im Pfifferling, Wiesenchampignon und Edelreizker. Gewöhnlich ist die Konzentration dieser Stoffe so gering, dass kein nennenswerter Schaden entsteht. Bittermandeln und Süßkartoffeln enthalten das enzymhemmende Gift Blausäure. Die für den Menschen tödliche Dosis liegt bei ca. 100 g bitterer Mandeln. Ein weiterer Enzymhemmer, das Solanin, ist besonders in jungen und grünen Kartoffeln, Kartoffelbeeren und Kartoffelkeimen enthalten. Durch Garungsprozesse wie Braten und Kochen werden jedoch große Mengen des Solanins zerstört.

Auch krebserzeugende Substanzen (Karzinogene) kommen in essbaren Pflanzen vor, so z. B. in der Frühjahrslorchel, in Anis und Kampfer sowie in Cycasnüssen, die in Ostasien als Nahrungsmittel dienen.

Unterschiedlicher Herkunft können die krebserzeugenden Nitrosamine sein. In einigen großblättrigen Pflanzen, in Spuren enthalten, treten sie nach Überdüngung mit Nitriten in größeren Mengen auf. Die höchsten Nitrosamingehalte wurden nach längerem Lagern im gepökelten Speck und in Schinken gefunden.

Eine Senkung der Nitrit- und Nitratgehalte der Pökelsalze muss daher angestrebt werden (Eichler 1982).

Zu 2.: Eine ausführliche Besprechung der vielen bewussten und durch Umweltverschmutzungen entstandenen Schadstoffbeimengungen der Nahrungsmittel würde den

Rahmen dieses Buches sprengen. Es sei daher auf die Fachliteratur hingewiesen (Eichler 1982).

Erwähnenswert sind die Folgen einer Überdüngung mit nitrathaltigem Mineraldünger. Dabei muss festgestellt werden, dass nicht das Nitrat das Schädliche ist, welches die Pflanze für ihren Wachstumsprozess benötigt und gleichermaßen auch im Stalldünger enthalten ist, sondern die oft unkontrollierte Menge. Auch hier gilt die Erkenntnis von Paracelsus: „Dosis facit venenum", „die Dosis ist es, die das Gift ausmacht."

Das von Menschen aufgenommene Nitrat wird im Magen-Darm-Trakt zu Nitrit umgewandelt und führt besonders bei Säuglingen zur Methämoglobinbildung und damit zu einer Funktionsunfähigkeit des Blutes bei der Sauerstoffübertragung. Bekannt ist die Vergiftungsgefahr für Kleinkinder durch einen Tag lang aufbewahrtes nitrathaltiges Gemüse (Spinat).

Schwermetalle

Schwermetalle wie Blei, Cadmium und Quecksilber gehören zu den bekanntesten und gefährlichsten Umweltgiften. Aber nicht erst heute, sondern schon im römischen Reich wurden Vergiftungen beschrieben, offensichtlich hervorgerufen durch Leitungswasser, welches durch Bleirohre geführt wurde, oder durch Küchengeräte, die mittels Bleilegierungen hergestellt wurden. Die Zeichen der Bleivergiftung sind unverwechselbar: graue Verfärbung des Zahnfleisches (Bleisaum), gastrointestinale Beschwerden, Lähmungen, Sehstörungen und Gehirnschäden. Auch heute kann es zu Vergiftungen kommen, wenn z. B. Fruchtsaft längere Zeit in einem Gefäß mit Bleiglasur stehen gelassen wird. Die größte Menge Blei wurde vor Einführung von bleifreiem Kraftstoff jedoch durch Kraftfahrzeuge an die Luft abgegeben und überzog lange Zeit am Straßenrand gelegene Obstplantagen und Gemüsefelder.

Quecksilberverbindungen sind in der Natur weit verbreitet und wenig giftwirksam. Quecksilberdämpfe oder organische Quecksilberverbindungen sind jedoch ein aktuelles Biozid. Tonnenweise werden sie als Fungizide (Saatgutbeizmittel) oder als Katalysatoren bei der Kunststoffherstellung benötigt, um dann mit Abwässern an die Umwelt abgegeben zu werden. Über die Nahrungskette Plankton-Krebse-Fische gelangt das Quecksilber zum Menschen und führt zu Entzündungen der Mundschleimhaut (Stomatitis), Zahnausfall und schweren psychischen Schäden.

Schäden durch Cadmiumbelastungen sind erst seit den letzten drei Jahrzehnten bekannt. Cadmium kommt in der natürlichen Umwelt nur in geringen Mengen vor. Dafür wird es in vermehrtem Maße bei technischen Verfahrensweisen (galvanisches Metallisieren unedler Metalle), Zusatz zu Legierungen, Stabilisatoren in der Kunststoffindustrie und in elektrischen Batterien benötigt. Es entsteht weiterhin auch beim Verbrennen cadmiumhaltiger Kunststoffabfälle. Cadmium wird im menschlichen Körper nur sehr langsam abgebaut. Es lagert sich besonders in der Niere, Genitalorganen und Knochen ab. Dort führt es dann nach Überschreiten eines Schwellenwertes zu starken Schmerzen und Schädigungen.

Pestizide

Um das Für und Wider der Pestizide emotionslos beurteilen zu können, muss festgestellt werden, dass ohne Pestizide die Welternte besonders in den Entwicklungsländern nur 70 % betragen würde und dass bisher gut unter Kontrolle gehaltene Tropenkrankheiten und Tierseuchen wieder vermehrt aufflammen würden. Der Preis, der dafür gezahlt werden musste, war allerdings sehr hoch. DDT (Dichlor-diphenyl-trichlorethan), das wohl populärste Pestizid, bedroht durch Anreicherungen in der Nahrungskette nicht nur den Menschen, sondern auch ganze Tiergruppen. Ehemals nachgewiesene, bedrohliche Konzentrationen von DDT in der Muttermilch haben nach seiner Verbannung in der westlichen Welt heute für uns nur noch historischen Wert. Sie machen uns aber im Nachhinein bewusst, wie eng Umwelt und Gesundheit miteinander verbunden sind und dass es möglich ist, über veränderte Technologien krank machende Umweltfaktoren langfristig zu bekämpfen und auszuschalten.

Der Ausweg kann nur heißen, weltweit alternative Pflanzenschutzmittel (Sterilisation, mikrobiologische Präparate wie Viren, Pilze usw.) einzusetzen. Dieser aufwendige Weg ist nicht nur schwierig in der Anwendung, sondern wird auch die Nahrungsmittel erheblich verteuern.

Arzneimittel

Massentierhaltung, Industrialisierung der Landwirtschaft und spezielle Verbraucherwünsche führten zwangsläufig zum Einsatz von Arzneimitteln und Fütterungszusatzstoffen (Wirkstoffen) in den Zuchtbetrieben. Erlaubte Zusatzstoffe in Futtermitteln sind Vitamine, Antioxidationsmittel, Farb- und Konservierungsstoffe. Das Futter der Kälber wird häufig eisenarm gehalten, damit nur blasses Fleisch angesetzt wird. Problematisch wird es jedoch, wenn mögliche Krankheiten vorsorglich durch Antibiotikagaben vermieden werden sollten. Aromastoffe in Ferkelfutter sollen die Ferkel von der Muttermilch entwöhnen, damit sie eher auf Kraftfutter umgestellt werden können. Männliche und weibliche Hormone (Anabolika, Östradiol) sollen zu einer schnellen Gewichtszunahme führen. Schilddrüsenhemmer (Thyreostatika) senken den Grundumsatz der Tiere und sparen dadurch Futtermittel. Tranquilizer werden Schweinen gegeben, um ungewohnte Belastungen wie den Transport zum Schlachthof besser zu überstehen und nicht während des Transports am Herzinfarkt zu sterben.

Betablocker, abgewandelte Nebennierenmarkhormone, werden in der Humanmedizin bei Herzleiden eingesetzt. In der Tierzucht finden sie ihren Einsatz als Masthilfsmittel, wo sie durch Fettreduzierung zu einer Vergrößerung des Muskelanteils führen sollen.

Möglicherweise sind die Schadwirkungen dieser Substanzen gering, da sie weitgehend im tierischen Organismus abgebaut werden. Unappetitlich bleibt es dennoch. Andererseits ist noch nicht geklärt, inwieweit durch Kumulierung von Antibiotika Allergien oder Resistenzbildungen beim Menschen auftreten können.

Nimmt man jedoch wiederholt Fleisch von Injektionsstellen der vorbehandelten Tiere zu sich, wie das durchaus bei gleichen Chargen von Babynahrung vorkommen kann, so sind hormonell verursachte Schäden (z. B. Gynäkomastie) (Karg et al. 1990) bei Kindern beobachtet worden.

Bestrahlung von Lebensmitteln

Eine elegante Art der Lebensmittelkonservierung ohne chemische Zusätze glaubte man durch das Beschießen mit Gammastrahlen aus radioaktiven Quellen gefunden zu haben. Leider waren die Ergebnisse nicht so Erfolg versprechend wie ursprünglich angenommen. Zum einen gibt es strahlenresistente Mikroben, zum anderen wurden in den bestrahlten Nahrungsmitteln potenziell mutagene und kanzerogene Radiolyse-Produkte gefunden. Nierenschäden und Funktionsstörungen des Immunsystems werden als mögliche Folgen durch den Verzehr von bestrahlten Lebensmitteln diskutiert. Nach den deutschen Lebensmittelgesetzen war das Bestrahlen von Lebensmitteln und das Inverkehrbringen derselben verboten. Nach neuem EU-Recht können nun auch bestrahlte Lebensmittel, hier Kräuter und Gewürze, in Deutschland verkauft werden. Die Bestrahlungspraxis in den EU-Mitgliedstaaten ist sehr unterschiedlich. Nur für Produkte aus ökologischem Anbau ist eine Bestrahlung grundsätzlich verboten.

Additiva

Viele Lebensmittel werden mit Additiva behandelt, damit sie länger halten, besser schmecken oder aber auch nur gefälliger aussehen. 250 dieser Additiva sind in der Bundesrepublik erlaubt und auf ihre Gesundheitswirkung überprüft. Die meisten sind allergologisch bedeutungslos. Überempfindlichkeitsreaktionen können aber durch einige Konservierungs- und Farbstoffe ausgelöst werden (Tartrazin). Selten können jedoch nach dem Genuss von Glutamat Überempfindlichkeitsreaktionen auftreten. Verpackte Lebensmittel, denen Glutamat zugesetzt ist, müssen deshalb nach der Lebensmittel-Kennzeichnungs-Verordnung den Hinweis „Geschmacksverstärker" tragen.

Asthma, Rhinitis, Vaskulitis können die Folge sein. Es muss allerdings auch betont werden, dass solche allergischen Erscheinungen nicht immer von Überempfindlichkeitsreaktionen gegen gewisse Nahrungsmittel selbst abzugrenzen sind.

3.13 Gentechnisch veränderte Lebensmittel

Die Diskussion über eine revolutionäre Methode in der Lebensmittelherstellung ist in vollem Gange. Während Skeptiker nicht immer begründete Ängste schüren, wird diesen von Befürwortern Technikfeindlichkeit vorgeworfen.

In der Tat sprechen viele Vorteile für eine gentechnische Lebensmittelherstellung. Maßgeschneiderte Agrarprodukte haben ein hohes Ertragspotenzial, lange Lagerungsfähigkeit, Resistenz gegen Krankheitserreger, Toleranz gegen Hitze, Kälte und Wassermangel. Aus diesem Grund werden auf der ganzen Welt bereits transgene Nutzpflanzen angebaut. Bei allen offenliegenden Vorteilen müssen einige nicht unerhebliche Risiken einkalkuliert werden. Durch die Kombination von Genen verschiedener Spezies wird die natürliche Kreuzungsbarriere zwischen den Arten gesprengt, sodass ein möglicher horizontaler Gentransfer im Boden, Wasser oder im Darm von Tieren unkalkulierbare Risiken mit sich bringt. Unsicherheiten bei der Vorhersage der gewünschten Erbanlage, Antibiotikaresistenz und Allergien sind zu erwarten. Unproblematisch ist möglicherweise auch, dass genetisch veränderte Nutzpflanzen Nachteile in ihrer natürlichen Eigenschaft zeigen, sorgsam mit den Spurenelementen ihrer Böden umzugehen. So werden die wichtigen Spurenelemente den Böden vermehrt entzogen, stehen aber für die nächste Wachstumsgeneration nicht mehr ausreichend zur Verfügung. Folgen sind nicht nur verringerte Ernteerträge, sondern auch die Veränderung der Nährstoffdichte in der Ernährungskette.

Ob wir langfristig auf gentechnisch veränderte Lebensmittel verzichten können, ist die Frage. In jedem Fall sollte eine strenge Kennzeichnungspflicht den Verbraucher auf diese Produkte aufmerksam machen. Schärfere gesetzliche Regeln für den Anbau von Genpflanzen sollen auf die Ängste der Bürger Rücksicht nehmen; so sollen die Sicherheitsabstände zwischen Genpflanzen und herkömmlichem Anbau vergrößert werden und über ein öffentliches Standortregister die eingetragenen Anbauflächen auch weiterhin für jedermann zugänglich und einsehbar bleiben.

3.14 BSE (bovine spongiforme Enzephalopathie)

Der erste Fall dieser neuartigen Rinderseuche wurde 1986 in England beobachtet. Hervorgerufen wurde die BSE-Epidemie durch ein Proteinkonzentrat, welches bei der Tierkadaververwertung von an Scrapie erkrankten Schafen anfiel und an Rinder verfüttert wurde. Liegen die in Deutschland bisher registrierten BSE-Fälle bei 321, so beläuft sich die Zahl mit 179 316 in Großbritannien mittlerweile auf ein Vielfaches.

Die Tiere erkrankten nach einer Inkubationszeit von 6 bis 10 Jahren an einer progressiv verlaufenden Erkrankung des ZNS mit Bewegungsstörungen, plötzlichem Hinstürzen, Ängstlichkeit und Aggressivität.

In den vergangenen Jahren aufgetretene Fälle einer tödlich verlaufenden ZNS-Erkrankung beim Menschen, die der Creutzfeldt-Jakob-Krankheit (CJK) ähnelt und ebenfalls durch spongiforme Veränderungen im Gehirn (Vakuolenbildung in Neuronen und Hirngewebe) gekennzeichnet ist, wurden mit dem Verzehr von oder dem Kontakt mit Rindfleisch von vermutlich BSE-kranken Rindern in Verbindung gebracht. Anders als bei der Creutzfeldt-Jakob-Krankheit erkrankten hier vorwiegend junge Erwachsene und zeigten einen längeren Krankheitsverlauf (MSD 2000). Auch wenn BSE im Tierversuch experimentell übertragbar ist, bleibt doch der Ablauf des Übertragungsmodus weitgehend unbekannt und die Frage zur möglichen Übertragung von BSE auf den Menschen ungeklärt. Eine gesicherte Beziehung zwischen kontaminiertem Rindfleisch und einer Erkrankung des Menschen wurde bisher nicht nachgewiesen, gilt aber als relativ sicher. Es wird davon ausgegangen, dass eine kritische Menge an Erreger über die Nahrungskette aufgenommen werden muss, bevor eine Ansteckung erfolgt. Bisher sind in

Großbritannien bereits fast 90 Menschen an der neuen Variante der CJK verstorben, 5 Menschen verstarben in Frankreich.

Sicher infektiös sind beim erkrankten Tier nur Hirn und Teile des Rückenmarks. Ob eine Übertragung von Fleisch ausgehen kann, ist ungewiss. Da nur weniger als 0,5 % unseres Fleisches aus Großbritannien stammt, sind überzogene Ängste unbegründet. Durch eine gleichzeitige, strenge Kontrolle des Rinderbestandes und der Tierfutterher-stellung, verbunden mit einem Fütterungsverbot von tiermehlhaltigen Proteinkonzen-trationen oder mit Tiermehl angereichertem Tierfutter, dürfte es gelingen, BSE und vor allem die Gefahr einer Übertragung auf den Menschen zu eliminieren.

4 Stoffwechselkrankheiten und Sport

4.1 Diabetes

Diabetes mellitus ist der Sammelbegriff für heterogene Störungen des Stoffwechsels, deren Leitbefund die chronische Hyperglykämie ist. Ursache ist entweder eine gestörte Insulinsekretion oder eine gestörte Insulinwirkung oder auch beides.

Zurzeit leben in der Bundesrepublik mehr als 6 Millionen Diabetiker. Als Entstehungsursache des Diabetes werden Erbanlagen und Umweltfaktoren angeschuldigt. Man unterscheidet zwischen Typ-I-Diabetes (insulinabhängiger DM, jugendlicher Diabetes) und Typ-II-Diabetes (nichtinsulinpflichtiger Diabetes, Altersdiabetes). Steht beim Typ-II-DM die Insulinresistenz mit relativem Insulinmangel im Vordergrund, so zeichnet sich der Typ-I-DM durch einen absoluten Insulinmangel zumeist nach immunvermittelter selektiver Zerstörung der insulinsezierenden β-Zellen des Pankreas aus.

Zu den auslösenden Faktoren zählen Lebensstilfaktoren wie Übergewicht und körperliche Inaktivität für den Typ-II-DM (90 % aller erwachsenen Diabetiker sind übergewichtig) und Viruserkrankungen für den nicht mit Übergewicht assoziierten Typ-I-DM. Während der Schwangerschaft oder nach längerer Medikamenteneinnahme (Kortison, Ovulationshemmer) kann Diabetes erstmals manifest werden (MSD 2000).

Beim gesunden Menschen wird durch die in den Inselzellen der Bauchspeicheldrüse gebildete Hormone Insulin und Glukagon der Glukosespiegel im Blut bei 70–100 mg/dl im Nüchternzustand konstant gehalten.

Die aktuellen Empfehlungen der American Diabetes Association wie auch die Leitlinien der Deutschen Diabetes Gesellschaft besagen, dass die Diagnose Diabetes nicht erst über Gelegenheits-Blutglukose-Werte über 200 mg/dl, sondern bereits bei erhöhter Nüchternglukose (Werte > 126 mg/dl) gestellt werden soll. Klinisch kann das Vorliegen des Typ-II-DM und auch der ihm vorausgehenden, gestörten Glukosetoleranz über einen definierten Test (oraler Glukosetoleranztest, OGTT) und die so erfassten Blutzuckerwerte nach standardisierter Gabe von 75 g Glukose dokumentiert werden (2-Stundenwert >200 mg/dl: Diagnose Diabetes; 2-Stundenwert >140 mg/dl: Diagnose gestörte Glukosetoleranz; impaired glucose tolerance; IGT). Von einer abnormalen Nüchternglukose (impaired fasting glucose; IFG) spricht man für den Bereich der Nüchternblutglukose von 110 bis 125 mg/dl; auch dieser Zustand ist als Vorstufe zum Diabetes anzusehen und oftmals bereits mit weiteren Problemen eines sogenannten metabolischen Syndroms (kombiniertes Vorliegen von Hypertonie, Übergewicht, erhöhten Triglyzeriden, erniedrigtem HDL-Cholesterin) zusätzlich zur Hyperglykämie vergesellschaftet (Abb. 46, 47).

Durch Insulinmangel steigt der Blutzucker an, übersteigt die Nierenschwelle und wird mit dem Urin ausgeschieden. Das Wesen dieser Erkrankung liegt also darin, dass der Organismus trotz reichlichen Angebots des „Brennstoffs" Glukose diese nicht verwerten kann.

Durch eine geeignete Einstellung über orale Antidiabetika und/oder Zufuhr von Insulin ist jedoch eine ausgeglichene Stoffwechselsituation in den allermeisten Fällen herstellbar. Voraussetzung dafür ist aber die Einhaltung einer korrekten Diabetesdiät mit regelmäßiger Blutzuckereigenkontrolle.

Der erste Grundsatz der Diät heißt öfter, aber weniger essen. Durch viele kleine Mahlzeiten (mindestens aber 5–6 pro Tag) werden Blutzuckerspitzen vermieden. Zu meiden sind Lebensmittel, die große Mengen von Trauben- oder Rohrzucker enthalten, wie Konfekt, Bonbons, Limonaden, Schokolade, Kuchen, Kekse, überreifes Obst sowie Obst mit extrem hohen Zuckergehalt wie Datteln, Feigen, Weintrauben und Ananas.

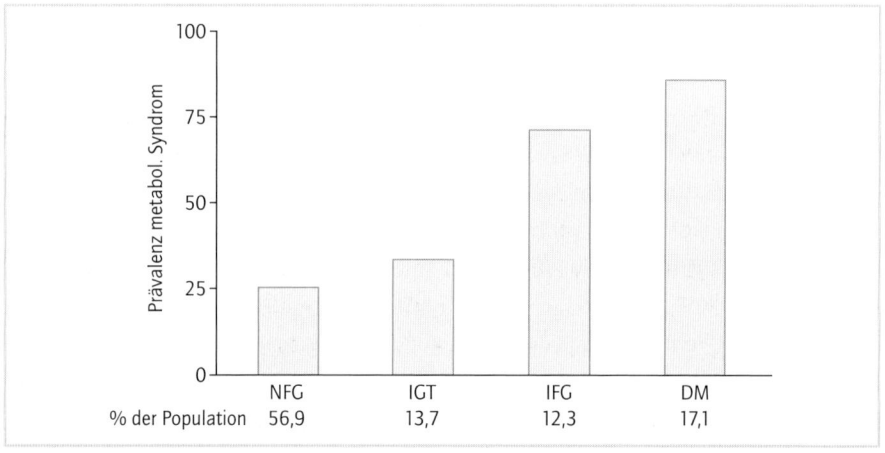

Abb. 46: Häufigkeit und Verteilung von Diabetes und metabolischem Syndrom in der US-amerikanischen Bevölkerung (NFG = Normaler Nüchternblutzucker; IGT = eingeschränkte Glukose-Toleranz; IFG = gestörter Nüchternblutzucker; DM = Diabetes Mellitus; modifiziert nach Alexander et al. 2003).

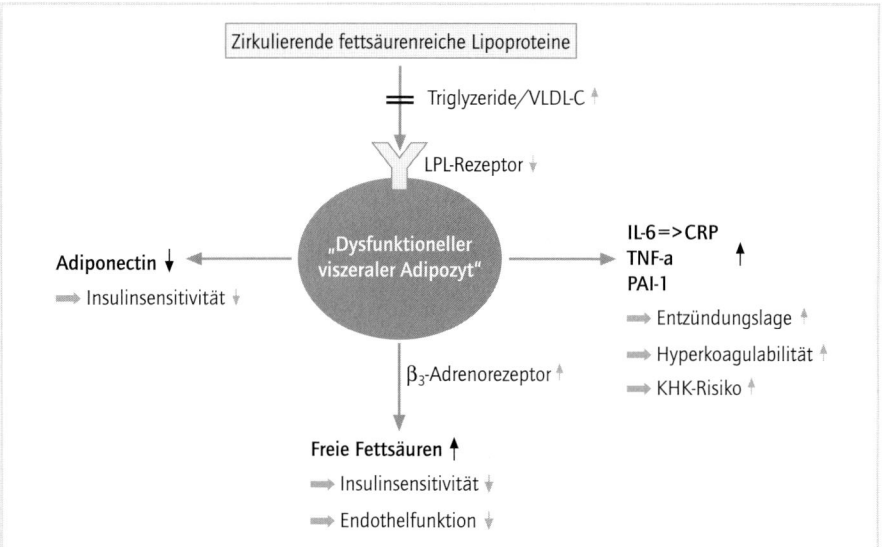

Abb. 47: Metabolische Dysregulation des hypertrophierten abdominellen Adipozyten.
Zur Aufrechterhaltung der physiologischen Stoffwechselfunktion ist eine konstante Differenzierung der Adipozyten aus mesenchymalen Zellen bzw. Prä-Adipozyten in neue, metabolisch aktive Adipozyten notwendig. Bei Patienten mit Insulinresistenz bzw. DM II ist diese Differenzierung gestört ist. Dies führt vor allem zu einer reduzierten Kapazität der Fettspeicherung im viszeralen Fettgewebe. Pathophysiologisch bedeutsam ist auch eine erhöhte Lipolyserate, die über eine verstärkte Aktivierung des ß₃-Adreno-rezeptor im abdominellen Fettgewebe getriggert wird Die fehlende Neudifferenzierung der Fettzellen führt unter anderem dazu, dass der hypertrophierte abdominelle Adipozyt proinflammatorische Cytokine sowie verschiedene adipozytäre Differenzierungsfaktoren wie TNF-alpha (TNF-α), Interleukin-6 (IL-6), Leptin vermehrt oder Adiponectin vermindert freisetzt.

Erlaubt dagegen sind Zuckerzusatzstoffe wie Sorbit, Saccharin und Cyclamat. Kleine Mengen an Alkohol beeinflussen den Stoffwechsel nicht, höchstens indirekt durch seinen hohen kalorischen Brennwert.

Stehen beim nicht-insulin-pflichtigen Typ-II-Diabetiker im Ernährungsverhalten vor allem die Grundsätze der vollwertigen und abwechslungsreichen Ernährung unter Berücksichtigung der Energiebilanz und der Qualität der zugeführten Kohlenhydrate und Fette im Vordergrund (s. auch „metabolisches Syndrom"), so ist für den Typ-I-Diabetiker eine Ernährung ohne ständige Ernährung- und Blutzuckerkontrolle zur Beurteilung der zugeführten Kohlenhydratmenge und zur Abstimmung der notwendigen Insulinzufuhr (Insulineinheiten und Art des Insulins) nicht möglich. Bei Übergewicht müssen in jedem Fall noch die durch die Nahrung aufgenommenen Gesamtkalorien beachtet werden (Mehnert und Staudl 1975). Die Kohlenhydrate werden üblicherweise nach Gramm Kohlenhydrate (g KH) oder nach Broteinheiten (BE) berechnet. Allgemein durchgesetzt, da verständlicher, haben sich die Broteinheiten.

Eine Broteinheit (= 12 g KH) entspricht einer Scheibe Schwarzbrot von 25 g oder 100 g Apfel oder ¼ l Milch.

Werden vom Arzt 12 BE verordnet, so sind sie zweckmäßigerweise wie folgt auf die einzelnen Mahlzeiten zu verteilen:

1. Frühstück	3 BE
2. Frühstück	1 BE
Mittagessen	3 BE
Vesper	1 BE
Abendessen	3 BE
Spätmahlzeit	1 BE

Ein Drittel aller Kohlenhydrate sollte in Form von Obst und Gemüse aufgenommen werden. Sofern keine anderen Krankheiten vorliegen, brauchen beim Eiweißverzehr keine strengen Maßstäbe angelegt werden. Der Fettverzehr muss dahingehend überwacht werden, dass nicht zu große Mengen tierischer Fette aufgenommen werden, die eine kalorische Überlastung darstellen und zu arteriosklerotischen Gefäßveränderungen führen.

Körperliche Arbeit wird schon seit Längerem als eine der 3 Säulen der Diabetesbehandlung bezeichnet (Insulin, Diät, körperliches Training). Zahlreiche Untersuchungen haben ergeben, dass Training die Insulinwirkung verstärkt und den arbeitenden Muskel für Insulin empfindlicher macht. Dadurch wird die Glukoseaufnahme im Muskel verbessert und der Blutzuckerspiegel herabgesetzt (Hanefeld und Fischer 1996). Da sich jedoch nicht jedes körperliche Training und sportliche Belastungen in gleicher Weise auf den Stoffwechsel des Diabetikers auswirken, kommt es darauf an, ihn in der Trainingswahl und vor allem in der Trainingsbegleitung, d. h. der Abstimmung von Trainingsintensität, Kohlenhydratumsatz und Insulinbedarf, zu beraten. Diese trifft in der Regel nicht für den übergewichtigen Typ-II-Diabetiker zu. Diese weitgehend medizinische Trainingsbegleitung erfordert eine kontinuierliche und gewissenhafte Kontrolle der Trainings- und Ernährungssituation in gemeinsamer Absprache zwischen Sportler und dem medizinischen Spezialisten, in der Regel einem hierzu ausgebildeten Diabetologen. Höchstleistungen sind nicht grundsätzlich abzulehnen, müssen jedoch im Detail und individuell beurteilt und abgestimmt werden, ebenso wie Schnellkraftübungen und technische Disziplinen (Sprints, Kugelstoßen, Hochsprung, Speerwurf). Geeigneter und in ihrer Stoffwechseleinstellung einfacher sind jedoch Sportarten mit Ausdauercharakter, die gleichsam einen Trainingseffekt auf das Herz-Kreislauf-System haben. Jedes körperliche Training und erst recht ein leistungssportliches Training bei Typ-

I-Diabetes sollte aber nur nach Anweisung und unter Kontrolle des Arztes durchgeführt werden, da es infolge des Trainings während, aber auch in den Stunden nach der körperlichen Aktivität, so etwa in der anschließenden Nachtphase zu einer Unterzuckerung (hypoglykämischer Schock) kommen kann.

Mit derartigen Komplikationen ist beim Sport treibenden nicht-insulinpflichtigen Typ-II-Diabetiker nicht zu rechnen. Im Gegensatz zum Titel „Sport trotz Diabetes" beim Typ-I-Diabetiker steht für den meist inaktiven und übergewichtigen Typ-II-Diabetiker das therapeutische Prinzip der Lebensstiländerung nach dem Motto „mit Sport gegen Diabetes" im Mittelpunkt. Aktuelle Studien haben nachdrücklich gezeigt, dass regelmäßige körperliche Aktivität in Verbindung mit einer energetisch ausgeglichenen Ernährung und Gewichtsreduktion von mehr als 2,5 kg die klinische Manifestation des Typ-II-Diabetes auch bei bereits gestörter Glukosetoleranz um ca. 60 % reduzieren und um Jahre verzögern kann (Tuomiletho et al. 2001). Vorteilhaft ist zudem, dass durch die körperliche Aktivität nicht nur die Glukosetoleranz verbessert wird, sondern auch die begleitenden Risikofaktoren zur Insulinresistenz, das metabolische Syndrom (Hypertonie, Übergewicht, erhöhte Triglyzeride, erniedrigtes HDL-Cholesterin) effektiv angegangen werden (Berg et al. 1994b, 1997b; Halle et al. 1999b). Praktische Ratschläge wie auch theoretische Hintergründe zum Sport mit Diabetikern können den aktuellen Empfehlungen der Fachgesellschaften (www.diabetes-deutschland.de) entnommen werden.

4.2 Gicht

Die Gicht war schon im frühen Altertum bekannt. Sie wurde erstmals von *Hippokrates* als eine Gelenkerkrankung mit Bevorzugung des Großzehengrundgelenkes beschrieben. Man erkannte auch, dass diese Erkrankung bei den vegetarisch lebenden Ägyptern und Hindus sehr selten war. Im Gegensatz dazu war die Gicht besonders bei wohlhabenden Bevölkerungsgruppen mit hohem Fleischkonsum wie bei Griechen und Römern sehr häufig. Wegen des gehäuften Vorkommens der Gicht im französischen Königshaus, bedingt durch die Unmäßigkeit der Ess- und Trinksitten, nannte man die Gicht auch „die Krankheit der Sonnenkönige".

Unter Gicht versteht man eine Stoffwechselstörung, die den Purinstoffwechsel betrifft und mit einer Erhöhung des Harnsäurespiegels im Serum (Hyperurikämie) einhergeht. Sie ist eine typische Zivilisationskrankheit. Nach den Notzeiten im 2. Weltkrieg hat sie sich bis heute verzwanzigfacht (Mertz 1978).

Für die Entstehung der primären Gicht werden genetische Faktoren in Verbindung mit Umweltfaktoren angeschuldigt. Als begünstigende Umweltfaktoren kommen infrage: Übergewicht, überreichlicher Genuss von tierischem Eiweiß, körperliche Inaktivität, Alkoholismus.

Die sekundäre Gicht entsteht infolge von Krankheiten, die mit einem erhöhten Anfall von Harnsäure einhergeht wie Polyglobulie (Vermehrung von Erythrozyten), verminderte renale Uratausscheidung (Stoffwechselstörung der Nieren), längere Fastenperioden, zytostatische Therapie bei Tumoren usw. Männer sind von der Gicht 7-mal häufiger betroffen als Frauen.

Die Symptomatik der akuten Gicht wird durch den Gichtanfall in einem Gelenk, meistens im Großzehengrundgelenk, aber auch im Daumen-, Finger- oder Sprunggelenk geprägt. Das befallene Gelenk ist durch die eingelagerten Harnsäurekristalle äußerst erschütterungsempfindlich, die Haut ist gerötet und teigig geschwollen. In der interkritischen Phase kommt es dann zu Gelenkzerstörungen mit nachfolgenden Deformationen. Als Gewebereaktion auf die Harnsäurekristalle entstehen Gichtknoten. Ausfällungen von Harnsäurekristallen in der Niere führen zu Uratnephropathien und Harnsteinen.

Langfristig gesehen findet man bei Gichtkranken vermehrt Arteriosklerose mit den Folgeschäden Bluthochdruck und Herzinfarkt.

Die Therapie besteht neben den medikamentösen Maßnahmen aus einer sachgerechten Diät und einer körperlichen Aktivierung. Bei der Gichtdiät sollten purinreiche Nahrungsmittel wie Innereien (Bries, Niere, Gehirn, Ölsardinen) und bereits moderater Alkoholgenuss gemieden werden. Die notwendige Eiweißzufuhr sollte durch Milchprodukte gedeckt werden. Interessant ist der Einfluss von körperlichem Training auf die Hyperurikämie. Obwohl große, ungewohnte körperliche Belastungen bei unbehandelten Gichtkranken einen Gichtanfall auslösen können, fällt die Serumharnsäurekonzentration bei regelmäßigem Training, z.B. an einem Fahrradergometer, ab (Horvath 1967; Lun et al. 1975; Nichols et al. 1951).

Bosov et al. (1970) fanden bei Athleten eine um 0,3–3,1 mg/ 100 ml niedrigere Serumharnsäurekonzentration als bei Untrainierten. Auch bei dieser Erkrankung liegt damit der präventative und rehabilitative Wert einer regelmäßigen Ausdauerbelastung auf der Hand.

4.3 Metabolisches Syndrom und Hypercholesterinämie

Eine unausgewogene Ernährung sowie ein geringes körperliches Aktivitätsniveau sind hauptverantwortlich für die Entwicklung des metabolischen Syndroms. Mindestens 20 % der Erwachsenen in Deutschland weisen ein metabolisches Syndrom (Tab. 22) auf, das mit einem hohen kardiovaskulären Morbiditäts- und Mortalitätsrisiko assoziiert ist.

Tab. 22: Diagnosekriterien des metabolischen Syndroms. Ein metabolische Syndrom ist zu diagnostizieren, wenn mindestens 3 der folgenden klinischen bzw. laborchemischen Merkmale vorliegen.

Stammbetonte Adipositas mit erhöhtem Bauchumfang (Männer > 102 cm; Frauen > 88 cm)
Verminderte Glukosetoleranz bis zum manifesten Diabetes mellitus Typ II (Nüchternglukose > 100 mg/dl oder antidiabetische Medikation)
Arterielle Hypertonie auf dem Boden einer endothelialen Dysfunktion (RR > 135/85 mmHg oder antihypertensive Medikation)
Dyslipoproteinämie mit Erhöhung von Triglyceriden (> 150 mg/dl) bzw. VLDL-Cholesterin und erniedrigtem HDL-Cholesterin (Männer < 40 mg/dl; Frauen < 50 mg/dl oder medikamentöse Therapie)

In Hinblick auf die Ernährungsweise ist gesichert, dass eine hohe Gesamtkalorienzufuhr – insbesondere Fettkalorien und sog. „leere" Kalorien – ein hoher Anteil an gesättigten Fettsäuren und raffinierten Getreideprodukten, wenig Ballaststoffe und eine hohe Alkoholzufuhr das Risiko für ein metabolisches Syndrom erhöhen.

Große Interventionsstudien haben zweifelsfrei belegt, dass ein Lebenstil-orientiertes Therapiekonzept, bestehend aus einer Veränderung dieser Ernährungsgewohnheiten und vermehrter körperlicher Aktivität das Risiko deutlich vermindern können. In Anlehnung an die Pathophysiologie und Risikokonstellation des metabolischen Syndroms sollte eine Ernährungsintervention vor allem die Risikofaktoren Übergewicht, Fettstoffwechselstörung, pathologische Glukosetoleranz und arterielle Hypertonie günstig beeinflussen.

Im Detail sollte sich die Ernährung bei metabolischem Syndrom an folgenden Interventionszielen orientieren:

1. Verringerung des Körpergewichts und damit des abdominellen Fettanteils
Da beim metabolischen Syndrom definitionsgemäß übergewichtsbedingte Gesund-heitsstörungen vorliegen, ist die Indikation zur Gewichtsreduktion bei einem BMI > 25 kg/m² gegeben und hat absolute Priorität (s. Kap. 2.3.1).

2. Verbesserung der Quantität und Qualität der Fettzufuhr
Neben der Reduktion der Gesamtfettzufuhr (< 60 g/d) ist eine Optimierung der Fett-qualität in der Ernährung anzustreben. Vor allem der Anteil der gesättigten Fette und der Transfettsäuren (TFS) sollte auf unter 10 % (< 8 % bei erhöhtem LDL-Cholesterin) der Energiezufuhr reduziert werden. Bei richtiger Umsetzung führt dies einerseits zu ei-ner erwünschten Kalorienreduktion sowie zu einer Senkung der Triglyzeride und Anhe-bung des LDL-Cholesterins.

Ein Ersatz gesättigter Fettsäuren sollte bevorzugt durch einfach ungesättigte Fett-säuren erfolgen. Derzeit wird eine Zufuhr von 10 – 20 % der Gesamtenergie durch ein-fach ungesättigte Fettsäuren (EUFS) empfohlen. EUFS senken ebenfalls das LDL-Cho-lesterin und die Triglyzeride und verhalten sich in Hinblick auf das HDL-Cholesterin neutral.

3. Veränderung der Quantität und Qualität der Kohlenhydratzufuhr
Gerade für Übergewichtige und Patienten mit metabolischem Syndrom wurde eine fettarme, kohlenhydratreiche Errährung zur Gewichtsreduktion und Verbesserung des Lipidprofils propagiert. Eine kohlenhydratreiche Ernährung kann jedoch für einen Teil der (inaktiven) Bevölkerung auch mit stoffwechselrelevanten Nachteilen assoziiert sein. Eine hohe Zufuhr an einfachen Kohlenhydraten kann über einen erhöhten post-prandialen Insulinpeak zu einer verstärkten hepatischen Fettsäure- und Triglyzeridsyn-these führen. Da ein erhöhter Umsatz an triglyzeridreichen Lipoproteinen auch mit verminderten HDL-Cholesterinspiegeln assoziiert ist, führt eine kohlenhydratreiche Ernährung – vor allem bei hohem glykämischem Index (GI) der Lebensmittel – nicht selten zu einer Verschlechterung des atherogen Lipidprofils. Es wird daher empfohlen, dass insbesondere bei hoher Kohlenhydratzufuhr (55 – 60 % der Gesamtenergie) auf einen niedrigen GI und ausreichende Zufuhr von Ballaststoffen (mindestens 40 g/d) geachtet werden sollte. Des Weiteren sollten Patienten mit metabolischem Syndrom auf eine regelmäßige Zufuhr von nicht-raffinierten Getreideprodukten sowie einen aus-reichenden Verzehr von Gemüse, Obst (mindestens 5 Portionen/Woche) und Hülsen-früchten (mindestens 4 Portionen/Woche) achten.

Obwohl Zusammenhänge zwischen GI, postprandialer Glykämie und Insulinsensiti-vität nahe liegend sind, steht der allgemein akzeptierte und evidenzbasierte Nachweis einer Verbesserung der glykämischen Stoffwechsellage durch eine Ernährungsweise mit niedrigem GI noch aus.

Reduktion der Cholesterin- und Salzzufuhr

Seit vielen Jahren wird zu Recht eine Reduktion des Nahrungscholesterins auf unter 300 mg/d empfohlen. Auch in den aktuellen Ernährungsempfehlungen hat diese Maßnahme daher den Evidenzhärtegrad A zur Verbesserung des Lipidprofils. Es sollte jedoch bedacht werden, dass der Effekt der Fettmodifikation eine weitaus bedeutsamere Auswirkung auf das LDL-Cholesterin hat, als die Reduktion des Nahrungscholesterins.

Bekannterweise besteht eine signifikante Dosis-Wirkungsbeziehung zwischen der *Zufuhr von Kochsalz* und der Blutdruckregulation. Entsprechend ist die Kochsalzreduktion ein signifikanter und entscheidender Faktor in der Prävention und Behandlung der Hypertonie im Rahmen des metabolischen Syndroms. Das optimale Ziel wäre, das Ausmaß der Kochsalzzufuhr auf 3 g/Tag zu reduzieren und damit eine Blutdrucksenkung von 15/10 mmHg zu erreichen (s. a. Kap. 4.4).

4.4 Hypertonie

Die Prävalenz der Hypertonie in Europa in der Bevölkerung über 35 Jahre beträgt ca. 40 %. Nach WHO-Kriterien gilt ein systolischer Blutdruck höher als 120 mmHg oder ein diastolischer Blutdruck höher als 80 mmHg als grenzwertig, ein systolischer Blutdruck höher als 140 mmHg oder ein diastolischer Blutdruck größer als 90 mmHg definiert eine Hypertonie.

Vor Beginn einer medikamentösen Therapie ist eine Veränderung des Lebensstils in der Therapie der Hypertonie zwingend anzustreben. In Hinblick auf die Ernährungstherapie ist die Gewichtsreduktion ein signifikanter und entscheidender Faktor in der Prävention und Behandlung der Hypertonie. Der zu erwartende Effekt liegt bei -1,05 mmHg (systolisch) und -0,92 mmHg (diastolisch) pro Kilogramm Gewichtsverlust. Eine grundsätzlich bessere Wirkung wird bei einer Gewichtsreduktion von mehr als 5 kg erzielt.

Darüber hinaus besteht eine signifikante Dosis-Wirkungsbeziehung zwischen der *Zufuhr von Kochsalz* und der Blutdruckregulation. Entsprechend ist die Kochsalzreduktion ein signifikanter und entscheidender Faktor in der Prävention und Behandlung der

Hypertonie. Das optimale Ziel wäre, das Ausmaß der Kochsalzzufuhr auf 3 g/Tag zu reduzieren und damit eine Blutdrucksenkung von 15/10 mmHg zu erreichen. Bei Hypertonikern können noch bessere Wirkungen erzielt werden. Neben der Gewichtsreduktion ist die konsequente Kochsalzreduktion damit der wohl wichtigste Faktor in der non-medikamentösen Hochdrucktherapie (Tab. 23).

Eine statistisch zwar gesicherte, in ihrer Wirkung aber eher schwache Beziehung besteht zwischen der *Ballaststoffzufuhr* und dem Blutdruck. Die vermehrte Einnahme von Ballaststoffen kann in der Prävention und Behandlung der Hypertonie angewendet werden. Experimentell wurden dabei allerdings nur geringe Blutdruckabsenkungen von 1,1/1,3 mmHg pro 11,5 g/d Ballaststoffzufuhr berechnet. Wie bei den bereits genannten Therapieprinzipien zeigen auch hier Studien mit Hypertonikern eine bessere Wirkung (6/4 mmHg) auf.

Auch die Auswahl der Nahrungsfette hat einen gesicherten und für die Prävention der Hypertonie nutzbaren Effekt. So zeigen mehrfach ungesättigte Fettsäuren einen günstigen Einfluss auf die Gefäßreagibilität (Berg et al. 2006). Zusätzlich zu diesem physikalischen Phänomen wirken mehrfach ungesättigten Fettsäuren (n-3-PUFA), vorrangig als Eicosapentaensäure (EPA) und Docosahexaensäure (DHA) auch über den Eicosanoidstoffwechsel blutdrucksenkend und beeinflussen molekular die Blutdruckregulation über die Abnahme der intrazellulären Calciumkonzentration mittels verschiedener Ca-Transportmechanismen. Zur Epidemiologie und Intervention sind in der Zukunft allerdings auch hierzu weitere Daten erforderlich.

Es besteht eine epidemiologisch bestätigte und in Interventionsstudien nachweisbare Beziehung zwischen *vegetarischer Kostform* und dem Blutdruck. Vergleichende Studien messen bei Vegetariern durchgehend niedrigere Blutdruckwerte um im Mittel 9/5 mmHg. Dabei fällt auch bereits die Hypertonieneigung für Vegetarier deutlich geringer aus (um ca. 50 %). Der zu erwartende Interventionseffekt einer entsprechend Ernährungsumstellung auf die vegetarische Kostform liegt bei 5–9/3–5 mmHg.

Belegt ist schließlich auch die sichere Beziehung zwischen einer *Alkoholreduktion* und dem Blutdruckprofil. Bei deutlicher Reduktion eines zuvor erhöhten Alkoholkonsums um 75 % sind Blutdruckabsenkungen um 3,3/2 mmHg zu erwarten. Demzufolge sollte bei Bluthochdruck die tägliche Alkoholzufuhr 25 g nicht überschreiten.

Ebenso erwiesen ist der Zusammenhang zwischen *Koffeinkonsum* und Blutdruckprofil. Regelmäßiger Koffeinkonsum hebt den Blutdruck, allerdings sind die Effekte gering und nicht epidemiologisch im Sinne der Hypertonieprävention anwendbar. Bei Kaffeetrinkern (725 ml/d) steigt der Blutdruck im Vergleich lediglich um 1,2/0,5 mmHg.

Tab. 23: Ernährungsziele und zu erwartende Blutdruck-Effekte

Ein Lebensstil, der zur Gewichtszunahme führt, erhöht auch die Neigung für die Entwicklung einer Hypertonie. Die *Gewichtsabnahme* ist die sicherste Form der *Blutdruckabsenkung: – 20 mmHg.*

Ein sicherer und nutzbarer Zusammenhang besteht zwischen dem Blutdruckprofil und der *Kochsalzzufuhr*. Zielwerte von *3g NaCl pro Tag* wären optimal und ermöglichen eine deutliche *Blutdruckabsenkung: –10 mmHg.*

Die alleinige *Erhöhung der Ballaststoffzufuhr* hat eine nur *mäßige Wirkung auf das Blutdruckprofil: –2 mmHg.*

Eine Verbesserung des Blutdruckprofils beim *Austausch von tierischen gegen pflanzliche Lebensmittel* ist ebenfalls gesichert und führt ebenfalls zu einer signifikanten *Blutdruckabsenkung: – 5 mmHg.*

Hypertoniker müssen nicht auf ihren Kaffee, sollten aber auf *Alkohol* weitgehend *verzichten*, um den Blutdruck um −5 mmHg zu senken.

4.5 Magnesiummangel

Die Affinität und Vorliebe der deutschen Sport- und Ernährungsmedizin zu dem Komplex „Magnesium und Magnesiummangel" muss sicherlich aus der historischen Entwicklung heraus gesehen und verstanden werden. So beforschten in Fachkreisen anerkannte Persönlichkeiten wie Holtmeier, Nöcker und Haralambie den Magnesiumstoffwechsel in Abhängigkeit von Ernährungs- und Lebensstilfaktoren und prägten damit die „Magnesium-Szene". Die Angst vor einem möglichen, ernährungsbedingten Magnesiummangel ist seither in Deutschland ausgeprägter als in den übrigen europäischen Ländern und wird nicht international geteilt.

Der Mineralstoff Magnesium hat (Holtmeier 1982) eine große Bedeutung als universeller Enzymaktivator und trägt im intermediären Eiweiß- und Kohlenhydratstoffwechsel zur Erhöhung der Reaktionsgeschwindigkeit bei. Insbesondere hemmt Magnesium die Freisetzung von Acetylcholin, dem Überträgerstoff des Nervus vagus. Magnesium ist damit im Organismus ein physiologischer Calcium-Antagonist. Magnesium wird aber auch für die Stabilisierung der Zellmembran benötigt. So werden bei körperlichen Stresssituationen, wie sie z. B. ein Marathonlauf darstellt, Zellproteine an die extrazelluläre Flüssigkeit abgegeben. Als Ursache für den Proteinverlust wird Magnesiummangel diskutiert (Golf et al. 1987). Die Bedeutung von Magnesium als essenzielles Mineral, welches mit der Nahrung aufgenommen werden muss, wurde eigentlich erst in den letzten 20 Jahren offensichtlich. Durch die Umstellung unserer Ernährungsgewohnheiten wie Verdopplung der Fettzufuhr und steigender Eiweißverzehr unter gleichzeitiger Verminderung der Kohlenhydratträger kommt es in zunehmendem Maße zu Mangelerscheinungen. Holtmeier (1982) führt die Magnesiummangelzufuhr außerdem noch auf Düngefehler in der Landwirtschaft zurück. Der Magnesiumanteil in den Düngemitteln ist nachweislich in den letzten Jahren erheblich zurückgegangen, sodass die Pflanzen an Magnesium verarmen.

Das klinische Bild des Magnesiummangels tritt nach Holtmeier (1982) in 4 Formen auf:

1. Die zerebrale Form mit nervösen, depressiven und epileptiformen Anfällen und Konzentrationsschwäche.
2. Die viszerale Form: Die Betroffenen klagen über Übelkeit, Erbrechen und Krämpfe im Magen- und Darmtrakt.
3. Die vaskulär-stenokardische Form: Hierbei treten Herzjagen und Extrasystolien auf. In amerikanischen Arbeiten werden Parallelen zwischen magnesiumarmen Trinkwasser und Herzinfarkthäufigkeit gezogen.
4. Die muskulär-tetanische Form: Sie geht einher mit Waden- und Fußsohlenkrämpfen sowie mit Kribbeln und Taubheitsgefühlen an den Händen.

Besonders letztere Zeichen können leicht während eines sportlichen Trainings auftreten und missgedeutet werden (Haralambie 1968). Es ist deshalb nicht falsch, wenn bei all diesen in der ärztlichen Praxis gehäuft vorkommenden Symptomen auch an einen Magnesiummangel gedacht wird. Obwohl die Schweißdrüsen mit zunehmendem Training lernen, einen hypotonen Schweiß abzugeben und damit elektrolytsparend zu regulieren, gilt dieses leider nicht für Kalium und Magnesium. Hohe und wiederholte Schweißverluste des Körpers bedeuten daher Verarmung an Kalium und Magnesium, trotz der absolut nur geringen Konzentration dieser Mineralstoffe im Schweiß. Neuere Untersuchungen zeigen zudem, dass in der Phase nach intensiven Belastungen erhebliche Mengen an Mineralstoffen und Spurenelementen auch über den Urin verloren gehen (König et al. 1997a). Die Diagnose eines Magnesiumdefizits lässt sich leider nur begrenzt über die Messung des Serummagnesiums oder der erythrozytären Magnesiumkonzentration stellen; erst bei schweren Mg-Mangelzuständen fallen die Serumwerte unter 1,4 mg/dl (0,7 mmol/l) ab. Aktuelle Ergebnisse bei Sportlern haben über einen intravenösen Magnesium-Belastungstest jedoch zeigen können, dass auch bei normalen Blutwerten deutliche Defizite für Magnesium im Organismus vorliegen können und Sportler gegenüber Normalpersonen meist vermindert aufgefüllte Magnesiumspeicher besitzen (Saur et al. 2002).

Besonders im Hinblick auf intensive und erschöpfende Trainings- und Wettkampfphasen sollte auf eine ausreichende Magnesiumzufuhr und bei bekannter Neigung zu Magnesiummangelsymptomen auf eine Magnesiumprophylaxe Wert gelegt werden (Keul et al. 1984).

Eine ausgewogene Ernährung, die ausreichend Obst, Gemüse und Getreideprodukte enthält, ist der beste Schutz gegen eine Magnesiumverarmung. Will man sich gezielt magnesiumreich ernähren, so sind vor Magnesiumpräparaten Weizenkeime, Sojabohnen, Erbsen, Erdnüsse besonders zu empfehlen. Da die Auffüllung der Gewebespiegel lange Zeit benötigt, sollte die Substitution von Magnesium nicht erst vor dem Wettkampf begonnen und über einen längeren Zeitraum (4–10 Tage) fortgeführt werden (Haralambie 1968).

4.6 Eisenmangel

Eisenmangel mit seiner Folgeerscheinung Anämie stellt die häufigste Mangelerkrankung überhaupt dar. Eine Studie der Weltgesundheitsorganisation ergab, dass in Indien mehr als 50 % der Bevölkerung an Anämie leiden. Aber auch in der Bundesrepublik konnte bei 14 % von 1160 untersuchten gesunden Frauen in gebärfähigem Alter eine Eisenmangelanämie festgestellt werden. Physiologischerweise wird Eisen, von der Menstruationsblutung einmal abgesehen, nur in geringem Umfang ausgeschieden. Dennoch ist Eisenmangel die Folge einer unausgewogenen Eisenbilanz. Eisenmangel kann verschiedene Ursachen haben (Elwood 1968; Jürgens 1974): ungenügende Aufnahme infolge zu geringen Eisenmangels in der Nahrung (alimentärer Eisenmangel), gestörte Aufnahme durch die Dünndarmschleimhaut, hohe Blutverluste. Schließlich ist zu bedenken, dass es Phasen gibt, in denen der Bedarf das Angebot aus der Nahrung übersteigt. Dies ist insbesondere das Wachstumsalter, die Schwangerschaft und (eingeschränkt) die Menstruation.

Ca. 30 % aller gesunden mitteleuropäischen Kinder weisen einen Eisenmangel auf. Im Erwachsenenalter findet sich ein Eisenmangel bei Frauen häufiger als bei Männern; ca. 40 % der Frauen im gebärfähigen Alter sind betroffen. Häufigste Ursache ist die Kombination einer unzureichenden Zufuhr durch einseitige, oft fleischfreie Ernährung und das Vorliegen einer verstärkten Regelblutung. Wenn eine Frau während der normalen Mensis 30–60 ml Blut verliert, so verliert sie damit bei einem normalen Hämoglobingehalt von 14 g% 15–30 mg Eisen (1 g Hämoglobin enthält 0,34 % bzw. 3,4 mg Eisen). Bei starken Blutverlusten (Hypermenorrhoen) können 100 ml Blut und mehr verloren gehen, was ca. 50 mg Eisen entspricht. Berechnungen haben ergeben, dass eine Schwangerschaft den mütterlichen Eisenstoffwechsel mit etwa 700 mg Eisen belastet (Seibold et al. 1965).

Die ersten Symptome eines latenten Eisenmangels werden häufig fehlgedeutet, weil sie denen psychovegetativer Ursache ähneln. Müdigkeit, Leistungsabfall, Herzklopfen, Kopfschmerzen, Kältegefühl, Anstrengungsdyspnoe und Kollapsneigung sind zwar vieldeutig, sollten aber auch an einen Eisenmangel denken lassen. Typischer und leichter zu deuten sind trophische Störungen der Haut, Haare und Nägel, Zungenbrennen und Mundwinkelrhagaden.

Der manifeste Eisenmangel ist gekennzeichnet durch eine Störung der Blutbildung (Erythropoese) mit Verminderung des Hämoglobins und einer Beeinträchtigung der Gewebsenzyme. Ein alimentärer Eisenmangel entsteht bei unausgewogener Nahrung, die proteinarm ist, vorwiegend aus gekochten Vegetabilien besteht und Obst und Frischgemüse entbehrt. Dieses betrifft besonders auf die Bevölkerung tropischer Entwicklungsländer, aber auch auf selbst gewählte „Suppendiät" alter Leute und unphysiologische Schlankheitsdiäten zu. Im wachsenden Umfang beobachtet man aber auch bei jungen Leuten in unserer Überflussgesellschaft Eisenmangelsymptome, die darauf zurückzuführen sind, dass in vermehrtem Maße selbst gewählte unterkalorische Ernährungsregime oder nicht bilanzierte Schlankheitsdiäten konsumiert werden.

Sollte sich die Diagnose „Eisenmangel" durch laborchemische Untersuchungen (noch kompensierter Eisenmangel: Ferritinwerte < 20 ng/ml bei erhöhter Eisenbindungskapazität; dekompensierter Eisenmangel: Ferritinwerte < 20 ng/ml bei jetzt erniedrigtem Serumeisen, erniedrigter Transferrinsättigung < 16 % und Ausbildung klinischer Symptome) erhärten, so ist eine Eisensubstitutionstherapie unumgänglich (MSD 2000). Klinische Untersuchungen haben ergeben, dass zur Aufrechterhaltung eines normalen Eisenstoffwechsels 1 mg Eisen pro Tag genügt. Da nur ca. 10 % des Nahrungseisens bei gesunden Erwachsenen mit gefüllten Eisenspeichern resorbiert werden, müssen 10 mg/pro Tag in der Nahrung enthalten sein. Bei menstruierenden Frauen steigt der tägliche Eisenbedarf auf 2,0 g pro Tag und vergrößert sich in der Schwangerschaft noch weiter.

Die Aufnahme des Eisens aus der Nahrung erfolgt über die Dünndarmschleimhaut. Vermittelt wird die Aufnahme durch ein proteinhaltiges Transfersystem, das Transferrin. Bei einer gesunden Dünndarmschleimhaut kann das Transfersystem seine resorptive Utilisationsquote im Bedarfsfalle erhöhen und bei geringem Bedarf klein halten.

Nach Jürgens (1974) ist die Zusammenstellung der gesamten Mahlzeit für die Aufnahme von Eisen aus der Nahrung entscheidender als der Eisengehalt der einzelnen Nahrungsmittel. So wird die Eisenaufnahme durch die Zugabe von nur wenig Fleisch und Zitrusfrüchten erheblich gesteigert, während Eiereiweiß sie zu hemmen scheint.

In harten Trainingszeiten allerdings, wenn Muskelgewebe aufgebaut wird, kann es zu einer negativen Eisenbilanz kommen, bedingt durch die Zunahme des Myoglobins und der eisenhaltigen Enzyme sowie durch das vergrößerte Blutvolumen. Besonders bei Sportlern kann es aber auch zu vermehrten Eisenverlusten über den Schweiß, Urin und Stuhl kommen. So sind die Verluste durch den Schweiß abhängig vom Geschlecht und dem Trainingszustand. So verlieren Männer mit 1 Liter Schweiß ungefähr 1,15 mg Eisen, Frauen 1,61 mg. Dieses kann bei Frauen mittlerer Trainingsintensität zu 1,2 mg Eisen pro Stunde und bei intensiven Belastungen bis zu 5 mg Eisen pro Stunde führen. Weitere Eisenverluste über den Urin sind bei Sportlern bedingt durch eine gesteigerte Hämolyse nach Prellungen, Verstauchungen, sportinduzierter erhöhter Körpertemperatur, intrakapilläre Erythrozytenkompression im belasteten Muskel, bei Läufern als Marschhämoglobinurie bekannt (Berg und Keul 1990).

Während sportlicher Tätigkeit können belastungsabhängige Azidosen und erhöhte Katecholaminspiegel auftreten, die zu einer gesteigerten osmotischen und mechanischen Fragilität der Erythrozyten führen. Vermehrte Eisenverluste über den Stuhl können durch stressbedingte gastrointestinale Blutungen und einen Anstieg der Sekretion von endogenem Eiweiß in die Leber bedingt sein. Besonders gefährdet durch Eisenverluste sind Hochleistungssportlerinnen, die nicht die Pille nehmen. Eisenmangel führt bei Sportlern neben allen anderen Symptomen zu einer Verminderung der Kapazität und zu einer Verstärkung der Laktatazidose, sodass muskuläre und Ausdauerleistungen deutlich eingeschränkt werden (Abb. 48).

Eine ungenügende Zufuhr von Eisen finden wir besonders in Sportarten, die eine kohlenhydratreiche und vegetabile Ernährung bevorzugen, wie z. B. Ausdauersportarten. Auch Ovo-lacto-Vegetarier müssen mit einem latenten Eisenmangel rechnen, da die Resorptionsrate pflanzlichen Eisens geringer ist als die von tierischem Hämeisen. In aller Regel nehmen jedoch Hochleistungssportler mit einer energiebilanzierten Ernährung so viel Eiweiß auf, dass bei ihnen die Eisenversorgung gesichert ist.

Schäden durch überreichliche Eisenzufuhr kommen, abgesehen von medikamentösen Fehldosierungen, nur selten vor. Bei einem solchen Eisenüberangebot kommt es im Organismus zu Eisenablagerungen im Knochenmark und in der Leber (Hämosiderose).

Eine Eisensubstitution im Leistungssport, z. B. mit einem Fe(III)-Vitamin-Kombinationspräparat, hat sich aus Sicht der Freiburger Sportmedizin zur Stabilisierung der „Leistungslage" zwar bewährt und mindert den üblicherweise zu beobachtenden Abfall des

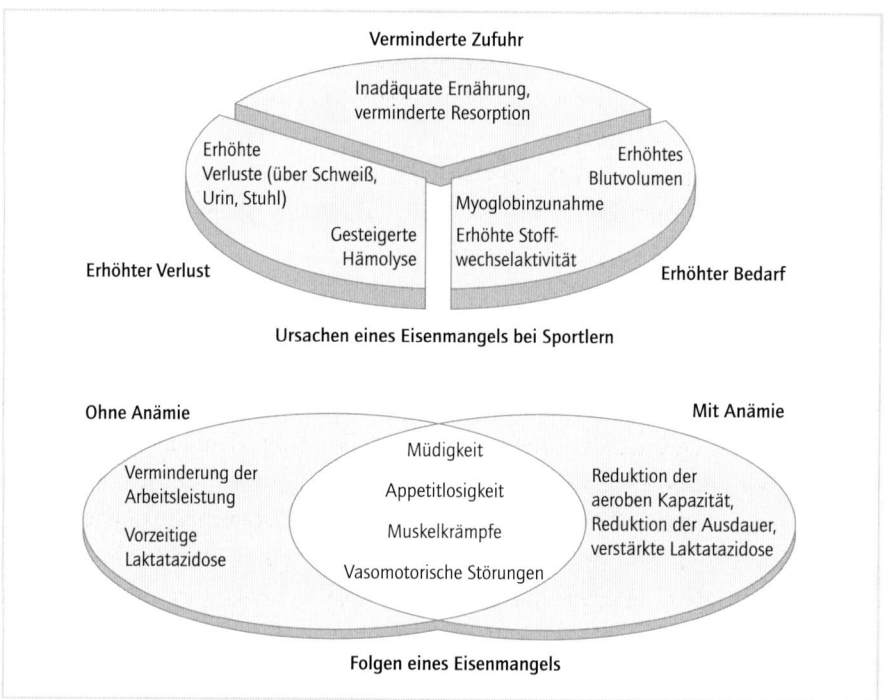

Abb. 48: Ursachen und Folgen eines Eisenmangels.

Serum-Ferritins in der intensiven Trainingsphase; dennoch wird von einer prophylaktischen Eisensubstitutionstherapie bei Sportlern abgeraten. So behindert eine isolierte, übermäßige Eisenzufuhr einerseits die Resorption weiterer essenzieller zweiwertiger Spurenelemente, vorrangig von Zink, andererseits kann eine Überladung des Organismus mit Eisen das oxidative Gleichgewicht auf zellulärer Ebene ungünstig beeinflussen (Berg und Keul 1990).

4.7 Zinkmangel

Wegen seiner herausragenden Funktionen (Aktivierung von Muskelenzymen, Förderung der muskulären Proteinsynthese, Stabilisierung der Immunfunktion und Verbesserung der antioxidativen Kapazität) kommt dem Spurenelement Zink (Zn) in der Ernährung des Sportlers eine Sonderrolle zu (König et al. 1977a). Ein möglicher

Zinkmangel mit seinen Symptomen wie Appetitlosigkeit, Störungen des Geschmacksempfindens, der Wundheilung und des Immunsystems hätte für den Sportler schon deshalb fatale Folgen, da diese Symptome fälschlicherweise auch für Zeichen eines Übertrainingssyndroms gedeutet und therapiert werden könnten. Entsprechend wird über die Zinkbilanzierung und die Notwendigkeit einer Substitution von Zink insbesondere für Leistungssportler (Berg et al. 1997a), aber auch für Personen mit erhöhter Stressexposition intensiv diskutiert.

Werden Angaben zur täglichen Zn-Zufuhr und zum Zn-Verlust beim Sportler zusammengestellt, so kann von einer Zn-Zufuhr über Lebensmittel von 8–15 mg Zn/Tag und einer absorbierten Zinkmenge von 2,3–3,5 mg Zn/Tag ausgegangen werden. Werden die täglichen Verluste addiert, so stehen dieser Zufuhr ebenfalls mittlere Verluste von 2,3–3,5 mg Zn/Tag gegenüber. Die Frage, ob eine derartige Bilanzierung bei reduzierter Tageszufuhr oder bei möglichen vermehrten, sportbedingten oder sportbegleitenden Zink-Verlusten ein für Leistungsfähigkeit und Gesundheit ausreichendes Zinkniveau im Organismus sichert oder aber einen chronischen Zinkmangel induziert, kann nicht sicher beantwortet werden. Untersuchungen an Studenten unter Zn-armer Diät zeigen, dass sich der menschliche Organismus über eine geringere Zn-Ausscheidung in Schweiß und Urin vor einer Zinkmangelsituation zu schützen versucht, ebenso scheint sich die intestinale Zn-Absorption an ein verändertes alimentäres Zn-Angebot anzupassen. Trotzdem war in Langzeitversuchen an gesunden Probanden eine tägliche Zn-Zufuhr von 10 mg Zn/Tag nicht ausreichend, um eine ausgeglichene Zn-Bilanz zu erzielen (Berg et al. 1997a).

Interessanterweise weisen eigene Beobachtungen auf eine Beziehung zwischen der Zinkregulation und dem Aktivitätsverhalten hin. Mit zunehmendem Trainingsumfang wurde bei von uns betreuten Leistungssportlern ab ca. 20 Trainingsstunden pro Woche ein Serumbereich von 80 µg/dl für Zn vermehrt unterschritten. Weiterhin zeigt sich, dass die Zn-Ausscheidung im nächtlichen Sammelurin positiv mit dem Trainingsumfang als Trainingsstunden pro Woche signifikant korreliert. Bei Ausdauertrainingsumfängen von über 18 h/Woche sind damit Zn-Verluste bei Leistungssportlern über den Urin von 1,5–2,0 mg Zn pro 24 h kalkulierbar. Intensive körperliche Belastungen gehen demnach mit einer aktuellen Umverteilung und vermehrten, möglicherweise vom Organismus bewusst in Kauf genommenen Urinausscheidung von Zink einher (Berg et al. 1997a).

Eine zusätzliche Erklärung für sportinduzierte Unterschiede im Zinkumsatz bieten die im Rahmen der körperlichen Aktivität nachweisbaren Zinkverluste mit dem Schweiß. Durchgeführte Schweißanalysen bei Sportlern zeigen, dass unter intensiver Belastung 0,5–1,0 mg Zn pro Liter Schweiß dem Körper verloren gehen können. Diese

Ergebnisse belegen, dass im Zinkstatus von Leistungssportlern unter Wettkampfstress sportinduzierte Zinkumsätze möglich sind, die sich von den für Normalpersonen beschriebenen Verhältnissen deutlich unterscheiden und einen Mangelzustand provozieren können.

Da kontinuierlich hohe Trainingsumfänge und zusätzlicher Wettkampfstress zu nachweisbar erhöhten Zn-Verlusten und einer möglichen Verarmung des Körpers an Zink führen können, muss bei Sportlern im besonderen Maße für eine ausgeglichene Zinkbilanzierung Sorge getragen werden (Tab. 24).

Tab. 24: Kalkulierte Zn-Bilanzierung im Sport (Berg et al. 1997a).

Zufuhr	Tagesbilanzierung
Gehalt in Lebensmitteln	8–15 mg
absorbierte Zinkmenge	2,5–3,5 mg
Verluste	
Gastrointestinaltrakt, Pankreas	1,0–1,5 mg
Urin	0,5–0,8 mg
Schweiß	0,3–0,7 mg
Hautabschilferung	−0,05 mg
sonstiges (Haare, Menstruation)	−0,5 mg
Wachstum, Repairmechanismen	−0, mg
Mittlerer Gesamtverlust	**2,5–3,5 mg**

4.8 Essstörung

Die Anorexia nervosa stellt heute neben dem Problem des Übergewichtes und von Essstörungen ein zunehmend wichtiges psychiatrisches Krankheitsbild dar. Sie tritt größtenteils in der Reifungskrise pubertierender Mädchen auf, obwohl der Anteil des männlichen Geschlechts in stetem Zunehmen begriffen ist. Letzteres mag nach *Harbauer* (1980) mit dem derzeitigen Trend zur Verwischung der Grenzen in Einstellung und Haltung zwischen den Geschlechtern dieser Altersstufe zusammenhängen.

Kennzeichnend für dieses Leiden ist ein durch freiwilliges Hungern herbeigeführter Kräfteverfall. Die konstante Nahrungsverweigerung wird noch unterstützt durch Laxanzien- und Diuretikamissbrauch. Kennzeichnend für den Suchtcharakter dieser Krankheit ist, dass sich die Patienten fast ausschließlich mit dem Problem Essen beschäftigen; sie studieren und sammeln Diäten, horten Lebensmittel und kochen üppige Mahlzeiten für andere. Für etwa 50 % der Anorektiker trifft zu, dass es zwischengeschaltete Phasen überreichlicher Nahrungsaufnahme gibt. Anschließend wird die Nahrung wieder erbrochen. Die meisten der Patienten treiben zusätzlich extrem viel Sport, um ihr Gewicht zu kontrollieren und ihre Angst vor einer Gewichtszunahme zu kompensieren. Bei der Abmagerung, die mit Ausnahme des Gesichtes alle Körperpartien gleichmäßig betrifft, schwindet nicht nur das Fett, sondern auch die Muskulatur, weshalb auch von einer „Todesdiät" gesprochen wird.

Abgesehen von gelegentlichen Depressionen besteht bei diesen Kranken kaum ein Leidensdruck. Sie sind meist überdurchschnittlich intelligent, ehrgeizig und von großem Bewegungsdrang. Die tatsächlichen Prävalenz- und Mortalitätsraten sind aufgrund der hohen Dunkelziffer an milden und nicht diagnostizierten Verlaufsformen unbekannt; es wurden jedoch Mortalitätsraten, meist bedingt durch Stoffwechsel- und Elektrolytentgleisungen mit ventrikulären Tachyarrhythmien, zwischen 10 und 20 % berichtet (MSD 2000).

Die Ursachen des Leidens sind vielschichtig. Meist liegt ein gestörtes Familienklima mit einer überdominierenden Mutter vor. Hinzu kommen die Furcht vor dem Reifwerden, Versagensängste und möglicher Liebesverlust. Auslösende Ereignisse äußerlicher nicht dramatischer Art können sein: Krankheiten, Operationen, Neckereien wegen Dicksein oder erotisch-sexuelle Erlebnisse u. a. Der Krankheitsverlauf dieses Leidens ist chronisch und bedarf nach erfolgter Stabilisierung des Nahrungs- und Elektrolytzustandes im Rahmen einer notwendigen Akutintervention einer psychotherapeutischen Langzeittherapie zur Verbesserung der psychischen Funktionsfähigkeit und Rezidivprophylaxe (MSD 2000).

Die medikamentöse Therapie des Leidens ist unbefriedigend. An erster Stelle sollten psychotherapeutische und verhaltenstherapeutische Maßnahmen stehen, die die Familienmitglieder mit einbeziehen. Jede übertriebene Essensreglementierung hat zu unterbleiben, und eine Sonderernährung ist nur auf vitale Fälle zu beschränken. Auch sollte die Hyperaktitvität nicht pharmakologisch gebremst werden. Hier wurden gute Erfolge mit einer Zusatzkonzentratnahrung gemacht. Durch die Bezeichnung „Sportlerkost" werden häufig das Interesse und die Kooperationsbereitschaft der Kranken gefördert.

5 Ernährungspläne

5.1 Die Periodisierung der Ernährung

Unter Training versteht man nach Matwejew (1978) sowohl im Leistungssport als auch im Gesundheitssport eine planmäßige und gezielte Verbesserung der körperlichen Leistungsfähigkeit. Dieser Trainingsprozess ist einer Vielzahl von Gesetzmäßigkeiten unterworfen. Folgende Trainingsgrundsätze (Harre 1973) werden generell anerkannt und sind in einem modernen Training nicht mehr wegzudenken:

1. Grundsatz der ansteigenden Belastung
2. Grundsatz der stufenförmigen Belastung
3. Grundsatz der ganzjährigen Belastung
4. Grundsatz der Periodisierung und der zyklischen Gestaltung der Belastung.

1. Ansteigende Belastung: Gleich bleibende Belastungen haben auf Dauer keinen leistungssteigernden Effekt. Trotz höchster Leistungen im Spitzensport ist nur durch gezielte Steigerung der Trainingsintensität eine Leistungsverbesserung möglich.

2. Stufenförmige Belastung: Aus Trainingsanalysen geht hervor, dass ein stufenförmiger Anstieg der Belastungsreize auf die Entwicklung des Trainingszustandes wirkungsvoller ist als ein linearer.

3. Ganzjährige Belastung: Langzeitbeobachtungen an Sportlern aller Leistungsbereiche, die aus medizinischen oder beruflichen Gründen ihr Training abrupt abgebrochen haben, ließen nicht nur eine schnelle Rückbildung des Trainingszustandes erkennen, sondern zeigten auch Störungen im Wohlbefinden.

4. Periodisierung und zyklische Gestaltung der Belastung: Zur besseren Steuerung des Trainingsprozesses teilt man das Trainingsjahr in Makrozyklen ein (Vorbereitungsperiode, Wettkampfperiode und Übergangsperiode), von denen jede eine besondere Zielsetzung hat. Die Makrozyklen werden wiederum in Mikrozyklen gegliedert, die die Planung und Gestaltung einer Trainingswoche festlegen.

Bei Anerkennung dieser Grundsätze erscheint es nur folgerichtig, die Ernährung als einen wichtigen Faktor im Trainingsprozess diesen Belastungssituationen anzupassen.

Es hat sich als praktikabel erwiesen, die Ernährungsphase nach Donath und Schüler (1979) zu gliedern in

1. Basisernährung
2. Vorwettkampfernährung
3. Wettkampfernährung
4. Nachwettkampfernährung

Die Basisernährung ist die Ernährungsform, die der Sportler im Hinblick auf sein spezielles Training das ganze Jahr über einnimmt. Sie soll dem Sportler besonders in der Vorbereitungsperiode ermöglichen, seine Konditionen zu erlangen. Die Vorwettkampfernährung dient dazu, den Stoffwechsel des Sportlers gezielt auf die jeweiligen energetischen Wettkampfbelastungen vorzubereiten. In einigen Fällen wird es notwendig sein, schon 8 Tage vor dem Wettkampf eine hochkalorische Nahrung anzubieten, um die energetischen Reserven anzureichern.

Bei der Wettkampfernährung handelt es sich um die Nahrungszufuhr, die direkt während des Wettkampfes aufgenommen wird. Von Bedeutung ist sie eigentlich nur für extreme Ausdauerleistungen oder lang dauernde Turnier- und Mehrkampfbelastungen.

In der Nachwettkampfphase kommt es besonders auf die schnelle Auffüllung der Kohlenhydratdepots sowie auf einen Ausgleich des Flüssigkeits- und Mineralhaushaltes an. Je schneller der Stoffwechsel ausgeglichen ist, um so kürzer ist der Erholungsprozess und um so eher ist der Organismus wieder belastbar.

Die Kalkulation des Energieumsatzes für Sporttreibende der unterschiedlichen Bereiche (z. B. Freizeit-, Gesundheits-, Breiten-, Vereins-, Leistungs-, Hochleistungssport) macht allerdings deutlich, dass eine gezielte Sportlernahrung eigentlich erst bei einer Trainingspraxis notwendig wird, die aufgrund der gewählten Umfänge und Intensitäten des Trainings den Tagesenergieumsatz maßgeblich, d. h. um mehr als ca. 30 % des Basisumsatzes verändert. Diese trifft in der Regel (s. Tab. 25) erst für den leistungsorientiert betriebenen Sport zu (Moch und Herwig 1992; EU Report 2001). Für alle Sporttreibenden, die durch Ernährungspläne ihre Leistungsfähigkeit und Belastbarkeit verbessern wollen, gelten jedoch die folgenden Faustregeln (Deibert et al. 2005):

1. Die Gestaltung und Einhaltung der Flüssigkeitszufuhr ist einer der wichtigsten Punkte in der Ernährungspraxis.
2. Durch Sport vermehrt ausgegebene Kalorien sollen bevorzugt durch kohlenhydratreiche Lebensmittel wieder ersetzt werden.

3. Individuelle Energiebilanzierungen (Ernährungspläne), die weniger als 2500 kcal/ Tag bei Leistungssportlern und 2000 kcal/Tag bei Leistungssportlerinnnen bei täglichem, intensivem Training ausweisen, müssen aus medizinischer Sicht als bedenklich für die Erhaltung von Gesundheit und Leistungsfähigkeit angesehen werden.

4. Um optimale Blutspiegel an Schutzstoffen zu erreichen, ist gerade für Sportler eine gezielte Ernährung reich an Früchten und Gemüsen notwendig.

5. Bei der Auswahl der Fette ist auf die Fettqualität und eine ausreichende Zufuhr von Fettsäuren mit anti-inflammatorischer Wirkung zu achten.

6. Beim Kauf von Nahrungsergänzungen sollte darauf geachtet werden, nur solche Präparate auszuwählen, für die Auswahl, Herkunft und Konzentration der Inhaltsstoffe überprüft und per Zertifikat dokumentiert werden.

Tab. 25: Kalkulierte Energieumsätze für Sporttreibende der unterschiedlichen Bereiche (Beispiele aus dem Freizeit-, Vereins-, Leistungs- und Hochleistungssport; nach Berg et al. 1992b).

Kalorienumsatz im **Gesundheitssport**
Intensität um 100 Watt ($\sim$ 1,5 l O_2-Umsatz pro Minute)
225 kcal pro 30 Minuten
geschätzter Tagesumsatz: 2650 kcal

Kalorienumsatz im **Breitensport**
Intensitäten um 150 Watt ($\sim$ 2,0 l O_2-Umsatz pro Minute)
600 kcal pro 60 Minuten
geschätzter Tagesumsatz: 3050 kcal

Kalorienumsatz im **Leistungssport**
Intensitäten um 250 Watt ($\sim$ 3,0 l O_2-Umsatz pro Minute)
1800 kcal pro 120 Minuten
geschätzter Tagesumsatz: 4200 kcal

Kalorienumsatz im **Hochleistungssport**
z. B. Tour de France
Intensitäten um 350 Watt ($\sim$ 4,5 l O_2-Umsatz pro Minute)
6750 kcal pro 300 Minuten
geschätzter Tagesumsatz: 9140 kcal

5.2 Ausdauersportarten

Mittelstreckenlauf, Langstreckenlauf, Straßenradrennen, Gehen, Ski-Langlauf u. a.

Unter allgemeiner (aerober) Ausdauer versteht man nach *Weineck* (1983) die Widerstandsfähigkeit des Organismus gegen Ermüdung. Die allgemeine Ausdauer, auch Grundlagenausdauer genannt, die hier speziell besprochen werden soll, wird begrenzt durch das Herz-Kreislauf-System und die Fähigkeit der Sauerstoffausschöpfung in der arbeitenden Muskulatur. Eine hohe maximale Sauerstoffaufnahme und ihre optimale Ausschöpfung sowie große Glykogendepots sprechen neben anderen Voraussetzungen für eine gute allgemeine Ausdauerleistungsfähigkeit (Breuer 1981a).

5.2.1 Basisernährung

Bei einem durchschnittlichen Kalorienbedarf von 4500 kcal/Tag soll die Nährstoffrelation
   Kohlenhydrate : Eiweiße : Fette = 60 % : 15 % : 25 % betragen.

Die Aufteilung der Kalorien sollte sich idealerweise auf 6 Mahlzeiten erstrecken:

1. Frühstück	25 %	≙	1125 kcal
2. Frühstück	5 %	≙	225 kcal
Mittagessen	25 %	≙	1125 kcal
Vesper	10 %	≙	450 kcal
Abendessen	20 %	≙	900 kcal
Spätmahlzeit	15 %	≙	675 kcal
Insgesamt	100 %	≙	4500 kcal/Tag

5.2.2 Vorwettkampfernährung

Die Vorwettkampfernährung sollte kohlenhydratreich sein. Kurzfristig kann der Kohlenhydratanteil 60 % der Gesamtnahrungsmenge übersteigen, wenn durch ein letztes hartes Abschlusstraining 4 bis 5 Tage vorher die Kohlenhydratvorräte völlig erschöpft wurden (Superkompensation).

Eine lang dauernde Ernährung mit großen Kohlenhydratmengen würde küchentechnische Schwierigkeiten mit sich bringen und eine Insulingegenregulation hervorrufen.

5.2.3 Wettkampfernährung

Man sollte nie nüchtern an den Start gehen. Die letzte größere Mahlzeit ist nicht später als 3 bis 4 Stunden vor dem Start einzunehmen. Zweckmäßigerweise sollte sie aus leicht verdaulichen Kohlenhydraten (Oligosaccharide) bestehen. Es bieten sich hier je nach Geschmacksintentionen Toast, Brötchen mit Honig, Nudeln, Reis, Kartoffeln usw. an. Als Getränke sind Orangensaft, Elektrolytgetränke und Tee zu empfehlen. Zwischendurch auftretende Hungergefühle können durch Energiedrinks und z. B. Bananen oder Vollkornkekse gestillt werden.

Während langer Wettkämpfe (Marathonlauf) kommt es vor allem darauf an, die Wasser- und Elektrolytverluste zu ergänzen. Leistungsphysiologische Vorteile bringen auch während des Wettkampfes (ab Belastungszeiten von 45–60 Minuten) zugeführte Kohlenhydrate, vorzugsweise in Form von KH-haltigen Energiedrinks. Die so in kleinen Portionen zugeführten KH (200–250 ml Getränk mit 6–8 % Glukose-Maltodextrin-Gemisch im Anteil 1+9) werden unmittelbar resorbiert und von der Muskulatur über den Blutweg als Energiespender genutzt. Das Auftreten eines Hungerastes während eines Wettkampfes spricht immer für eine schlechte Vorbereitung. Die „Tankpause" während des Laufens sollte im Training geübt werden, weil sie oft von den Konkurrenten taktisch genutzt wird.

5.2.4 Nachwettkampfernährung

Es kommt darauf an, möglichst schnell nach dem Wettkampf Wasser, Elektrolyte und Kohlenhydrate aufzufüllen. Da meist nur ein geringer Hunger vorliegt, sind hier stark mit Kohlenhydraten angereicherte Fruchtsaftgetränke, Pudding, Süßspeisen, Kaltschalen und vollbilanzierte Energiedrinks angeraten. Ist die rasche und komplette Wiederauffüllung der Glykogendepots notwendig (z. B. mehrtägige Turniere, Wettkampf oder

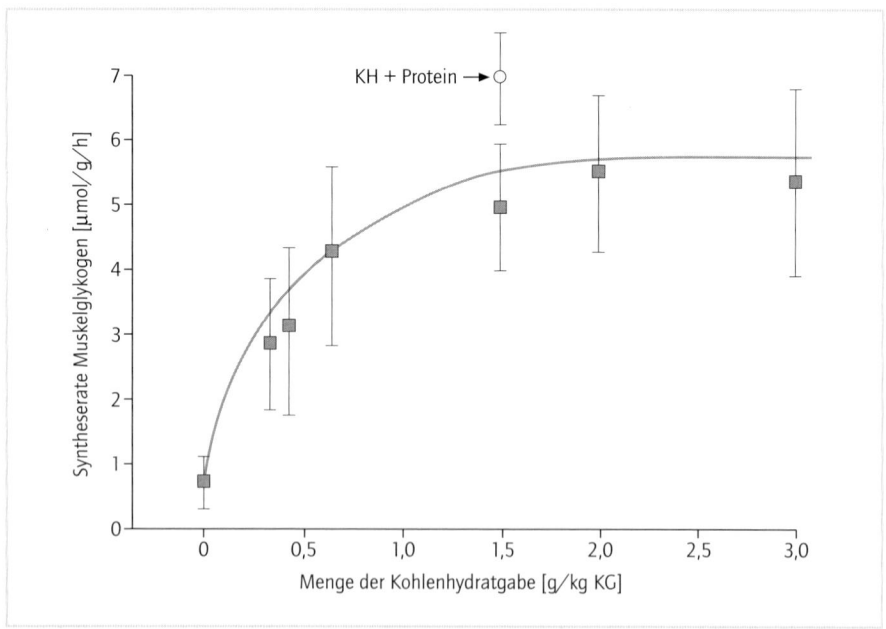

Abb. 49: Bedeutung der KH-Zufuhr für die Glykogenresynthese: Für die rasche und komplette Wieder-auffüllung der Glykogendepots ist unmittelbar nach und in den ersten 2–4 Stunden nach Belastungs-ende eine Kohlenhydratmenge von 1 g/kg KG pro Stunde notwendig (modifiziert nach Ivy et al. 2000).

Leistungstraining am Folgetag) so wird empfohlen, unmittelbar nach und in den 2–4 Stunden nach Belastungsende 1 g Kohlenhydrate/kg KG pro Stunde zuzuführen. Deutlich höhere Mengen Kohlenhydrate führen nicht zu einer weiteren Steigerung der Glykogensyntheserate in der beanspruchten Muskulatur (Abb. 49). Diskutiert wird, ob ein gezielter Zusatz von Aminosäuren oder Proteinen (Nahrungsergänzungen zum Ziel der beschleunigten Regeneration) die Glykogensyntheserate zusätzlich positiv beeinflussen kann. Die Leistungsfähigkeit und Ermüdung wird aber nicht nur über periphere, metabolische Faktoren im Muskel selbst, sondern auch von zentralen und neurovegetativen Mechanismen mitgesteuert. Eine optimale Glukoseversorgung ist somit auch für die Regulation der zentral- und periphernervösen Funktion während und ebenso nach körperlicher Belastung von signifikanter Bedeutung.

5.2.5 Rezeptvorschläge[*]

Der Autor ist sich darüber im Klaren, dass durch das bloße Aufzählen von Rezeptvorschlägen keine umfassende Ernährungsberatung gegeben ist. Die Ernährungsberatung ist eine professionelle Aufgabe und kann nur nach individueller Beratung und unter Kenntnis der verschiedenen Geschmackspräferenzen und Gewohnheiten des zu Beratenden eine Aussicht auf bleibenden Erfolg haben. Da Ernährungsberatung häufig eine Änderung des Ernährungsverhaltens (Pudel 1985) darstellt, können diese Rezeptvorschläge nur ein Grobraster eines Serviceangebotes sein, also nur eine Informationsvermittlung.

Bei der Zusammenstellung der Rezepte wurden bewusst die Praktikabilität der Lebensmittelbeschaffung und die gängigen deutschen Ernährungsgewohnheiten berücksichtigt, die mit den Schlagworten Frische, Vielfalt, Ausgewogenheit und Verdaulichkeit zu umreißen sind. Alternative Rezeptvorschläge sind mit den vorliegenden durchaus kombinierbar und in einschlägigen Ernährungsempfehlungen nachzulesen (Koerber et al. 1987). Angeführte Nahrungsmittel wie Honig, Marmelade, Schinken, Suppen aus der Dose und Zucker für den Kaffee im Rahmen einer ausgeglichenen, vielseitigen Kost werden nur von pseudowissenschaftlichen Nahrungsaposteln als bedenklich eingestuft. Auch die geringfügig geänderten Nährstoffrelationen sollten kein Anlass dafür sein, Rezeptvorschläge zu ändern und der Form wegen anzupassen.

---

[*] Für die freundliche gewährte Abdruckgenehmigung der hier und an anderen Stellen dieses Buches abgedruckten Rezeptvorschläge danken wir dem Ceres-Verlag, Bielefeld.

Ausdauersportler 1. Tag   – Angaben für 1 Person –

	[kcal]	[kJ]	Eiweiß [g]	Fett [g]	KH [g]
1. Frühstück					
Kaffee mit Milch und Zucker oder					
Tee mit Zitrone und Honig (30 g)	110	460	2	2	22
1 Portion Honig-Cornflakes (1)*	549	2301	11	6	113
2 Scheiben Bauernbrot	220	920	6	–	52
1 Ecke Doppelrahmfrischkäse	159	664	2	5	–
¼ l Orangensaft	118	492	3	–	25
	1156	4837	24	13	212
2. Frühstück					
½ Scheiben Butterbrot mit					
2 Tomaten (in Scheiben)	165	690	5	9	39
¼ l Gemüsesaft mit	18	75	1	–	3
1 EL Eiweißkonzentrat	130	544	17	–	15
	313	1309	23	9	57
Mittagessen					
1 Teller Feinschmeckersuppe Steinpilz					
mit Bierhefe aus dem Reformhaus	80	334	4	2	11
Bauernschmaus (2)	624	2616	35	39	28
1 Portion Blattsalat (3)	122	510	2	10	5
1 Portion Fruchteiscreme (150 g)	207	836	3	3	44
	1033	4323	44	54	88
Vesper					
Kaffee mit Milch und Zucker oder					
Tee mit Zitrone und Honig (30 g)	110	460	2	2	22
2 Stück Biskuitrolle mit Marmelade	240	1004	4	2	50
	350	1464	6	4	72
Abendessen					
Schweizer Salat (4)	688	2885	32	37	48
2 Scheiben Bauernbrot	220	920	6	–	52
	908	3805	38	37	100
Betthupferl					
Vitaminsalat (5)	621	2596	3	–	153
Gesamt:	4381	18 034	138	117	683

* vgl. Rezept (1)

Ausdauersportler 1. Tag
– Angaben für 1 Person –

(1) Honig-Cornflakes
1 Becher Joghurt
3 EL Honig
50 g Cornflakes

Den Joghurt mit Honig glatt rühren und über die Cornflakes geben.

(2) Bauernschmaus
150 g Hackfleisch
30 g Semmelbrösel
1 Knoblauchzehe
½ TL Salz
1 TL Majoran
½ TL Pfeffer
1 Zwiebel
1 EL Öl
1 Portion Kartoffelbrei
(Fertigprodukt)
1 EL Butter

Das Hackfleisch mit Semmelbröseln, Knoblauch, Salz und Gewürzen verkneten. Die Zwiebel schälen, würfeln und in heißem Öl in einer Pfanne andünsten. Das Hackfleisch zugeben und anbraten, bis es krümelig wird. Inzwischen den Kartoffelbrei nach Herstellerangabe zubereiten. In eine Auflaufform zuerst das Hackfleisch geben und den Kartoffelbrei darüber verteilen. Mit Butterflocken belegen und bei 230 °C Ober- und Unterhitze oder bei 175 °C Umluft 20–30 Minuten überbacken.

(3) Blattsalat
150 g Blattsalat
(Salat der Saison)
1 EL Öl
1 EL Zitronensaft
Salz und Pfeffer

Den Salat mit Öl, Zitrone und Gewürzen anmachen.

(4) Schweizer Salat
3 Kartoffeln (ca. 200 g)
1 Gewürzgurke
50 g Emmentaler Käse
1 Zwiebel
2 Scheiben gek. Schinken
1 EL mittelscharfer Senf
½ TL Paprikapulver
Pfeffer und Salz
1 EL Selleriekraut (gerebelt)
2 EL Essig
1 EL Olivenöl
2 EL Wasser
1 Bund Schnittlauch

Die Kartoffeln kochen, pellen und abkühlen lassen. Kartoffeln, Gewürzgurke und Emmentaler Käse in Würfel schneiden. Die Zwiebel schälen und fein würfeln, den gekochten Schinken in Streifen schneiden. Für die Soße mittelscharfen Senf, Paprikapulver, Pfeffer aus der Mühle, Salz und gerebeltes Selleriekraut mit Essig, Olivenöl und Wasser gut verrühren. Über die Salatzutaten gießen. Gut durchmischen und nach dem Anrichten mit dem geschnittenen Schnittlauch bestreuen.

(5) Vitaminsalat
1 Apfel
1 Banane
2 Mandarinen
3 TL Rosinen
1 Zitrone
3 TL Traubenzucker

Apfel und Banane schälen und klein schneiden, Mandarinen filieren. Das Obst mit Rosinen vermischen und mit dem Saft der Zitrone beträufeln. Mit Traubenzucker süßen.

Ausdauersportler 2. Tag

– Angaben für 1 Person –

	[kcal]	[kJ]	Eiweiß [g]	Fett [g]	KH [g]
1. Frühstück					
Kaffee mit Milch und Zucker oder					
Tee mit Zitrone und Honig (30 g) oder					
Zucker	110	460	2	2	22
Haferflockenmüsli (6)	627	2625	12	9	123
2 Vollkornbrötchen	258	1078	8	2	56
1 Portion Butter (25 g)	195	815	–	21	–
1 Portion Honig (30 g)	190	376	–	–	24
1 Portion Marmelade (30 g)	82	343	–	–	19
	1362	5697	22	34	244
2. Frühstück					
Möhrenrohkost (7)	329	1377	3	–	78
Mittagessen					
1 Teller Feinschmeckersuppe Kerbel					
mit Bierhefe aus dem Reformhaus	80	334	3	2	11
Partyroulade (8)	971	4069	41	66	18
1 Portion Kartoffeln	144	603	4	–	32
1 Portion Möhrengemüse (9)	168	702	3	8	20
	1363	5708	52	76	81
Vesper					
Kaffee mit Milch und Zucker oder					
Tee mit Zitrone und Honig (30 g)	110	460	2	2	22
2 Stück Obstkuchen	230	961	4	2	48
	340	1421	6	4	70
Abendessen					
Räubersalat (10)	583	2443	24	31	35
2 Scheiben Bauernbrot	220	920	6	–	52
1 kleine Dose Aprikosen mit Joghurt	251	1050	8	6	42
	1054	4413	38	37	129
Betthupferl					
Schokoladenpudding mit Nüssen					
(Fertigprodukt)	235	982	8	8	30
Gesamt:	4683	19 598	129	159	632

Ausdauersportler 2. Tag
– Angaben für 1 Person –

(6) Haferflockenmüsli

50 g Haferflocken
1 Banane
125 g Pfirsiche
2 EL Zucker
1 EL Eiweißkonzentrat
1/8 l Milch

Haferflocken mit einer klein geschnittenen Banane, klein geschnittenen Pfirsichen, Zucker und Eiweißkonzentrat mischen. Milch hinzugießen und einige Minuten stehen lassen.

(7) Möhrenrohkost

100 g Möhren
1 Apfel
1 Banane
1 Zitrone
1 EL Honig oder Zucker

Möhren und Apfel grob raspeln. Mit einer fein geschnittenen Banane vermischen. Mit dem Saft der Zitrone beträufeln und mit Honig oder Zucker süßen.

(8) Partyroulade

1 Rindsroulade 120 g
Salz und Pfeffer
1 TL scharfer Senf
1/4 TL Paprikapulver
1 Schweinsbratwurst
1 Zwiebel
1 Gewürzgurke
1 EL Mehl
1/2 Tasse Bratensauce
1/2 Tasse Sangrita

Die Rindsroulade salzen und pfeffern, mit scharfem Senf bestreichen. Mit Paprikapulver bestreuen. Quer darauf die Schweinsbratwurst geben sowie eine kleine, in feine Scheiben geschnittene Zwiebel und die Gewürzgurke darauf legen. Die Roulade aufrollen und mit Holzstäbchen zusammenstecken. Fett im Topf erhitzen und Roulade scharf anbraten. Den Bratensatz mit etwas Wasser und Sangrita ablöschen und die Roulade 70–90 Minuten weitergaren.

(9) Möhrengemüse

1 EL Butter
1 Zwiebel
200 g Möhren
1/8 l Mineralwasser
Salz und Pfeffer
Kerbel

Butter in einem Topf erhitzen und die fein gewürfelte Zwiebel andünsten. Dazu werden die geputzten und in Scheiben geschnittenen Möhren gegeben. Kurz andünsten und mit Mineralwasser auffüllen. Mit Salz, weißem Pfeffer und frischem gehacktem Kerbel würzen.

Ausdauersportler 2. Tag

– Angaben für 1 Person –

(10) Räubersalat

100 g Rindfleisch
2 Tomaten
½ Kopfsalat
1 Paprikaschote
1 kleine Zwiebel
1 kleine Salatgurke
½ Bund Radieschen
1 kl. Glas Champignons
1 TL Meerrettich
Italiendressing (11)

Das gekochte Rindfleisch, den Kopfsalat und die Paprika in Streifen schneiden. Tomaten achteln, die Salatgurke, Radieschen, Champignons in Scheiben schneiden. Die Zwiebel fein würfeln. Die Salatzutaten gut miteinander vermischen und mit dem durch Meerrettich verfeinerten Italiendressing übergießen.

(11) Italiendressing

1 EL Öl
1 EL Essig
3 EL Rotwein
2 EL Mineralwasser
1 TL Zitronensaft
Salz und Pfeffer
Zucker

Öl, Essig, Rotwein, Mineralwasser und Zitronensaft gut miteinander verrühren und mit Salz, Pfeffer und Zucker würzen.

Ausdauersportler 3. Tag

– Angaben für 1 Person –

	[kcal]	[kJ]	Eiweiß [g]	Fett [g]	KH [g]
1. Frühstück					
Kaffee mit Milch und Zucker oder Tee mit Zitrone und Honig (30 g)	110	460	2	2	22
1 Portion Honig-Cornflakes (12)	549	2301	11	6	113
1 Portion Butter (25 g)	195	815	–	21	–
2 Scheiben Vollkornbrot	206	860	6	2	48
2 Scheiben Zungenwurst (Aufschnitt)	68	284	6	6	–
	1128	4720	25	37	183
2. Frühstück					
Fruchtjoghurt (13)	514	2154	10	6	103
Mittagessen					
Bohneneintopf (14)	923	3867	52	34	128
Heidelbeerbecher (15)	536	2 450	16	1	123
	1509	6317	68	35	251
Vesper					
Kaffee mit Milch und Zucker oder Tee mit Zitrone und Honig (30 g)	110	460	2	2	22
2 Stück Biskuitrolle mit Zitronencreme	280	1170	4	6	52
	390	1630	6	8	74
Abendessen					
1 Teller Feinschmeckersuppe Sellerie mit Bierhefe aus dem Reformhaus	80	334	4	2	11
Kräuterschnitzel (16)	375	1571	41	17	9
Große Salatplatte (17) mit Zitronendressing (18)	409	1715	14	13	46
	864	3620	59	32	66
Betthupferl					
Großmutters Bratapfel (19)	352	1477	4	–	64
Gesamt:	4757	19 918	172	118	741

Ausdauersportler 3. Tag

– Angaben für 1 Person –

(12) Honig-Cornflakes

1 Becher Joghurt
3 EL Honig
70 g Cornflakes

Den Joghurt mit Honig glatt rühren und über die Cornflakes geben.

(13) Fruchtjoghurt

1 Apfel
1 Orange
1 Banane
1 Becher Joghurt
2 EL Zucker
1 EL Eiweißkonzentrat

Apfel, Orange und Banane kleinwürfelig schneiden. Den Joghurt mit Zucker und Eiweißkonzentrat verrühren und über die Früchte geben.

(14) Bohneneintopf

150 g Kartoffeln
1 Zwiebel
1 EL Öl
1 Paar Wiener Würstchen
1 TL Rosenpaprika
1 kl. Dose weiße Bohnen
Salz und Pfeffer
½ TL Bohnenkraut

Kartoffeln schälen, würfeln (ca. 1 x 1 cm) und in Salzwasser kochen. Die Zwiebel fein würfeln und in erhitztem Öl glasig dünsten. Die Wiener Würstchen in Scheiben schneiden. Zu den Zwiebeln geben und kurz mitbraten. Mit Rosenpaprika bestäuben und mit den Bohnen und der Dosenflüssigkeit auffüllen und erhitzen. Nun die garen Kartoffelwürfel in den Bohneneintopf geben. Mit Salz, Pfeffer und Bohnenkraut würzen.

(15) Heidelbeerbecher

150 g Fruchteiscreme
1 kl. Glas Heidelbeersaft
1 TL Eiweißkonzentrat
125 g Heidelbeeren
2 EL Zucker

Die Fruchteiscreme mit einem kleinen Glas Heidelbeersaft und Eiweißkonzentrat glatt rühren und in Glasschälchen geben. Über diese Creme die gezuckerten Heidelbeeren geben.

(16) Kräuterschnitzel

1 Bund Petersilie
1 Bund Dill
1 Bund Schnittlauch
1 Kalbsschnitzel 150 g
Salz und Pfeffer
1 Ei
1 EL Olivenöl

Petersilie, Dill und Schnittlauch fein hacken oder schneiden. Dann das Kalbsschnitzel trocken tupfen, salzen und pfeffern. Das Ei mit den Kräutern verschlagen. Das Schnitzel darin wenden und in Olivenöl braten.

Ausdauersportler 3. Tag

– Angaben für 1 Person –

(17) Große Salatplatte

½ Kopfsalat
2 Tomaten
1 kleine Salatgurke
2 Möhren
½ Bund Radieschen
1 Paprikaschote
Zitronendressing (18)

Kopfsalat zupfen, Gemüse waschen und putzen, Möhren raspeln, Tomaten, Salatgurke, Radieschen, Paprikaschote schneiden und alles auf einer Platte anrichten. Mit dem Zitronendressing übergießen.

(18) Zitronendressing

1 Zitrone
3 EL Weißwein
4 EL Wasser
2 EL Essig
1 EL Öl
¼ TL Salz
1 EL Zucker
1 TL Bierhefeflocken
1 EL fein gewürfelte
Zwiebeln

Den Saft der Zitronen mit Weißwein, Wasser, Essig, Öl, Salz, Zucker, Bierhefeflocken und fein gehackten Zwiebeln verrühren. Den Salat damit übergießen und 10 Minuten ziehen lassen.

(19) Großmutters Bratapfel

1 Apfel
1 Zitrone
2 EL Preiselbeeren
1 EL Rum
1 Eiweiß
1 EL Zucker
Puderzucker

Den Apfel waschen, den Blütenansatz und das Kerngehäuse entfernen, die Schnittstellen mit dem Saft der Zitrone beträufeln. Die Preiselbeeren mit dem Rum verrühren, in den Apfel füllen und im vorgeheizten Backofen oder Mikrowellengerät garen. Das Eiweiß sehr steif schlagen, Zucker unterrühren, auf den fertigen Bratapfel geben und unter dem Grill überbacken. Vor dem Servieren mit etwas Puderzucker bestreuen.

Ausdauersportler 4. Tag

– Angaben für 1 Person –

	[kcal]	[kJ]	Eiweiß [g]	Fett [g]	KH [g]
1. Frühstück					
Kaffee mit Milch und Zucker oder					
Tee mit Zitrone und Honig (30 g)	110	460	2	2	22
1 Scheibe Bauernbrot	110	460	3	–	26
1 Scheibe Roggenbrot	110	460	3	1	23
1 Vollkornbrötchen	129	539	4	1	28
1 Portion Mettwurst	265	1110	6	26	–
1 Portion Frischkäse	117	490	16	5	–
1 Glas Orangensaft (⅛ l)	60	250	2	–	13
	901	3769	36	34	112
2. Frühstück					
Ananascocktail (20)	410	1 715	3	–	100
Mittagessen					
1 Teller Feinschmeckersuppe Zwiebeln					
mit Bierhefe aus dem Reformhaus	80	334	4	2	11
Johannisspieße (21)	539	2260	33	34	20
1 Portion Salzkartoffeln	144	603	4	–	32
1 Portion Gurkensalat mit Joghurtdressing (22)	184	773	8	6	25
	947	3970	49	42	88
Vesper					
Kaffee mit Milch und Zucker oder					
Tee mit Zitrone und Honig (30 g)	110	460	2	2	22
1 Stück Apfelstrudel	300	1254	4	11	44
	410	1714	6	13	66
Abendessen					
Vappusteak (23) mit 2 Scheiben Weißbrot	803	3361	52	42	41
Sportlercocktail (24)	269	1129	1	4	69
	1072	4492	53	46	110
Betthupferl					
Heidelbeerbecher (25)	758	3175	4	3	176
Gesamt:	4498	18 335	151	138	652

Ausdauersportler 4. Tag

– Angaben für 1 Person –

(20) Ananascocktail

250 g Ananas (frisch)
2 Äpfel
1 Zitrone
3 EL Zucker

Die Ananas mit den geschnittenen Äpfeln, dem Saft der Zitrone und Zucker vermischen.

(21) Johannisspieße

150 g Rostbraten
Salz und Pfeffer
½ TL Senf
1 TL Majoran
1 Wiener Würstchen 40 g
1 Zwiebel
1 rote und 1 grüne Paprika

Die Scheibe Rostbraten flach klopfen, mit Salz würzen, mit Senf bestreichen, pfeffern und mit Majoran bestreuen. Das Wiener Würstchen darauf legen und zusammenrollen. In 3 Teile schneiden. Die Zwiebel schälen, vierteln; rote und grüne Paprikaschote putzen, ebenfalls vierteln und diese 3 Zutaten blanchieren. Das Fleisch von der Seite her abwechselnd mit Zwiebeln und Paprikaschoten auf den Spieß stecken und auf oder im Backofen unter dem Grill garen.

(22) Joghurtdressing

1 Becher Joghurt
1 EL Essig
2 EL geh. Frischkräuter
Salz und Pfeffer,
Muskatnuss
1 EL Zucker

Den Joghurt mit Essig und gehackten Frischkräutern vermischen. Mit Salz, Pfeffer, etwas gemahlener Muskatnuss und Zucker abschmecken.

(23) Vappusteak

200 g Ochsenfilet
1 TL Butter
50 g Steinpilze
50 g Pfifferlinge
50 g Senfgurken
50 g Rote Beete
Salz und Pfeffer
2 EL Parmesankäse
1 TL Butterflocken
1 Gewürzgurke
8 Silberzwiebeln

Die Butter in der Pfanne erhitzen und darin die in Scheiben geschnittenen Steinpilze und Pfifferlinge sowie in Scheiben geschnittene Senfgurken und Rote Beete andünsten. Das Ochsenfilet nach Geschmack grillen und danach mit Salz und Pfeffer würzen. Die in der Pfanne angedünsteten Zutaten gleichmäßig auf das Filet geben und mit Parmesankäse bestreuen. Mit Butterflocken bedecken und im Grill überbacken; danach mit Gewürzgurke und Silberzwiebeln garnieren.

Ausdauersportler 4. Tag

– Angaben für 1 Person –

(24) Sportlercocktail

1 Apfel
1 Grapefruit
2 EL Zucker
1 EL Honig

Apfel und Grapefruit klein schneiden und mit Zucker und Honig vermischen.

(25) Heidelbeerbecher

150 g Fruchteiscreme
1 kl. Glas Heidelbeersaft
2 EL Zucker
125 g Heidelbeeren

Die Fruchteiscreme mit Heidelbeersaft und Zucker glatt rühren. In ein Glasschälchen füllen und über diese Creme die gezuckerten Heidelbeeren geben.

Ausdauersportler 5. Tag

– Angaben für 1 Person –

	[kcal]	[kJ]	Eiweiß [g]	Fett [g]	KH [g]
Frühstück					
Kaffee mit Milch und Zucker oder					
Tee mit Zitrone und Honig (30 g)	110	460	2	2	22
2 Vollkornbrötchen	258	1078	8	2	56
2 Scheiben Vollkornbrot	206	860	6	2	48
1 Portion Honig (30 g)	90	376	–	–	24
1 Portion Marmelade (30 g)	82	343	–	–	19
	746	3 117	16	6	169
2. Frühstück					
1 Tasse Fleischbrühe	20	84	1	1	1
1 Scheibe Mischbrot	110	460	3	–	23
	130	544	4	1	24
Mittagessen					
1 Teller Feinschmeckersuppe Bohnen	80	334	4	2	11
mit Bierhefe aus dem Reformhaus	465	1950	42	18	15
Heilbutt mit Kräutern (26)	144	603	4	–	32
1 Portion Salzkartoffeln					
1 Portion Blattsalat mit Zitronendressing (27)	257	1077	6	10	26
	946	3 964	52	30	84
Vesper					
Kaffee mit Milch und Zucker oder					
Tee mit Zitrone und Honig (30 g)	110	460	2	2	22
2 Stück Biskuitrolle mit Marmelade	240	1 003	4	2	50
	350	1 463	6	4	72
Abendessen					
Pikanter Hackfleischtoast (28)	905	3790	54	53	45
Aprikosenflocken (29)	880	3682	44	8	156
	1785	7472	98	61	201
Betthupferl					
Honigkirschen (30)	508	2 130	3	–	131
Gesamt:	4465	18 690	179	102	681

Ausdauersportler 5. Tag

– Angaben für 1 Person –

(26) Heilbutt mit Kräutern

200 g Heilbutt
1 Zitrone
Salz
1 kleine Zwiebel
1 EL Butter
½ Tasse Weißwein
1 TL Speisestärke
1 EL Sahne
1 Bund Dill

Den Heilbutt waschen und abtrocknen, mit dem Saft einer Zitrone beträufeln, salzen und einige Minuten stehen lassen. Die Zwiebeln fein würfeln und in Butter glasig dünsten, den Weißwein zugeben und den Fisch darin 15–20 Minuten zugedeckt garen. Herausnehmen und warm stellen. Die Sauce durch ein Sieb geben, mit Speisestärke, die mit etwas kaltem Wasser angerührt wurde, binden. Die Sahne und den gehackten Dill unterziehen und die Sauce über den angerichteten Fisch geben.

(27) Zitronendressing

1 Zitrone
3 EL Weißwein
4 EL Wasser, 1 EL Essig
1 EL Öl
½ TL Salz, 1 EL Zucker
1 TL Bierhefeflocken
1 EL fein gehackte Zwiebeln

Den Saft der Zitrone mit Weißwein, Wasser, Essig, Öl, Salz, Zucker, Bierhefeflocken und fein gehackten Zwiebeln verrühren. Den Salat nach dem Anrichten mit dem Dressing übergießen und 10 Minuten ziehen lassen.

(28) Pikanter Hackfleischtoast

2 Scheiben Vollkorntoast
1 Frischkäse (62,5 g)
100 g Hackfleisch
1 Ei
25 g Rosinen
1 EL Haferflocken
½ TL grüner Pfeffer, 1 TL Salz
1 EL Chillisauce
½ TL Paprika
1 EL Parmesankäse

Die Toastscheiben mit Frischkäse bestreichen. Das Hackfleisch mit Ei, Rosinen, Haferflocken und mit gehackten grünen Pfefferkörnern, Salz, Chillisauce und Paprika vermischen. Auf die Toastscheiben streichen. Mit Parmesankäse bestreuen und unter dem Grill ca. 10 Minuten überbacken.

(29) Aprikosenflocken

250 g Aprikosen
100 g Haferflocken
1 Zitrone
2 EL Eiweißkonzentrat
2 EL Traubenzucker

Die Aprikosen würfeln, mit Haferflocken, dem Saft der Zitrone und Eiweißkonzentrat vermischen. Mit Traubenzucker süßen.

(30) Honigkirschen

250 g Kirschen
1 Zitrone
3 EL Honig
2 EL Traubenzucker

Kirschen, frisch und entkernt, mit dem Saft der Zitrone beträufeln. Mit Honig und Traubenzucker süßen.

Ausdauersportler 6. Tag

– Angaben für 1 Person –

	[kcal]	[kJ]	Eiweiß [g]	Fett [g]	KH [g]
Frühstück					
Kaffee mit Milch und Zucker oder Tee mit Zitrone und Honig (30 g)	110	460	2	2	22
1 Portion Honig-Cornflakes (31)	549	2301	11	6	113
2 Scheiben Bauernbrot	220	920	6	–	52
1 Scheibe Leinsamenbrot	112	468	3	2	19
1 Portion feine Leberwurst	40	167	3	3	1
1 Ecke Schmelzkäse (20 % F. i. Tr.)	129	539	9	8	1
1 Portion Butter (25 g)	195	815	–	21	–
¼ l Orangensaft	118	492	3	–	25
	1473	6162	37	42	233
2. Frühstück					
Möhrenrohkost (32)	187	784	2	–	47
Mittagessen					
Rinderfilet mit Champignons (33)	714	2994	36	56	9
1 Kräuterkartoffel (34)	194	816	8	4	78
1 Portion Leipziger Allerlei (35)	269	1128	7	17	20
Vanilleeiscreme mit heißen Himbeeren (Tiefkühlkost mit Zucker)	247	1032	3	5	48
	1424	5970	54	82	155
Vesper					
Kaffee mit Milch und Zucker oder Tee mit Zitrone und Honig (30 g)	110	460	2	2	22
2 Stück Streuselkuchen	460	1923	8	14	64
	570	2383	10	16	86
Abendessen					
Hirtensandwich (36)	700	2933	34	43	36
Betthupferl					
Vitaminsalat (37)	621	2596	3	–	153
Gesamt:	4975	20 828	140	183	710

Ausdauersportler 6. Tag

– Angaben für 1 Person –

(31) Honig-Cornflakes

1 Becher Joghurt
3 EL Honig
70 g Cornflakes

Den Joghurt mit Honig glatt rühren und über die Cornflakes geben.

(32) Möhrenrohkost

200 g Karotten
1 Zitrone
2 EL Honig (oder 1½ EL Zucker)

Die geputzten, geraspelten Karotten mit dem Saft einer Zitrone beträufeln und mit Honig süßen.

(33) Rinderfilet mit Champignons

150 g Rinderfilet
1 EL Öl
Salz und Pfeffer
1 EL Butter
1 kleine Zwiebel
1 kl. Dose Champignons
1 TL grüner Pfeffer
1 EL Senf
1 EL Tomatenketchup
2 EL Sahne
Frischkräuter

Das in Streifen geschnittene Rinderfilet im erhitzten Öl kurz anbraten, salzen und pfeffern, herausnehmen und warm stellen. Die Butter in der Pfanne zergehen lassen, die klein geschnittene Zwiebel dazugeben und goldgelb werden lassen. Champignons, grüne, gehackte Pfefferkörner, Senf und Tomatenketchup hinzufügen und verrühren. Mit dem Champignonsaft und Sahne auffüllen, reduzieren und mit Salz und Pfeffer abschmecken. Das Fleisch nun in der Sauce erhitzen, anrichten und mit gehackten Frischkräutern bestreuen. Sofort servieren.

(34) Kräuterkartoffel

1 Kartoffel
Kümmel
Majoran
1 EL saure Sahne

Die gewaschene Kartoffel in mit Salz, Majoran und Kümmel gewürztem Wasser kochen. Die saure Sahne mit Kümmel, Majoran und Salz würzen. Die Kartoffel oben kreuzweise einschneiden, auseinanderdrücken und die saure Sahne draufgeben.

(35) Leipziger Allerlei

1 EL Butter
1 Zwiebel
100 g Leipziger Allerlei
100g Brechbohnen
Muskat
Salz und Pfeffer
Zucker
1 EL frische gehackte Petersilie

In einer Pfanne wird die Butter zerlassen; darin eine fein gewürfelte Zwiebel glasig dünsten. Nun das Leipziger Allerlei und die Brechbohnen (beides Tiefkühlkost) zugeben und mit etwas Muskat, Salz, Pfeffer und Zucker würzen und gar dünsten.

Ausdauersportler 6. Tag

– Angaben für 1 Person –

(36) Hirtensandwich

1 Schweinelendchen 150 g
Salz und Pfeffer
½ TL Paprikapulver
½ TL Majoran
1 EL Öl
1 Scheibe Bauernbrot
1 Essiggurke
1 kl. Zwiebel
1 rote Paprikaschote

Das Schweinelendchen zuerst salzen und pfeffern. Dann mit Paprikapulver und Majoran einreiben. Das Schweinelendchen langsam in Öl braten. Das Lendchen nach dem Garen auf der getoasteten Scheibe Bauernbrot anrichten. Mit einer gewürfelten Essiggurke, einer kleinen gehackten Zwiebel und gewürfelter roter Paprikaschote, also grünweiß-rot, bedecken.

(37) Vitaminsalat

1 Apfel
1 Banane
2 Mandarinen
3 TL Rosinen
3 EL Traubenzucker
1 Zitrone

Apfel, Banane und Mandarinen klein schneiden. Mit Rosinen, Traubenzucker und dem Saft der Zitrone vermischen.

Ausdauersportler 7. Tag

– Angaben für 1 Person –

	[kcal]	[kJ]	Eiweiß [g]	Fett [g]	KH [g]
Frühstück					
Kaffee mit Milch und Zucker oder					
Tee mit Zitrone und Honig (30 g)	110	460	2	2	22
1 Ei	90	376	7	6	–
2 Scheiben Vollkornbrot	206	860	6	2	48
1 Scheibe Emmentaler Käse	135	565	9	9	1
1 Ecke Schmelzkäse (20 % F. i. Tr.)	129	539	9	8	1
	670	2800	33	27	72
2. Frühstück					
Pfirsichcocktail (38)	353	1 478	5	4	75
Mittagessen					
1 Teller Feinschmeckersuppe Sellerie	80	334	4	2	11
mit Bierhefe aus dem Reformhaus	636	2664	39	45	17
Kalbsfilet mit Champignons (39)	185	773	4	1	39
1 Portion Reis natur					
1 Portion Kopfsalat in Zitronendressing (40)	257	1 077	16	10	26
Fruchtsalat (41)	504	2 110	3	–	120
	1662	6958	56	58	213
Vesper					
Kaffee mit Milch und Zucker oder					
Tee mit Zitrone und Honig (30 g)	110	460	2	2	22
1 Stück Käsekuchen	225	940	12	5	31
	335	1400	14	7	53
Abendessen					
1 Teller Tomatencremesuppe					
Kräuterleber (42)	90	376	2	1	16
Kartoffelschnee (43)	592	2474	40	30	31
1 Portion Endiviensalat mit Italien-	144	603	4	–	32
dressing (44)	195	815	1	10	16
1 Portion Fruchteiscreme (150 g)	200	836	3	3	44
	1221	5104	50	44	139
Betthupferl					
Heißer Fruchtcocktail (45)	549	2300	1	12	108
Gesamt:	4790	20 040	159	152	660

Ausdauersportler 7. Tag   – Angaben für 1 Person –

(38) Pfirsichcocktail

1 Becher Magermilchjoghurt
1½ EL Traubenzucker
250 g Pfirsiche

Den Magermilchjoghurt mit Traubenzucker verrühren und über die klein geschnittenen Pfirsiche (aus der Dose) geben.

(39) Kalbsfilet mit Champignons

50 g Vollkornreis
150 g Kalbsfilet
1 EL Öl
1 kl. Dose Champignons
½ l Bratensauce
3 EL Sahne
1 Bund Petersilie
Salz und Pfeffer

Den Reis ausquellen lassen. Das Öl in einer Pfanne erhitzen, das Kalbsfilet darin braten. Kurz vor Garende die Champignons zugeben, leicht mitbraten. Fleisch herausnehmen und warm stellen. Den Fond mit der Bratensauce (Fertigprodukt) binden, mit Sahne und gehackter Petersilie vermischen. Einkochen lassen. Mit Salz und Pfeffer würzen. Über das angerichtete Filet geben.

(40) Zitronendressing

1 Zitrone
3 EL Weißwein
4 EL Wasser
1 EL Essig
1 EL Öl
½ TL Salz, 1 EL Zucker
1 TL Bierhefeflocken
1 EL fein gehackte Zwiebeln

Den Saft der Zitrone mit Weißwein, Wasser, Essig, Öl, Salz, Zucker, Bierhefeflocken und fein gewürfelten Zwiebeln verrühren. Den Salat nach dem Anrichten mit dem Dressing übergießen und sofort servieren.

(41) Fruchtsalat

1 Apfel
1 Birne
1 Orange
1 Banane
1 Zitrone
2 EL Traubenzucker

Apfel, Birne, Orange, Banane schälen. Apfel und Birne vierteln, Kerngehäuse entfernen, in Spalten schneiden. Die Orange filetieren, die Banane in Scheiben schneiden. Das Obst mit dem Saft der Zitrone beträufeln und mit Traubenzucker süßen.

(42) Kräuterleber

1 EL Butter
1 Zwiebel
2 EL Sahne
1 Bund Petersilie
Salz und Pfeffer
1 Msp. Muskat
1 Msp. Paprikapulver
250 g Leber
1 EL Mehl

In der zerlassenen Butter die klein geschnittene Zwiebel glasig dünsten. Mit Sahne auffüllen, etwas einkochen lassen. Die gehackte Petersilie dazugeben. Mit Salz und Pfeffer, Muskat und Paprikapulver abschmecken. Die von den Sehnen befreite gewaschene und abgetrocknete Leber in Mehl wenden und im erhitzten Butterschmalz von jeder Seite kurz anbraten. Auf einem Teller anrichten und mit Kräutersauce übergießen.

Ausdauersportler 7. Tag

– Angaben für 1 Person –

(43) Kartoffelschnee

200 g Kartoffeln
Salz und Pfeffer
Muskat

Die gekochten Kartoffeln mit dem Kochlöffel zerdrücken. Mit Salz, Pfeffer und Muskat würzen. Durch ein Sieb direkt auf den Teller streichen.

(44) Italiendressing

1 EL Öl
1 EL Essig
3 EL Rotwein
2 EL Mineralwasser
1 TL Zitronensaft
½ Zwiebel
Salz und Pfeffer
Zucker

Öl, Essig, Rotwein, Mineralwasser und Zitronensaft gut miteinander verrühren. Mit der fein gewürfelten Zwiebel vermengen und mit Salz, Pfeffer und Zucker würzen.

(45) Fruchtcocktail

1 Apfel
125 g Pfirsiche
125 g Birnen
1 EL Butter
2 EL Honig
1 EL Traubenzucker

Apfel, Pfirsiche, Birne kleinwürfelig schneiden. Butter in einer Pfanne erhitzen. Das Obst darin andünsten. Mit Honig und Traubenzucker süßen. Heiß servieren.

5.3 Kraftsportarten

Gewichtheben, Kugelstoßen, Hammerwerfen, Diskuswerfen, Ringen, Turnen u. a. Beim Krafttraining unterscheidet man 3 Hauptformen der Kraft: die Maximalkraft, die Schnellkraft und die Kraftausdauer.

Die folgenden Ernährungsempfehlungen beziehen sich weitgehend auf das Training der Maximalkraft. Die Maximalkraft ist die höchste Kraft, die das Nerv-Muskel-System bei maximaler, willkürlicher Kontraktion auszuüben vermag (Harre 1973). Sie nimmt mit der Vergrößerung des Muskelquerschnitts zu, welcher wiederum durch die Verdickung (Hypertrophie) jeder einzelnen Muskelfaser gebildet wird. Da die Muskulatur bekanntlich aus Eiweißen aufgebaut ist, kommt der Eiweißzufuhr und auch der Qualität des Eiweißes in der Ernährung eine besondere Rolle zu. Interessanterweise führt tierisches Eiweiß im Nahrungsexperiment zwar zu einer beschleunigten Proteinsynthese im Organismus, doch wird dieser Vorteil durch einen gleichzeitig erhöhten Protein- und Stickstoffumsatz wieder zunichte gemacht. Die Zufuhr von Sojaeiweiß scheint dagegen den Proteinumsatz zu reduzieren und die Stickstoffbilanz zu verbessern. Die Grundlagen zur Eiweißbilanzierung im Sport sind allerdings schon im Kapitel 2.2.4 angesprochen worden. Danach gibt es bis heute keine wissenschaftliche Rechtfertigung für die Annahme, dass ein erhöhtes Eiweißangebot (> 2 g pro kg Körpergewicht pro Tag) den Muskelzuwachs oder die Kraftleistungsfähigkeit unabhängig vom Training zu fördern vermag. Zufuhrempfehlungen von 3 und mehr Gramm Eiweiß pro kg Körpergewicht pro Tag für Kraftsportler sind zwar noch in veralteten Büchern und Broschüren zu finden, entsprechen aber nicht mehr der heute gültigen Fachmeinung.

5.3.1 Basisernährung

Bei einem durchschnittlichen Kalorienansatz von 5000 kcal / Tag soll die Nährstoffrelation Kohlenhydrate : Eiweiße : Fette = 50 : 20 : 30 sein.

In der Literatur (Donath und Schüler 1979) finden sich teilweise sehr hohe Kalorienangaben, die nach unseren Erfahrungen, abgesehen von einigen Athleten in Schwergewichtsklassen, nicht nötig sind. Mehr als 3 g Eiweiß/kg Körpergewicht sind – unabhängig von der schon oben ausgeführten Fachmeinung – in einer einigermaßen wohlschmeckenden Basisernährung nicht unterzubringen. Wegen des relativ hohen

Kalorienbedarfs müssen zwangsläufig die Fettkalorien erhöht werden. Auch hier sollten die Kalorien auf 6 Mahlzeiten verteilt werden:

1. Frühstück	25 %	≙	1250 kcal
2. Frühstück	5 %	≙	250 kcal
Mittagessen	25 %	≙	1250 kcal
Vesper	10 %	≙	500 kcal
Abendessen	20 %	≙	1000 kcal
Spätmahlzeit	15 %	≙	750 kcal
Insgesamt	100 %	≙	5000 kcal/Tag

5.3.2 Vorwettkampfernährung

Bei einer den Vorschlägen entsprechenden Basisernährung müssen bis zu den Wettkämpfen keine weiteren Kostumstellungen vorgenommen werden. Lediglich bei extremem Krafttraining und großen Körpergewichten, wenn genügend Eiweiß nur erschwert – vor allem in Phasen der Gewichtsreduktion – mit der normalen Kost
zugeführt werden kann, muss auf Proteinkonzentrate oder eine eiweißreiche Zusatz-
ernährung zurückgegriffen werden. Auch hier können die Beachtung der Eiweißquelle
und die Erkenntnisse um die günstige Wirkung von Sojaprotein auf den Proteinumsatz
von zusätzlicher Bedeutung sein. Bei der weiter ungeklärten Diskussion um den möglichen Übertragungsmodus von BSE auf den Menschen und die mögliche Bedeutung
von kontaminiertem Rindfleisch sollten Proteinkonzentrate aus tierischen Beständen,
z. B. Gelatineeiweiß, gemieden werden. Zum Problem „Gewichtmachen" s. Kap. 3.2.

5.3.3 Wettkampfernährung

Generell ist auch hier die letzte Mahlzeit 3 bis 4 Stunden vor dem Wettkampf einzunehmen. Während der Wettkämpfe ist eine Nahrungsaufnahme nicht erforderlich.
Kurzfristige größere Eiweißaufnahmen haben für den Wettkampf keine Konsequenz
mehr und würden den Verdauungsablauf nur stören.

5.3.4 Nachwettkampfernährung

In der Nachwettkampfphase kommt es darauf an, Wasser- und Elektrolytverluste durch entsprechende Getränke zu ersetzen.

5.3.5 Rezeptvorschläge

Die Mengenangaben der folgenden Rezepte 1 bis 44 beziehen sich auf 1 Person. Die Eiweiß-, Fett- und Kohlenhydratwerte der Nährwerttabellen sind in Gramm angegeben.

Kraftsportler 1. Tag

– Angaben für 1 Person –

	[kcal]	[kJ]	Eiweiß [g]	Fett [g]	KH [g]
1. Frühstück					
Kaffee mit Milch und Zucker oder					
Tee mit Zitrone und Honig (30 g)	110	460	2	2	22
1 Portion Honig-Cornflakes (1)	549	2295	11	6	113
2 Scheiben Vollkornbrot	206	860	6	2	48
2 Scheiben Bauernbrot	220	920	6	–	52
1 Portion Butter (25 g)	195	815	–	21	–
2 Scheiben gekochter Schinken	158	661	12	12	–
1 Ecke Doppelrahmfrischkäse	159	664	2	5	–
	1597	6675	39	48	235
2. Frühstück					
¼ l Orangensaft	120	502	3	–	26
1 Scheibe Bauernbrot	165	691	4	9	26
1 Tomate in Scheiben	10	42	1	–	2
	295	1235	8	9	54
Mittagessen					
Schaschlik „Dschingis Khan" (2)	519	2175	34	32	17
Curryreis mit Rosinen (3)	346	1446	5	–	53
Orangen-Lauch-Salat (4)	226	949	10	6	33
	1091	4570	49	38	103
Vesper					
Kaffee mit Milch und Zucker oder					
Tee mit Zitrone und Honig (30 g)	110	460	2	2	22
2 Scheiben Vollkorntoast mit Butter und					
Honig	445	1860	4	21	54
	555	2320	6	23	76
Abendessen					
Club-Toast (5)	777	3255	40	53	16
Betthupferl					
Vitaminsalat mit Eiweißkonzentrat (6)	621	2596	3	–	153
Gesamt:	4936	20 651	145	171	637

Kraftsportler 1. Tag
– Angaben für 1 Person –

(1) Honig-Cornflakes
1 Becher Joghurt
3 EL Honig
70 g Cornflakes

Den Joghurt mit Honig glatt rühren. Über die Cornflakes geben.

(2) Schaschlik „Dschingis Khan"
250 g Lammfleisch aus der Keule
1 rote Paprikaschote
2 Zwiebeln
4 kleine Lorbeerblätter
1 EL Senf
1 Knoblauchzehe
½ TL Pfeffer aus der Pfeffermühle
Tabascosauce
Salz

Das Lammfleisch aus der Keule in 3 cm große Stücke schneiden. Die rote Paprikaschote und 1 Zwiebel ebenfalls in größere Stücke schneiden. Das Lammfleisch, die Paprikaschote, Zwiebeln und die Lorbeerblätter abwechselnd auf einen Spieß stecken. Senf, zerdrückte Knoblauchzehe, die klein geriebene Zwiebel, Pfeffer und einige Tropfen Tabascosauce gut miteinander vermischen. Den Spieß damit einstreichen. ½ Stunde ruhen lassen; salzen und im Backofen grillen.

(3) Curryreis mit Rosinen
150 g Vollkornreis
1 TL Curry
1 EL Rosinen, Salz

Reis ausquellen lassen, Curry und die gewaschenen Rosinen hinzufügen und mit Salz abschmecken. Gut durchmischen.

(4) Orangen-Lauch-Salat
1 Stange Lauch
1 Orange
1 Becher Joghurt
Salz und Pfeffer
Essig, Zucker

Den Lauch halbieren, waschen, in feine Streifen schneiden und kurz blanchieren. Die Orange schälen und filieren. Mit dem Lauch vermischen. Den Joghurt mit Salz, Pfeffer, Essig und etwas Zucker abschmecken; über den Salat geben.

(5) Club-Toast
2 Rinderfilets à 100g
Salz und Pfeffer
1 EL Öl
1 Tasse Bratensauce
2 cl Whisky
2 Scheiben Vollkorntoastbrot
Salatblätter, Tomaten

Die Rinderfilets im erhitzten Öl je nach Geschmack braten, salzen und pfeffern. Die Bratensauce (Fertigprodukt) erhitzen. Mit Whisky verfeinern und etwas einkochen lassen. Die Filets auf das getoastete Brot geben und die Sauce darüber gießen. Mit Salatblättern und Tomatenecken garnieren.

(6) Vitaminsalat mit Eiweißkonzentrat
1 Apfel, 1 Banane
2 Mandarinen
3 TL Rosinen
3 EL Traubenzucker
1 EL Eiweißkonzentrat
1 Zitrone

Apfel, Banane und Mandarinen klein schneiden. Mit Rosinen, Traubenzucker, Eiweißkonzentrat und dem Saft der Zitrone vermischen.

Kraftsportler 2. Tag

– Angaben für 1 Person –

	[kcal]	[kJ]	Eiweiß [g]	Fett [g]	KH [g]
1. Frühstück					
Kaffee mit Milch und Zucker oder					
Tee mit Zitrone und Honig (30 g)	110	460	2	2	22
¼ l Orangensaft mit 2 EL Traubenzucker	280	1170	2	–	66
2 Vollkornbrötchen	258	1078	8	2	56
1 Portion Butter (25 g)	195	815	–	21	–
1 Portion Marmelade (30 g)	82	343	–	–	19
1 Portion Honig (30 g)	90	376	–	–	25
	1315	4242	12	25	188
2. Frühstück					
Rohkostplatte (7)	338	1415	15	6	52
Mittagessen					
Kalbssteak „Beau Rivage" (8)	692	2901	63	30	36
1 Kräuterkartoffel (9)	194	816	6	4	34
1 Portion Blattsalat mit Zitronen-					
dressing (10)	257	1077	6	10	26
1 Portion Fruchteiscreme (150 g)	200	836	–	–	44
	1343	5630	75	44	140
Vesper					
Kaffee mit Milch und Zucker oder					
Tee mit Zitrone und Honig (30 g)	110	460	2	2	22
2 Stück Apfelstrudel	600	2508	8	22	88
	710	2968	10	24	110
Abendessen					
1 Teller Feinschmeckersuppe Steinpilz					
mit Bierhefe aus dem Reformhaus	80	334	4	2	11
Karlsbader Herz (11)	625	2617	32	21	30
1 Portion Kartoffelschnee (12)	144	603	4	–	32
1 Portion Kopfsalat in Zitronen-					
dressing (10)	57	1077	6	10	26
	1106	4631	46	33	99
Betthupferl					
Buttermilchflip (13)	232	974	11	3	45
Gesamt:	4744	19 860	169	135	634

Kraftsportler 2. Tag
– Angaben für 1 Person –

(7) Rohkostplatte

1 Möhre
1 Kohlrabi
½ Sellerieknolle
2 Frühlingszwiebeln
1 Becher Joghurt
Salz und Pfeffer
Zitronensaft
1 TL Zucker

Möhre, Kohlrabi und Sellerieknolle, alles geraspelt, und die in Streifen geschnittene Frühlingszwiebel gut miteinander vermischen und mit dem Joghurt, der mit Salz, Pfeffer, Zitronensaft und Zucker gewürzt wurde, übergießen.

(8) Kalbssteak „Beau Rivage"

20 g Biskin
2 Kalbssteaks à 100g
1 Paket Frischkäse, 62,5 g
1 Eigelb
1 EL Sahne
1 TL Curry
1 Msp. Ingwerpulver
1 Banane

Die Kalbssteaks je nach Geschmack im Biskin braten. Den Frischkäse mit Eigelb, Sahne, Curry und Ingwerpulver glatt rühren. Die in Scheiben geschnittene Banane auf die Steaks verteilen. Mit der Käsecreme bestreichen und im Backofen unter dem Grill überbacken.

(9) Kräuterkartoffel

1 Kartoffel
Kümmel
Majoran
Salz
1 EL saure Sahne

Die gewaschene Kartoffel in mit Salz, Majoran und Kümmel gewürztem Wasser kochen. Die saure Sahne mit Salz, Kümmel und Majoran würzen. Die gegarte Kartoffel oben kreuzweise einschneiden, auseinanderdrücken und die saure Sahne darüber geben.

(10) Zitronendressing

1 Zitrone
3 EL Weißwein
4 EL Wasser
1 EL Essig, 1 EL Öl
½ TL Salz, 1 EL Zucker
1 TL Bierhefeflocken
1 EL fein gewürfelte
Zwiebeln

Den Saft der Zitronen mit Weißwein, Wasser, Essig, Öl, Salz, Zucker, Bierhefeflocken und fein gewürfelten Zwiebeln verrühren. Den Salat nach dem Anrichten mit dem Dressing übergießen.

Kraftsportler 2. Tag

– Angaben für 1 Person –

(11) Karlsbader Herz

1 Rinderherz 250 g
¼ l Wasser
⅛ l Weißwein
2 EL Essig
1 TL Salz
1 Zwiebel
1 EL Butter
1 EL Mehl
1 Tasse Apfelwein
1 TL Zucker
Salz
½ Zitrone

Das Wasser mit dem Weißwein, Essig, Salz und einer Zwiebel zum Kochen bringen und das Rinderherz 1 Stunde darin kochen lassen. In einem Topf Butter zerlassen, das Mehl kurze Zeit darin anschwitzen und mit dem heißen Apfelwein aufgießen. Die Sauce einkochen lassen, mit dem Herzsud, Zucker, Salz, Saft einer halben Zitrone abschmecken. Das Rinderherz in dünne Scheiben aufschneiden und mit der Sauce anrichten.

(12) Kartoffelschnee

200 g Kartoffeln
Salz und Pfeffer
Muskatnuss

Die gekochten Kartoffeln mit dem Kartoffelstampfer zerdrücken und mit Salz, Pfeffer und geriebener Muskatnuss würzen. Mit dem Handrührgerät glatt rühren.

(13) Buttermilchflip

¼ l Buttermilch
1 Orange
1 Zitrone
2 EL Traubenzucker
1 EL Eiweißkonzentrat

Die Zitrone heiß waschen. Die Buttermilch mit dem Saft einer Orange und einer Zitrone und der geriebenen Schale einer Zitrone (unbehandelt) gut verrühren. Mit Traubenzucker süßen und Eiweißkonzentrat unterziehen.

Kraftsportler 3. Tag

– Angaben für 1 Person –

	[kcal]	[kJ]	Eiweiß [g]	Fett [g]	KH [g]
1. Frühstück					
Kaffee mit Milch und Zucker oder					
Tee mit Zitrone und Honig (30 g)	110	60	2	2	22
Haferflockenmüsli (14)	627	620	12	9	123
¼ l Orangensaft	118	92	3	–	25
1 Scheibe Vollkornbrot	103	30	3	1	24
1 Scheibe Zungenwurst	34	40	3	3	–
	992	4142	23	15	194
2. Frühstück					
1 Tasse Feinschmeckersuppe Zwiebel					
mit Bierhefe aus dem Reformhaus	80	334	4	2	11
1 Vollkornbrötchen	129	539	4	1	28
	209	873	8	3	39
Mittagessen					
Feuerroulade (15)	716	2993	44	43	26
1 Portion Salzkartoffeln	144	603	4	–	32
1 Portion Leipziger Allerlei (16)	404	1693	10	31	17
	1264	5289	58	74	75
Vesper					
Kaffee mit Milch und Zucker oder					
Tee mit Zitrone und Honig (30 g)	110	460	2	2	22
2 Stück Biskuitrolle mit Marmelade	240	1003	4	2	50
	350	1463	6	4	72
Abendessen					
Ungarisches Hirtensandwich (17)	852	3570	29	50	56
1 Portion Kopfsalat in Joghurtdressing (18)	203	850	9	6	28
	1055	4420	38	56	84
Betthupferl					
Obstflocken (19)	721	3023	17	8	143
Gesamt:	4591	19 210	150	160	607

Kraftsportler 3. Tag

– Angaben für 1 Person –

(14) Haferflockenmüsli

50 g Haferflocken
1 Banane
125 g Pfirsiche, 2 EL Zucker
1 EL Eiweißkonzentrat
$\frac{1}{8}$ l Milch

Die Haferflocken mit einer klein geschnittenen Banane, klein geschnittenen Pfirsichen, Zucker und Eiweißkonzentrat mischen. Die Milch hinzufügen und einige Minuten stehen lassen.

(15) Feuerroulade

2 Schweineschnitzel à 100 g, Salz
1 TL scharfer Senf
1 TL Meerrettich
1 TL Paprikapulver
Pfeffer
1 kleine Zwiebel
2 EL Tomatenketchup
2 EL Öl
1 EL Mehl
½ Tasse Bratensauce
½ Tasse Sangrita

Die Schweineschnitzel dünn klopfen und salzen. Auf einer Seite mit scharfem Senf und Meerrettich bestreichen. Mit Paprikapulver und Pfeffer aus der Mühle würzen. Eine kleine Zwiebel schälen und in Scheiben schneiden. Auf die Fleischscheiben legen, mit Tomatenketchup beträufeln, aufrollen und mit Holzstäbchen zusammenstecken. Das Öl in der Pfanne erhitzen und die Rouladen darin scharf anbraten, bis sie Farbe bekommen haben. Nun mit Bratensauce (Fertigprodukt) und Sangrita auffüllen und bei schwacher Hitze zugedeckt 20 Minuten schmoren. Wenn die Sauce zu sehr eindickt, mit Rotwein strecken.

(16) Leipziger Allerlei

50 g Speck
1 Zwiebel
100 g Leipziger Allerlei
100 g Brechbohnen
Muskat
Salz und Pfeffer
Zucker

In einer erhitzten Pfanne wird der klein geschnittene Speck ausgelassen, darin eine klein geschnittene Zwiebel glasig dünsten. Das Leipziger Allerlei und die Brechbohnen (beides TK-Kost) dazugeben, garen und mit etwa Muskat, Salz, Pfeffer und Zucker würzen.

(17) Ungarisches Hirtensandwich

2 Schweinekoteletts à 80 g
Salz und Pfeffer
1 EL Öl
1 kleine Zwiebel
1 rote Paprikaschote
1 kleine Stange Lauch
1 Knoblauchzehe
1 TL Paprikapulver
2 EL Tomatenketchup
1 große Scheibe Bauernbrot

Die Schweinekoteletts (ohne Knochen) in heißem Öl braten, danach salzen und pfeffern. Aus der Pfanne nehmen und warm stellen. Zwiebel und rote Paprikaschote klein würfeln, den Lauch in dünne Scheiben schneiden und in der Pfanne weich dünsten. Mit einer geriebenen Knoblauchzehe, Paprikapulver, Salz und Pfeffer würzen. Mit Tomatenketchup binden. Die Fleischstücke auf eine große Scheibe Bauernbrot legen, mit dem Gemüse bedecken.

Kraftsportler 3. Tag

– Angaben für 1 Person –

(18) Joghurtdressing

1 Becher Joghurt
1 EL Essig
1 Zitrone
2 EL gehackte Frischkräuter
Salz und Pfeffer
Muskatnuss
1 EL Zucker

Den Joghurt mit Essig, dem Saft einer Zitrone und gehackten Frischkräutern vermischen. Mit Salz, Pfeffer, etwas gemahlener Muskatnuss und Zucker würzen.

(19) Obstflocken

250 g Aprikosen
100 g Haferflocken
1 Zitrone
2 EL Eiweißkonzentrat
3 EL Traubenzucker

Aprikosen würfeln. Mit Haferflocken, dem Saft der Zitrone
und Eiweißkonzentrat mischen. Mit Traubenzucker süßen.

Kraftsportler 4. Tag

– Angaben für 1 Person –

	[kcal]	[kJ]	Eiweiß [g]	Fett [g]	KH [g]
1 Frühstück					
Kaffee mit Milch und Zucker oder					
Tee mit Zitrone und Honig (30 g)	110	460	2	2	22
1 Portion Honig-Cornflakes (20)	549	2301	11	6	113
2 Scheiben Bauernbrot	220	920	6	–	52
1 Scheibe Leinsamenbrot	112	468	3	2	19
1 Portion Leberwurst	80	334	5	6	1
1 Ecke Schmelzkäse (20 % F. i. Tr.)	129	539	9	8	1
	1200	5022	36	24	208
2. Frühstück					
¼ l Gemüsesaft	70	293	2	–	15
1 Roggenbrot mit 1 Scheibe Schinken					
(gekocht)	192	806	8	16	26
	262	1099	10	16	41
Mittagessen					
Cevapcici (21)	544	2278	44	28	23
Paprika-Kraut-Salat (22)	305	1272	9	13	35
Apfelsalat (23)	454	1902	16	–	84
	1303	5459	69	41	142
Vesper					
Kaffee mit Milch und Zucker oder					
Tee mit Zitrone und Honig (30 g)					
2 Scheiben Vollkorntoast mit 20 g Butter und	110	460	2	2	22
30 g Honig	301	1260	2	17	35
	411	1720	4	19	57
Abendessen					
1 Teller Feinschmeckersuppe Steinpilz					
mit Bierhefe aus dem Reformhaus	80	334	4	2	11
Rotbarschfilet mit Fenchel (24)	475	1992	55	16	21
1 Portion Vollkornreis	185	773	4	1	39
1 Portion Fürst-Pückler-Eiscreme	147	616	2	6	18
	887	3715	65	25	89
Betthupferl					
Kirschquark (25)	614	2573	20	1	133
Gesamt:	4677	19 588	204	126	670

Kraftsportler 4. Tag

– Angaben für 1 Person –

(20) Honig-Cornfakes

1 Becher Joghurt
3 EL Honig
70 g Cornflakes

Den Joghurt mit Honig glatt rühren. Über die Cornflakes geben.

(21) Cevapcici

100 g Tatar, 100 g gem. Hackfleisch
1 Knoblauchzehe
Salz und Pfeffer, ½ TL Paprika
1 TL Tomatenmark
1 TL Senf
½ Brötchen
1 EL Mehl, 1 EL Öl

Das Tartar und das Hackfleisch, die zerriebene Knoblauchzehe, Salz, Pfeffer aus der Mühle, Paprika, Tomatenmark, Senf und eingeweichtes und ausgedrücktes Brötchen zu einem Fleischteig gut verarbeiten. Die Masse zu etwa 10 cm langen Rollen (fingerdick) formen, in Mehl wenden und in heißem Öl braten.

(22) Paprika-Kraut-Salat

1 Zwiebel
1 grüne Paprikaschote
1 rote Paprikaschote
200 g Weißkraut
Essig, Öl
Salz und Pfeffer, Zucker

Zwiebel, grüne Paprikaschote, rote Paprikaschote und Weißkraut werden in feine Streifen geschnitten. Weißkraut kurz blanchieren. Essig, Öl, Salz, Pfeffer und etwas Zucker verrühren und über das Gemüse geben. Mindestens 1 Stunde ziehen lassen.

(23) Apfelsalat

2 Äpfel, 1 Zitrone
1 EL Eiweißkonzentrat
2 EL Traubenzucker
1 EL Rosinen
2 cl Maraschino

Die Äpfel vierteln, entkernen, in Spalten schneiden. Mit dem Saft einer Zitrone beträufeln. Eiweißkonzentrat mit Traubenzucker, Rosinen und Maraschino verrühren und mit den Äpfeln vermischen.

(24) Rotbarschfilet mit Fenchel

200 g Rotbarschfilet
1 kleine Fenchelknolle
50 g gekochter Schinken
1 kleine Zwiebel
100 g Champignons
1 Tomate
Salz und Pfeffer
½ Zitrone
1 EL gehackte Frischkräuter

Die Fenchelknolle halbieren, den Strunk entfernen und in dünne Scheiben schneiden. Den gekochten Schinken klein würfeln und in einer Pfanne kurz anbraten. Die Fenchelknolle, die in Scheiben geschnittene Zwiebel, frische, in Scheiben geschnittene Champignons und eine enthäutete und gewürfelte Tomate in die Pfanne geben, einige Minuten andünsten. Das Rotbarschfilet mit dem Saft einer halben Zitrone beträufeln, salzen und pfeffern. Den Fisch auf ein entsprechend großes Stück Alufolie legen. Mit dem Fenchelgemüse bedecken. Mit gehackten Frischkräutern bestreuen. Die Folie schließen und im Backofen bei ca. 190° C 20 Minuten garen.

Kraftsportler 4. Tag

(25) Kirschquark

120 g Magerquark
1 Zitrone
3 EL Honig oder
3 EL Zucker oder Trockenobst
2 EL Traubenzucker
250 g Sauerkirschen

Den Magerquark mit dem Saft der Zitrone, Honig und Traubenzucker glatt rühren und über die Sauerkirschen geben.

Kraftsportler 5. Tag

– Angaben für 1 Person –

	[kcal]	[kJ]	Eiweiß [g]	Fett [g]	KH [g]
1. Frühstück					
Kaffee mit Milch und Zucker oder Tee mit Zitrone und Honig (30 g)	110	460	2	2	22
1 Portion Kräuterquark (26)	409	1710	66	9	16
2 Vollkornbrötchen	240	1003	6	–	48
2 Scheiben Vollkornbrot	206	860	6	2	48
1 Portion Honig (30 g)	90	376	–	–	24
1 Portion Marmelade (30 g)	82	343	–	–	19
1 Portion Butter (25 g)	195	815	–	21	–
	1332	5567	80	34	177
2. Frühstück					
Himbeerhonigjoghurt (27)	502	2098	30	7	74
Mittagessen					
Bunter Gemüsetopf (28)	669	2801	34	32	57
1 Portion Fruchteiscreme (125 g)	173	723	3	3	36
	842	3 524	37	35	93
Vesper					
Kaffee mit Milch und Zucker oder Tee mit Zitrone und Honig (30 g)	110	460	2	2	22
2 Stück Obsttorte	230	961	4	2	48
	340	1421	6	4	70
Abendessen					
Vitaminbombe (29)	683	2858	44	32	50
2 Scheiben Bauernbrot	220	920	4	–	46
1 Portion Butter (25 g)	195	815	–	21	–
	1098	4593	48	53	96
Betthupferl					
Bratapfel mit Weinschaum (31)	426	1784	3	5	62
Gesamt:	4540	18 987	204	138	572

Kraftsportler 5. Tag

– Angaben für 1 Person –

(26) Kräuterquark

250 g Quark
1 Becher Joghurt
½ Zitrone, 4 EL fein gehackte Kräuter
1 EL Eiweißkonzentrat

Den Quark mit Joghurt und dem Saft einer halben Zitrone schaumig rühren. Die fein gehackten Kräuter und Eiweißkonzentrat unterrühren.

(27) Himbeerhonigjoghurt

1 Becher Joghurt
3 EL Honig oder Zucker
1 EL Eiweißkonzentrat
1 Zitrone
200 g Himbeeren

Den Joghurt mit Honig oder Zucker, Eiweißkonzentrat und dem Saft der Zitrone verrühren und über die Himbeeren geben.

(28) Bunter Gemüsetopf

1 Zwiebel
1 Möhre
1 Stange Lauch
200 g Weißkraut
200 g Kartoffeln
½ l Fleischbrühe
1 Paar Debrecziner
Würstchen
Salz und Pfeffer
1 TL Kümmel
1 Bund Petersilie

Zwiebel, Möhre, Lauch und Weißkraut waschen, putzen und in Streifen schneiden. Die Kartoffeln schälen und würfeln. Die Zutaten in der Fleischbrühe etwa 30 Minuten garen. Kurz vor Garungsende die in Scheiben geschnittenen Debrecziner dazugeben, mit Salz, Pfeffer aus der Mühle und Kümmel würzen. Noch einmal kurz aufkochen lassen. Vor dem Servieren mit der gehackten Petersilie bestreuen.

(29) Vitaminbombe

1 Kopfsalat
50 g Spinat
1 Bund Radieschen
2 Tomaten
1 Kästchen Kresse
1 Bund Petersilie
1 Bund Schnittlauch
60 g Pökelzunge
60 g gekochter Schinken
1 EL Meerrettich
Joghurtdressing (30)
1 Ei

Kopfsalat und Spinat waschen, verlesen und in grobe Streifen schneiden. Radieschen in Scheiben schneiden, Tomaten achteln. Die Kresse, Petersilie und Schnittlauch verlesen, waschen und hacken. Diese Zutaten leicht mischen und in einer Glasschüssel anrichten. Pökelzunge und gekochten Schinken in feine Streifen schneiden und auf dem Salat verteilen. Mit einem durch Meerrettich verfeinerten Joghurtdressing (30) überziehen. Mit einem Teil der Kräuter bestreuen und mit einem hart gekochten, geviertelten Ei garnieren.

Kraftsportler 5. Tag   – Angaben für 1 Person –

(30) Joghurtdressing

1 Becher Joghurt
1 EL Essig
1 Zitrone
2 EL gehackte Frischkräuter
Salz und Pfeffer
Muskatnuss
1 EL Zucker

Den Joghurt mit Essig, dem Saft der Zitrone und gehackten Frischkräutern vermischen. Mit Salz, Pfeffer, etwas gemahlenem Muskat und Zucker würzen.

(31) Bratapfel mit Weinschaum

1 Apfel
1 Zitrone
2 EL Preiselbeeren
1 EL Rum
1 Tasse Weißwein
1 EL Traubenzucker
1 Eigelb

Den Apfel waschen, abtrocknen, Deckel abschneiden, das Kerngehäuse entfernen und mit dem Saft der Zitrone beträufeln. Die Preiselbeeren mit dem Rum verrühren und in den Apfel füllen. Im Backofen (180–220°C) oder 2 Minuten im Mikrowellenherd bei 600 W garen. Den Weißwein mit Traubenzucker und Eigelb verrühren. Auf dem Herd bei niedriger Einstellung zu einem Schaum aufschlagen und vor dem Servieren über den Apfel geben.

Kraftsportler 6. Tag

– Angaben für 1 Person –

	[kcal]	[kJ]	Eiweiß [g]	Fett [g]	KH [g]
1. Frühstück					
Kaffee mit Milch und Zucker oder					
Tee mit Zitrone und Honig (30 g)	110	460	2	2	22
1 Scheibe Bauernbrot	110	460	3	–	26
1 Scheibe Vollkornbrot	103	430	3	1	24
1 Vollkornbrötchen	124	539	4	1	28
1 Scheibe Bierschinken	75	313	5	6	–
1 Portion Mettwurst	265	1110	6	26	–
1 Portion Frischkäse (Doppelrahm)	159	664	7	14	1
1 Portion Butter (25 g)	195	815	–	21	–
¼ l Orangensaft	118	492	3	–	25
	1259	5283	33	71	126
2. Frühstück					
Joghurtdrink (32)	146	612	9	6	15
Mittagessen					
Feuersteak (33)	526	2205	32	33	5
1 Portion Lauchgemüse (34)	116	484	2	8	9
1 Portion Tomatenreis (35)	276	1155	5	9	41
Fruchtsalat (36)	564	2358	18	–	120
	1482	6202	57	50	175
Vesper					
Kaffee mit Milch und Zucker oder					
Tee mit Zitrone und Honig (30 g)	110	460	2	2	22
2 Stück Käsekuchen	450	1881	24	10	54
	560	2 341	26	12	76
Abendessen					
1 Teller Feinschmeckersuppe Sellerie					
mit Bierhefe aus dem Reformhaus	80	334	4	2	11
Gefüllte Kartoffeln mit Hackfleisch (37)	607	2543	45	29	41
Großer Salatteller mit Joghurtdressing (38)	332	1390	15	9	48
	1019	4267	64	40	100
Betthupferl					
Heidelbeerbecher (39)	586	2450	16	1	123
Gesamt:	5052	21 155	205	180	615

Kraftsportler 6. Tag
– Angaben für 1 Person –

(32) Joghurtdrink
1 Becher Joghurt
$\frac{1}{8}$ l Gemüsesaft
1 EL Eiweißkonzentrat
Salz und Pfeffer

Den Joghurt mit Gemüsesaft und Eiweißkonzentrat gut verrühren. Mit Salz und Pfeffer würzen.

(33) Feuersteak
1 Filetsteak 200 g
1 EL grüner Pfeffer
4 kleine Peperoni
1 EL Öl
2 cl Tequila
Salz

Das Filetsteak salzen. Mit zerdrückten, grünen Pfefferkörnern einreiben. Mit den Peperoni spicken. In heißem Öl je nach Geschmack garen. Vor dem Servieren mit dem Tequila flambieren.

(34) Lauchgemüse
1 EL Butter
1 Zwiebel
1 Stange Lauch
Salz und Pfeffer
Muskatnuss

Die Butter in einer Pfanne zerlassen. Die in dünne Scheiben geschnittene Zwiebel und die in Scheiben geschnittene Stange Lauch dazugeben und weich dünsten. Mit Salz, Pfeffer und etwas geriebener Muskatnuss würzen.

(35) Tomatenreis
150 g Reis
1 EL Butter
2 Tomaten
Salz

Reis ausquellen lassen. Die Butter in einer Pfanne zerlassen. Tomaten enthäuten, entkernen und klein würfeln (oder Tomaten aus der Dose verwenden). Mit dem Reis in die Butter geben, salzen, gut durchschwenken und erhitzen.

(36) Fruchtsalat
1 Apfel
1 Birne
1 Orange
1 Banane
1 Zitrone
1 EL Eiweißkonzentrat
2 EL Traubenzucker

Apfel, Birne, Orange und Banane schälen und in feine Scheiben schneiden. Mit dem Saft der Zitrone beträufeln und Eiweißkonzentrat unterrühren. Mit Traubenzucker süßen.

Kraftsportler 6. Tag

– Angaben für 1 Person –

(37) Gefüllte Kartoffeln mit Hackfleisch

2 große Kartoffeln
¼ l Fleischbrühe
150 g Hackfleisch
1 kleine Zwiebel
1 TL Senf
1 TL Majoran
1 TL Paprika
2 EL gehackte Kräuter
Salz und Pfeffer
1 EL Parmesankäse

Die Kartoffeln schälen, waschen und aushöhlen. In einen Topf geben, Fleischbrühe dazugießen und auf dem Herd 10 Minuten garen. Die Kartoffelreste, die beim Aushöhlen übrig bleiben, fein hacken, mit dem Hackfleisch, der kleinen, fein gewürfelten Zwiebel, Senf, Majoran, Paprika, gehackten Kräutern, Salz und Pfeffer aus der Mühle zu einer Masse gut verarbeiten. Die Kartoffeln damit füllen, mit Parmesankäse bestreuen und 20 Minuten im Backofen bei ca. 180°C garen.

(38) Großer Salatteller mit Joghurtdressing

½ Blattsalat
2 Tomaten
1 kleine Salatgurke
2 Möhren
¼ Bund Radieschen
1 Paprikaschote
1 Becher Joghurt
1 EL Essig
1 Zitrone
2 EL gehackte Frischkräuter
Salz und Pfeffer
Muskatnuss
1 EL Zucker

Kopfsalat, Tomaten, Salatgurke, Radieschen, Paprikaschoten putzen und zerkleinern. Möhren putzen und grob raspeln. Anrichten und mit folgendem Dressing übergießen: Den Joghurt mit Essig, dem Saft der Zitrone und gehackten Frischkräutern vermischen. Mit Salz, Pfeffer, etwas gemahlenem Muskat und Zucker würzen.

(39) Heidelbeerbecher

150 g Fruchteiscreme
1 kl. Glas Heidelbeersaft
2 EL Zucker
1 EL Eiweißkonzentrat
125 g Heidelbeeren

Die Fruchteiscreme mit dem Heidelbeersaft, Zucker und Eiweißkonzentrat glatt rühren. In ein Glasschälchen geben. Über diese Creme die gezuckerten Heidelbeeren geben.

Kraftsportler 7. Tag

– Angaben für 1 Person –

	[kcal]	[kJ]	Eiweiß [g]	Fett [g]	KH [g]
1. Frühstück					
Kaffee mit Milch und Zucker oder					
Tee mit Zitrone und Honig (30 g)	110	460	2	2	22
2 Scheiben Vollkornbrot	206	860	6	2	48
1 Portion Butter (25 g)	195	815	–	21	–
1 Scheibe Emmentaler Käse	83	349	5	6	1
1 Ecke Schmelzkäse (20 % F. i. Tr.)	129	539	9	8	1
	723	3 023	22	39	72
2. Frühstück					
Möhren-Apfel-Rohkost (40)	329	1377	3	–	78
Mittagessen					
Zwiebelmatjes (41)	886	3711	39	57	44
1 Portion Pellkartoffeln	180	754	5	–	40
Apfelsalat (42)	417	1744	15	–	84
	1483	6209	59	57	168
Vesper					
Kaffee mit Milch und Zucker oder					
Tee mit Zitrone und Honig (30 g)	110	460	2	2	22
2 Stück Obstkuchen der Saison	240	1003	4	2	50
	350	1463	6	4	72
Abendessen					
Zigeunerleber (43)	524	2197	38	30	15
1 Portion Kartoffelpüree (Fertigprodukt)	110	460	3	1	21
1 Portion Blattsalat in Zitronendressing (44)	257	1077	6	10	26
	891	3734	47	41	62
Betthupferl					
Quarkbecher (45)	600	2509	18	7	119
Gesamt:	4376	184315	155	148	571

Kraftsportler 7. Tag

– Angaben für 1 Person –

(40) Möhren-Apfel-Rohkost

100 g Möhren
1 Apfel, 1 Banane
1 Zitrone
1 EL Honig oder Zucker

Möhren und Apfel grob raspeln, mit einer fein geschnittenen Banane vermischen. Mit dem Saft der Zitrone beträufeln und mit Honig oder Zucker süßen.

(41) Zwiebelmatjes

1 große Zwiebel
3 Matjesfilets
1 grüne Paprikaschote
2 Tomaten
1 Kästchen Gartenkresse
2 EL Tomatenketchup
1 EL Öl, 1 EL Essig
1 EL Chillisauce
1 TL Zucker, ½ TL Pfeffer
1 EL gehackte Petersilie

Zwiebel, Matjesfilets (gewässert) und grüne Paprikaschote in dünne Streifen schneiden. Die Tomaten vierteln. Die Gartenkresse verlesen und alle Zutaten gut miteinander vermischen. Tomatenketchup, Öl, Essig, Chillisauce, Zucker, Pfeffer, gehackte Petersilie gut verrühren und die Zwiebelmatjes damit anmachen. 1 Stunde im Kühlschrank ziehen lassen.

(42) Apfelsalat

2 Äpfel
1 Zitrone
1 EL Eiweißkonzentrat
1 EL Rosinen
2 EL Traubenzucker
2 cl Maraschino

Die Äpfel vierteln, das Gehäuse entfernen und in Spalten schneiden. Mit dem Saft der Zitrone beträufeln. Eiweißkonzentrat mit Traubenzucker, Rosinen und mit Maraschino verrühren. Dann mit den Äpfeln vermischen.

(43) Zigeunerleber

2 Scheiben Schweineleber à 100 g
1 EL Paprikapulver, Pfeffer, Salz
1 Zitrone
2 EL Mehl
2 EL Öl
Zitronensaft

Eine Zitrone (ungespritzt) gut waschen, die Schale abreiben und unter das Mehl geben. Nun die Schweineleber im Mehl wenden und im erhitzten Öl goldgelb braten. Vor dem Servieren mit Paprikapulver und Pfeffer würzen, salzen und mit Zitronensaft beträufeln.

(44) Zitronendressing

1 Zitrone
3 EL Weißwein
4 EL Wasser
1 EL Essig, 1 EL Öl
½ TL Salz, 1 EL Zucker
1 TL Bierhefeflocken
1 EL fein gewürfelte
Zwiebeln

Den Saft der Zitrone mit Weißwein, Wasser, Essig, Öl, Salz, Zucker, Bierhefeflocken und fein gewürfelten Zwiebeln verrühren. Den Salat nach dem Anrichten mit dem Dressing übergießen.

Kraftsportler 7. Tag

– Angaben für 1 Person –

(45) Quarkbecher

120 g Quark (20 % F. i. Tr.)
etwas Obstsaft
125 g Himbeeren
125 g Äpfel
3 EL Rosinen
1 Zitrone
2 EL Traubenzucker
1 EL Honig
2 EL Eiweißkonzentrat

Den Quark (20 % F. i. Tr.) mit etwas Obstsaft glatt rühren. Apfelstücke und Rosinen unter den Quark heben. Den Saft der Zitrone hinzufügen. Mit Traubenzucker und Honig süßen, die Himbeeren unterheben und Eiweißkonzentrat darüber streuen.

5.4 Schnellkraftsportarten

Leichtathletischer Mehrkampf, Kurzstreckenlauf (bis 400 m), Schwimmen (100 m), Hochsprung, Weitsprung, Dreisprung, Fechten, Eiskunstlauf, Kegeln, Eisschnelllauf (500 m), Radsport (Bahnfahren), Kanuslalom, Rodeln, Skisport (alpin) u. a.

Unter Schnellkraft verstehen wir die Fähigkeit des Nerv-Muskel-Systems, Widerstände mit höchstmöglicher Kontraktionsgeschwindigkeit zu überwinden (Weineck 1983). Man kann auf sie einwirken, indem man entweder die Maximalkraft oder die Muskelkontraktionsgeschwindigkeit erhöht. Dieses darf aber nicht wahllos geschehen, sondern muss stets auf die spezifischen Belange der Sportart abgestimmt werden.

5.4.1 Basisernährung

Entsprechend den sportlichen Anforderungen wird hier ein relativ hoher Kohlenhydratanteil bei möglichst hohem Eiweißanteil anzusetzen sein.

Der durchschnittliche Kalorienbedarf, der jedoch besonders bei diesen Disziplinen erheblich schwanken kann, liegt bei durchschnittlich 4500 kcal/Tag mit der prozentualen Aufteilung der Kohlenhydrate : Eiweiße : Fette = 60 % : 15 % : 25 %.

Verteilung der Kalorien auf die Mahlzeiten:

1. Frühstück	25 %	=	1125 kcal
2. Frühstück	5 %	=	225 kcal
Mittagessen	30 %	=	1350 kcal
Vesper	5 %	=	225 kcal
Abendessen	20 %	=	900 kcal
Spätmahlzeit	15 %	=	675 kcal
Insgesamt	100 %	=	4500 kcal/Tag

5.4.2 Vorwettkampfernährung

Eine besondere Ernährungsform ist bei den meisten Sportarten dieser Gruppe nicht erforderlich. Lediglich bei Sportarten mit Turniercharakter (Fechten oder leichtathletischer Mehrkampf) muss auf die Auffüllung der Glykogenspeicher geachtet werden.

5.4.3 Wettkampfernährung

Wie bei allen anderen Sportarten sollte auch hier die letzte Mahlzeit 3–4 Stunden vor dem Wettkampf eingenommen werden.

Es versteht sich von selbst, dass bei Turnieren oder Mehrkämpfen, auch wenn durch die psychische Anspannung kein Hungergefühl vorhanden ist, Nahrung und Flüssigkeit in den Pausen aufgenommen werden muss.

Dabei sind die hierfür konzipierten KH-haltigen Sportlergetränke dem Verzehr von reiner Glukose als Dextrose oder Traubenzucker vorzuziehen; anders als während schon begonnener muskulärer Arbeit kann bei Glukosegaben in den „inaktiven" Pausen (15–30 Minuten Dauer) der Blutzuckerspiegel bis zur nächsten Belastungs- und Wettkampfeinheit aufgrund der insulinogenen Gegenregulation deutlich abfallen und die körperliche wie auch mentale Leistungsfähigkeit einschränken.

Hier haben die verschiedenen im Handel befindlichen bilanzierten Ernährungskonzentrate, die in flüssiger Form angeboten werden können, ihre große Berechtigung. Sie sind leicht zu handhaben und stellen bei richtiger Auswahl einen optimalen Ersatz verloren gegangener Kohlenhydrate und Elektrolyte dar. Es ist jedoch zweckmäßig, Wirkung und Verträglichkeit dieser Präparate im Training zu testen.

5.4.4 Nachwettkampfernährung

Ebenfalls wie bei den Ausdauersportarten müssen nach dem Wettkampf umgehend die Glykogenspeicher aufgefüllt und Elektrolytverluste ausgeglichen werden.

5.4.5 Rezeptvorschläge

Die Mengenangaben der folgenden Rezepte 1 bis 40 beziehen sich auf 1 Person. Die Eiweiß-, Fett- und Kohlenhydratwerte der Nährwerttabellen sind in Gramm angegeben.

Schnellkraftsportler 1. Tag

– Angaben für 1 Person –

	[kcal]	[kJ]	Eiweiß [g]	Fett [g]	KH [g]
1. Frühstück					
Kaffee mit Milch und Zucker oder					
Tee mit Zitrone und Honig (30 g)	110	460	2	2	22
1 Scheibe Bauernbrot	110	460	3	–	26
Butter (15 g)	113	472	–	12	–
Haferflockenmüsli (1)	627	2620	12	9	123
1 Ecke Doppelrahmfrischkäse	159	664	7	14	1
	1119	4676	24	37	172
2. Frühstück					
Pfirsichcocktail (2)	270	1129	8	6	47
Mittagessen					
1 Teller Feinschmeckersuppe Tomate					
mit Bierhefe aus dem Reformhaus	80	334	4	2	11
Jägerrolle (3)	886	3704	51	56	24
1 Portion Kartoffelpüree (Fertigprodukt)	110	460	3	1	21
1 Portion Leipziger Allerlei	50	209	3	–	10
Eismelone (4)	250	1045	5	9	28
	1376	5752	66	68	94
Vesper					
Kaffee mit Milch und Zucker oder					
Tee mit Zitrone und Honig (30 g)	110	460	2	2	22
1 Stück Käsekuchen	225	940	12	5	31
	335	1400	14	7	53
Abendessen	557	2328	46	26	29
Schaschlik po Kawkawski (5)	185	773	4	1	39
1 Portion Kräuterreis					
1 Portion Kopfsalat mit Zitronendressing (6)	257	1074	6	10	26
	999	4175	56	37	94
Betthupferl					
Vitaminsalat (7)	595	2487	4	1	258
Gesamt:	4694	19 619	172	156	618

Schnellkraftsportler 1. Tag

– Angaben für 1 Person –

(1) Haferflockenmüsli

50 g Haferflocken
1 Banane
125 g Pfirsiche
2 EL Zucker
1 EL Eiweißkonzentrat
$^1/_8$ l Milch

Die Haferflocken, eine klein geschnittene Banane und klein geschnittene Pfirsiche mit Zucker und Eiweißkonzentrat mischen, Milch hinzufügen und einige Minuten stehen lassen.

(2) Pfirsichcocktail

1 Becher Vollmilchjoghurt
1 EL Traubenzucker
125 g Pfirsiche (aus der Dose)

Den Vollmilchjoghurt mit dem Traubenzucker verrühren und über die klein geschnittenen Pfirsiche geben.

(3) Jägerrolle

2 Kalbsschnitzel à 100 g
2 Scheiben Speck
20 g grobe Leberwurst
2 EL gehackte Mischpilze
1 EL gehackte Zwiebel
2 TL Preiselbeeren
1 EL gehackte Petersilie
Muskat
Pfeffer
10 g Öl
10 g Mehl
¼ l Fleischbrühe
2 cl Kirschlikör
½ Tasse Sahne

Die Kalbsschnitzel so dünn wie möglich klopfen, salzen und mit dem Speck belegen. Grobe Leberwurst, Mischpilze, gewürfelte Zwiebel, Preiselbeeren, gehackte Petersilie mischen, mit Muskat und Pfeffer würzen. Die Fleischscheiben mit dieser Masse gleichmäßig bestreichen, aufrollen und mit einem Holzstäbchen zusammenstecken. In einer Pfanne das Pflanzenfett erhitzen, die Rollen in dem Mehl wenden und scharf anbraten. Wenn sie braun sind, mit Fleischbrühe auffüllen, Kirschlikör dazugießen und abgedeckt auf dem Herd 20 Minuten garen. Die Sauce vor dem Servieren mit Sahne verfeinern.

(4) Eismelone

150 g Wassermelone
75 g Eiscreme
2 cl Eierlikör

Die Melone klein schneiden, in ein Glas geben; Eiscreme darüber verteilen und mit Eierlikör übergießen.

Schnellkraftsportler 1. Tag

– Angaben für 1 Person –

(5) Schaschlik po Kawkawski

5 Schweinefilets à 40 g
Kümmel
Dillkraut
Majoran
Thymian
Selleriekraut
Salz
Pfeffer
1 kleine Zwiebel
1 rote, 1 grüne Paprikaschote
1 Tasse Sauerkraut
50 g Mischpilze
1 EL Öl
Paprika- u. Currypulver
2 EL Tomatenketchup

Die Schweinefilets werden einzeln mit Kümmel, Dillkraut, Majoran, Thymian und Selleriekraut eingerieben, mit Salz und Pfeffer gewürzt und je nach Geschmack gebraten. In einer zweiten Pfanne werden die gewürfelte Zwiebel, rote und grüne Paprikaschote (in Streifen geschnitten), das Sauerkraut und die Mischpilze mit Öl angedünstet. Mit Paprika und Curry würzen, Tomatenketchup unterrühren. Das Fleisch wird nun aufgespießt und mit dem gedünsteten Gemüse bedeckt.

(6) Zitronendressing

1 Zitrone
3 EL Weißwein
4 EL Wasser
1 EL Essig
1 EL Öl
½ TL Salz
1 EL Zucker
1 TL Bierhefeflocken
1 EL fein gewürfelte Zwiebeln

Den Saft der Zitronen mit Weißwein, Wasser, Essig, Öl, Salz, Zucker, Bierhefeflocken und fein gewürfelten Zwiebeln verrühren. Den Salat nach dem Anrichten mit dem Dressing übergießen und 10 Minuten ziehen lassen.

(7) Vitaminsalat

1 Apfel
1 Banane
2 Mandarinen
3 TL Rosinen
3 EL Traubenzucker
1 Zitrone

Apfel, Banane und Mandarinen klein schneiden und mit Rosinen, Traubenzucker sowie dem Saft der Zitrone vermischen.

Schnellkraftsportler 2. Tag

– Angaben für 1 Person –

	[kcal]	[kJ]	Eiweiß [g]	Fett [g]	KH [g]
1. Frühstück					
Kaffee mit Milch und Zucker oder Tee mit Zitrone und Honig (30 g)	110	460	2	2	22
1 Scheibe Weißbrot	100	418	3	–	20
2 Vollkornbrötchen	258	1078	8	2	56
1 Portion Honig (30 g)	90	376	–	–	24
1 Portion Marmelade (30 g)	82	343	–	–	19
1 Portion Butter (25 g)	195	815	–	21	–
	835	3 490	13	25	141
2. Frühstück					
Joghurt-Bananen-Flip (8)	385	2073	19	1	77
Mittagessen					
Orangenschnitzel (9)	679	2838	14	15	92
1 Portion Salzkartoffeln	144	601	4	–	32
1 Portion Endiviensalat mit Zitronendressing (10)	254	1062	6	10	26
	1077	4501	24	25	150
Vesper					
Kaffee mit Milch und Zucker oder Tee mit Zitrone und Honig (30 g)	110	460	2	2	22
1 Stück Apfelkuchen	250	1045	4	12	30
	360	1505	6	14	52
Abendessen					
Scheiterhaufen mit Vanillesauce (11)	1015	4243	51	21	148
Betthupferl					
Kirschquark (2)	643	2688	35	1	125
Gesamt:	4315	18 500	148	87	693

Schnellkraftsportler 2. Tag — Angaben für 1 Person –

(8) Joghurt-Bananen-Flip

1 Banane, 2 Orangen
1 Zitrone (unbehandelt)
1 Becher Joghurt
1 EL Traubenzucker
1 EL Eiweißkonzentrat

Die Banane im Mixbecher fein pürieren, mit dem Saft der Orangen und einer Zitrone sowie etwas abgeriebener Zitronenschale (unbehandelt) unter den Joghurt rühren. Mit Traubenzucker und Eiweißkonzentrat verfeinern.

(9) Orangenschnitzel

1 Putenschnitzel 100 g
Salz, Pfeffer, Muskat
1 EL Öl, Weinbrand
1 Orange (unbehandelt)
4 EL Weißwein
½ Tasse Fleischbrühe
1 EL Schmand
1 Glas Orangenlikör

Das Putenschnitzel mit etwas Salz, Pfeffer und Muskat einreiben und im erhitzten Öl anbraten. Wenn das Fleisch an beiden Seiten Farbe genommen hat, mit etwas Cognac oder Weinbrand ablöschen. Anschließend mit dem Saft einer Orange, Weißwein und Fleischbrühe auffüllen. Etwas Orangenschale (unbehandelt) dazureiben und das Ganze einkochen lassen. Das Fleisch auf einen Teller legen und die Sauce mit Schmand und Orangenlikör verfeinern.

(10) Zitronendressing

1 Zitrone
3 EL Weißwein, 4 EL Wasser
1 EL Essig, 1 EL Salatöl
½ TL Salz, 1 EL Zucker
1 TL Bierhefeflocken
1 EL fein gewürfelte Zwiebeln

Den Saft der Zitrone mit Weißwein, Wasser, Essig, Öl, Salz, Zucker, Bierhefeflocken und fein gewürfelten Zwiebeln verrühren. Den Salat nach dem Anrichten mit dem Dressing übergießen.

(11) Scheiterhaufen mit Vanillesauce

3 Brötchen
1 Apfel
1 EL Rosinen
2 EL gehobelte Mandeln
1 EL Marmelade
⅛ l Milch
1 Ei
2 EL Eiweißkonzentrat
2 EL Zucker
etwas Butter
Vanillesauce

Die Brötchen werden in Scheiben geschnitten und schichtweise in eine gebutterte Auflaufform gelegt. Auf jede Schicht kommt ein Teil einer Masse, bestehend aus: klein geschnittenem Apfel, Rosinen, gehobelten Mandeln und Marmelade. Die oberste Schicht muss aus Brötchen bestehen. Nun die Milch mit Eigelb, Eiweißkonzentrat und Zucker verrühren. Eischnee (von 1 Eiweiß) vorsichtig darunter ziehen und über die Brötchen gießen. Mit ein paar Butterflocken bedecken und im Backofen bei 180 °C 30 Minuten backen. Vor dem Servieren mit heißer Vanillesauce übergießen.

(12) Kirschquark

120 g Magerquark
1 Zitrone
3 EL Honig, 2 EL Traubenzucker
1 EL Eiweißkonzentrat
250 g Sauerkirschen

Der Magerquark wird mit dem Saft einer Zitrone, dem Honig, Traubenzucker und Eiweißkonzentrat glatt gerührt und über die Sauerkirschen gegeben.

Schnellkraftsportler 3. Tag

– Angaben für 1 Person –

	[kcal]	[kJ]	Eiweiß [g]	Fett [g]	KH [g]
1. Frühstück					
Kaffee mit Milch und Zucker oder Tee mit Zitrone und Honig (30 g)	110	460	2	2	22
2 Scheiben Vollkornbrot	206	860	6	2	48
1 Scheibe Knäckebrot	35	159	1	–	8
2 Scheiben Zungenwurst	67	280	5	5	–
2 Scheiben Bierschinken	123	514	8	10	–
	544	2273	22	19	78
2. Frühstück					
Apfelmüsli (13)	667	2788	16	10	125
Mittagessen					
1 Teller Feinschmeckersuppe Zwiebel mit Bierhefe aus dem Reformhaus	80	334	4	2	11
Rinderfilet mit Champignons (14)	679	2838	47	47	9
1 Portion Tomatenspaghetti (15)	441	1843	10	18	56
Ananas-Shake (16)	396	1655	7	8	76
	1596	6670	68	75	152
Vesper					
Kaffee mit Milch und Zucker oder Tee mit Zitrone und Honig (30 g)	110	460	2	2	22
2 Stück Hefegebäck	270	1129	6	8	40
	380	1589	8	10	62
Abendessen					
Panduren-Kotelett (17)	447	1 869	32	24	20
1 Portion Salzkartoffeln	144	602	4	–	32
1 Portion Kopfsalat mit Zitronendressing (18)	257	1074	6	10	26
2 Bananen	243	1016	3	–	64
	1091	4561	45	34	142
Betthupferl					
Zuckerkirschen (19)	327	1367	3	–	87
Gesamt:	4605	19 248	162	148	646

Schnellkraftsportler 3. Tag — Angaben für 1 Person —

(13) Apfelmüsli
1 Becher Joghurt
3 gehäufte EL Haferflocken
2 Äpfel
3 EL Traubenzucker

Joghurt mit Haferflocken und klein geschnittenen Äpfeln verrühren. Mit Traubenzucker süßen.

(14) Rinderfilet mit Champignons
200 g Rinderfilet
1 EL Olivenöl
1 kleine Zwiebel
1 kleine Dose Champignons
(etwa 60 g)
1 TL grüner Pfeffer
1 EL Senf
1 EL Tomatenketchup
2 EL Sahne
frische Kräuter

Das in Streifen geschnittene Rinderfilet in erhitztem Olivenöl kurz anbraten, salzen und pfeffern. Das Fleisch herausnehmen und warm stellen. Die geschnittene Zwiebel, die halbierten Champignons, die grünen zerdrückten Pfefferkörner in die Pfanne geben und kurz andünsten. Senf und Tomatenketchup unterrühren. Mit dem Champignonsaft und Sahne auffüllen. Die Sauce reduzieren lassen und mit Salz und Pfeffer abschmecken. Das Fleisch in der Sauce erhitzen (nicht mehr kochen!) und sofort servieren. Mit gehackten Frischkräutern bestreuen.

(15) Tomatenspaghetti
1 EL Butter
150 g Spaghetti
1 EL Tomatenketchup
1 TL Basilikum
1 EL gehackte Petersilie
Salz und Pfeffer

In einer Pfanne Butter erhitzen. Die gekochten Spaghetti dazugeben. Tomatenketchup unterrühren. Mit Basilikum, gehackter Petersilie, Salz und Pfeffer würzen.

(16) Ananas-Shake
2 Scheiben Ananas
150 g Fruchteiscreme
$\frac{1}{8}$ l Milch
1 EL Traubenzucker

Ananas im Mixbecher pürieren. Fruchteiscreme hinzugeben und mit Milch und Traubenzucker kräftig verrühren.

(17) Panduren-Kotelett
1 Kalbskotelett 150 g
½ TL Majoran
½ TL Thymian
½ TL Rosmarin
1 TL Salz
1 TL Zucker
1 kleine Zwiebel
1 Zitrone
2 EL Olivenöl
Pfeffer

Majoran, Thymian, Rosmarin, Salz, Zucker und die geriebene Zwiebel mit dem Saft der Zitrone und Olivenöl verrühren, mit Pfeffer aus der Mühle würzen. Mit dieser Mischung das Kalbskotelett beidseitig einstreichen und im Backofen grillen oder in der Pfanne braten. Während des Bratens wird das Kotelett mehrmals auf beiden Seiten bestrichen.

Schnellkraftsportler 3. Tag

– Angaben für 1 Person –

(18) Zitronendressing

1 Zitrone
3 EL Weißwein
4 EL Wasser
1 EL Essig
1 EL Öl
½ TL Salz
1 EL Zucker
1 TL Bierhefeflocken
1 EL fein gewürfelte Zwiebeln

Den Saft der Zitrone mit Weißwein, Wasser, Essig, Öl, Salz, Zucker, Bierhefeflocken und fein gewürfelten Zwiebeln verrühren. Den Salat nach dem Anrichten mit dem Dressing übergießen.

(19) Zuckerkirschen

250 g Kirschen
1 Zitrone
3 EL Traubenzucker

Kirschen mit dem Saft der Zitrone beträufeln, mit Traubenzucker süßen.

Schnellkraftsportler 4. Tag
– Angaben für 1 Person –

	[kcal]	[kJ]	Eiweiß [g]	Fett [g]	KH [g]
1. Frühstück					
Kaffee mit Milch und Zucker oder Tee mit Zitrone und Honig (30 g)	110	460	2	2	22
Honig-Cornflakes (20)	549	2295	11	6	113
2 Scheiben Bauernbrot	220	920	6	–	52
1 Scheibe Leinsamenbrot	112	468	3	2	19
2 Portionen feine Leberwurst	80	334	5	6	1
1 Portion Schmelzkäse (20 % F. i. Tr.)	129	539	9	8	1
	1200	5016	36	24	208
2. Frühstück					
Möhrenrohkost (21)	187	782	2	–	52
Mittagessen					
1 Teller Feinschmeckersuppe Champignons mit Bierhefe aus dem Reformhaus	80	334	4	2	11
Ungarische Würstelpfanne (22)	807	3373	33	50	45
1 Portion Rote-Beete-Salat	50	212	2	–	14
	937	3919	39	52	70
Vesper					
Kaffee mit Milch und Zucker oder Tee mit Zitrone und Honig (30 g)	110	460	2	2	22
1 Stück Apfelstrudel	300	1254	4	11	44
	410	1714	6	13	66
Abendessen					
Käseschnitzel (23)	851	3557	45	66	
1 Folienkartoffel (24)	97	406	3	2	17
1 Portion Tomatensalat mit Zwiebeln	51	219	3	1	16
	999	4182	51	69	39
Betthupferl					
Fruchtsalat (25)	608	2541	4	–	149
Gesamt:	4341	18 154	138	158	584

Schnellkraftsportler 4. Tag
– Angaben für 1 Person –

(20) Honig-Cornflakes
1 Becher Joghurt
3 EL Honig, 70 g Cornflakes

Der Joghurt wird mit dem Honig glatt gerührt und über die Cornflakes gegeben.

(21) Möhrenrohkost
200 g Möhren, 1 Zitrone
2 EL Honig oder 1½ EL Zucker

Die geputzten, geraspelten Möhren werden mit dem Saft der Zitrone beträufelt und mit Honig oder Zucker gesüßt.

(22) Ungarische Würstelpfanne
2 kleine Zwiebeln, 1 EL Butter
1 Landjägerwurst
1 Paar Frankfurter Würstchen
1 Debrecziner Wurst
2 Pellkartoffeln
2 Essiggurken
Kümmel, Majoran, Salz
4 EL Tomatenketchup

In einer Pfanne werden die gewürfelten Zwiebeln mit Butter glasig gedünstet. Nun gibt man die Landjägerwurst, Frankfurter Würstchen, Debrecziner Wurst, alle in Scheiben geschnitten, dazu. Danach die gewürfelten Pellkartoffeln und Essiggurken hinzugeben. Je nach Geschmack mit Kümmel, Majoran und Salz würzen; Tomatenketchup hinzufügen.

(23) Käseschnitzel
1 Kalbsschnitzel 150 g
Salz und Pfeffer
1 TL Tomatenmark
½ TL Paprikapulver
½ TL Thymian
30 g Mehl
etwas Wasser
1 Ei
30 g Reibkäse
4 EL Olivenöl
4 EL Weißwein
1 Zitrone

Das Kalbsschnitzel dünn klopfen, salzen und pfeffern. Auf beiden Seiten mit Tomatenmark bestreichen, mit Paprikapulver auf der einen und mit Thymian auf anderen Seite bestreuen. Nun im Mehl wenden. Danach im mit etwas Wasser verschlagenen Ei und zum Schluss im Reibkäse wenden. Nehmen Sie ruhig die Hände zur Hilfe und drücken Sie so viel Käse wie möglich am Schnitzel fest. Olivenöl in einer Pfanne erhitzen und das Schnitzel ganz langsam anbraten. Wenn das Schnitzel auf beiden Seiten gebräunt ist, mit 4 EL Weißwein und dem Saft einer Zitrone ablöschen. Das Fleisch noch so lange in der Pfanne lassen, bis die Flüssigkeit reduziert ist.

(24) Folienkartoffel
1 Kartoffel
Kümmel, Majoran, Salz
1 EL saure Sahne

Die gewaschene Kartoffel in mit Salz, Majoran und Kümmel gewürztem Wasser kochen. Die saure Sahne mit Kümmel, Majoran und Salz würzen. Die Kartoffel oben kreuzweise einschneiden, auseinanderdrücken und die saure Sahne darauf geben.

(25) Fruchtsalat
1 Apfel, 1 Banane
1 Orange, 1 Birne
2 EL Honig, 2 EL Traubenzucker

Apfel, Banane, Orange und Birne klein würfeln. Mit Honig und Traubenzucker süßen.

Schnellkraftsportler 5. Tag

– Angaben für 1 Person –

	[kcal]	[kJ]	Eiweiß [g]	Fett [g]	KH [g]
1. Frühstück					
Kaffee mit Milch und Zucker oder					
Tee mit Zitrone und Honig (30 g)	110	460	2	2	22
1 Portion Butter (25 g)	189	788	–	21	–
1 Vollkornbrötchen	120	502	3	–	24
2 Scheiben Vollkornbrot	206	860	6	2	48
2 Portionen Honig à 30 g	183	765	–	–	49
1 Portion Marmelade (30 g)	82	343	–	–	19
	890	3 718	11	25	162
2. Frühstück					
Fruchtjoghurt (26)	503	2103	10	6	101
Mittagessen					
1 Teller Feinschmeckersuppe Kerbel					
mit Bierhefe aus dem Reformhaus					
Forelle in Folie (27)	80	334	4	2	11
Großer Salatteller (28) mit	296	1237	51	8	3
Zitronendressing (29)	392	1639	12	13	45
Fruchtsalat (30)	564	2358	18	–	120
	1332	5568	85	23	179
Vesper					
Kaffee mit Milch und Zucker oder					
Tee mit Zitrone und Honig (30 g)	110	460	2	2	22
1 Stück Biskuitrolle mit Marmelade	120	502	2	1	25
1 Stück Obstkuchen	115	481	2	1	24
	345	1443	6	4	71
Abendessen					
Herrentoast (31)	868	3628	47	40	61
Betthupferl					
Honigkirschen (32)	501	2 094	3	–	129
Gesamt:	4439	18 554	162	98	703

Schnellkraftsportler 5. Tag
– Angaben für 1 Person –

(26) Fruchtjoghurt
1 Apfel
1 Orange
1 Banane
1 Becher Joghurt
2 EL Traubenzucker

Apfel, Orange und Banane in kleine Würfel schneiden. Joghurt mit Traubenzucker verrühren und über die Früchte geben.

(27) Forelle in Folie
1 Forelle 250 g
Salz und Pfeffer
1 Zitrone
½ Bund Dill
½ Bund Petersilie

Die Forelle säubern, mit dem Saft einer Zitrone beträufeln und innen und außen salzen und pfeffern. Innen mit gehacktem Dill und Petersilie füllen. Die Forelle in Alu-Folie einwickeln und im Backofen bei 190 °C ca. 30 Minuten garen.

(28) Großer Salatteller
½ Kopfsalat oder Blattsalat
2 Tomaten
1 kleine Salatgurke
2 Möhren
½ Bund Radieschen
1 Paprikaschote
Zitronendressing

Den halben Kopfsalat, Tomaten, kleine Salatgurke, geraspelte Möhren, Radieschen, Paprikaschoten putzen, zerkleinern und anrichten. Mit Zitronendressing überziehen.

(29) Zitronendressing
1 Zitrone
4 EL Weißwein
4 EL Wasser
1 TL Essig
1 EL Öl
½ TL Salz
1 EL Zucker
1 TL Bierhefeflocken
1 EL fein gewürfelte Zwiebeln

Den Saft der Zitrone mit Weißwein, Wasser, Essig, Salatöl, Salz, Zucker, Bierhefeflocken und fein gehackten Zwiebeln verrühren. Den Salat nach dem Anrichten mit dem Dressing übergießen und 10 Minuten ziehen lassen.

(30) Fruchtsalat
1 Apfel
1 Birne
1 Orange
1 Banane
1 Zitrone
1 EL Eiweißkonzentrat
2 EL Zucker

Das Obst schälen und in Würfel bzw. Scheiben schneiden. Mit dem Saft der Zitrone beträufeln. Das Eiweißkonzentrat und den Zucker unterrühren.

Schnellkraftsportler 5. Tag

– Angaben für 1 Person –

(31) Herrentoast

100 g Tatar
1 kleine Zwiebel
Salz, Paprikapulver
1 TL grüner Pfeffer
2 cl Wodka
2 EL Butter
3 Scheiben Vollkornbrot
1 Matjesfilet
1 Ei
Petersilie
1 EL Kapern

Das Tatar mit einer fein gewürfelten Zwiebel, Salz, Paprikapulver, zerdrückten grünen Pfefferkörnern vermischen. Gut würzig abschmecken und mit Wodka aromatisieren. Auf die mit Butter bestrichenen Vollkornbrotscheiben das Tatar verteilen. In Streifen geschnittenes Matjesfilet darauf geben. Gekochtes, gehacktes Ei mit gehackter Petersilie und Kapern vermischen und über das Brot streuen.

(32) Honigkirschen

250 g Kirschen
3 EL Honig
2 EL Traubenzucker

Entkernte Kirschen mit Honig und Traubenzucker süßen.

Schnellkraftsportler 6. Tag

– Angaben für 1 Person –

	[kcal]	[kJ]	Eiweiß [g]	Fett [g]	KH [g]
1. Frühstück					
Kaffee mit Milch und Zucker oder Tee mit Zitrone und Honig (30 g)	110	460	2	2	22
1 Scheibe Bauernbrot	110	460	3	–	26
1 Scheibe Vollkornbrot	103	430	3	1	24
1 Vollkornbrötchen	124	539	4	1	28
1 Scheibe Schinken gekocht	79	331	6	6	–
1 Portion Mettwurst	265	1110	6	26	–
1 Portion Frischkäse	117	490	16	5	–
¼ l Orangensaft	118	492	3	–	25
	1026	4312	43	41	125
2. Frühstück					
Früchtequark (33)	550	2303	38	7	81
Mittagessen					
1 Teller Feinschmeckersuppe Tomate	78	314	2	2	12
mit Bierhefe aus dem Reformhaus	482	2021	29	30	16
Hähnchengeschnetzeltes (34)	185	773	4	1	39
1 Portion Vollkornreis					
1 Portion Kopfsalat mit Joghurtdressing (35)	203	850	9	6	28
1 Portion Fruchteiscreme (125 g)	200	836	4	4	44
	1148	4794	44	43	139
Vesper					
Kaffee mit Milch und Zucker oder Tee mit Zitrone und Honig (30 g)	110	460	2	2	22
1 Stück Käsekuchen	225	940	12	5	31
	335	1400	14	7	53
Abendessen					
Anti-Vampir-Steak (36)	593	2486	24	47	13
1 Portion Salzkartoffeln	180	754	5	–	40
1 Grilltomate	9	38	–	–	40
4 Scheiben Ananas aus der Dose	143	597	–	–	35
	925	3875	29	47	88
Betthupferl					
Sportlercocktail (37)	371	1 551	1	–	95
Gesamt:	4355	18 235	169	145	581

Schnellkraftsportler 6. Tag

– Angaben für 1 Person –

(33) Früchtequark

200 g Quark
1 Tasse Milch
3 EL Traubenzucker
125 g Fruchtcocktail

Den Quark mit Milch und Traubenzucker glatt rühren. Mit dem Fruchtcocktail vermischen.

(34) Hähnchengeschnetzeltes

1 Hähnchenbrustfilet 150 g
1 kleine Zwiebel
1 EL Olivenöl
1 kleine Dose Pfifferlinge
Salz und Pfeffer
1 Msp. Thymian
1 Tasse Bratensauce
½ Tasse Sahne
1 Bund Petersilie

Das Hähnchenbrustfilet in kleine Stücke schneiden und im heißen Olivenöl kurz anbraten. Die gewürfelte Zwiebel zugeben und goldgelb dünsten. Nun Pfifferlinge (aus der Dose) einige Minuten mitdünsten. Mit Salz, Pfeffer aus der Mühle und Thymian würzen und mit Sahne auffüllen. Einige Minuten köcheln lassen, dann mit Bratensauce (Fertigprodukt) binden. Vor dem Servieren mit der gehackten Petersilie bestreuen.

(35) Joghurtdressing

1 Becher Joghurt
1 EL Essig
1 Zitrone
2 EL gehackte Frischkräuter
Salz und Pfeffer
Muskatnuss
1 EL Zucker

Den Joghurt mit Essig, dem Saft einer Zitrone und gehackten Frischkräutern vermischen. Mit Salz, Pfeffer, etwa gemahlener Muskatnuss und Zucker würzen.

(36) Anti-Vampir-Steak

1 Rumpsteak 150 g
Salz und Pfeffer
1 Stange Lauch
2 EL Öl
2 kleine Knoblauchzehen
½ TL Salz
1 TL Zucker
1 Zitrone

Das Rumpsteak je nach Geschmack in der Pfanne braten oder auf dem Grill garen. Nach dem Braten mit Salz und Pfeffer würzen. Den Lauch waschen und halbieren, in dünne Streifen schneiden und in Öl andünsten. Mit Knoblauch, Zucker und dem Saft der Zitrone würzen. Über das angerichtete Steak geben.

(37) Sportlercocktail

1 Apfel
1 Grapefruit
2 EL Traubenzucker
1 EL Honig

Den Apfel und die Grapefruit, beide klein geschnitten, mit Traubenzucker und Honig vermischen.

Schnellkraftsportler 7. Tag

– Angaben für 1 Person –

	[kcal]	[kJ]	Eiweiß [g]	Fett [g]	KH [g]
1. Frühstück					
Kaffee mit Milch und Zucker oder Tee mit Zitrone und Honig (30 g)	110	460	2	2	22
Honig-Cornflakes (38)	549	2301	11	6	113
1 gekochtes Ei	90	376	7	6	–
1 Scheibe Bauernbrot mit Butter	110	460	3	–	26
2 Scheiben Vollkornbrot	206	860	6	2	48
1 Ecke Schmelzkäse (20 % F. i Tr.)	129	539	9	8	1
	1194	4996	38	24	210
2. Frühstück					
1 Scheibe Schwarzbrot mit 1 Scheibe Schinken und 1 Tomate belegt	205	857	8	8	25
1 Flasche Malzbier	140	585	3	–	23
	345	1 442	11	8	48
Mittagessen					
1 Teller Feinschmeckersuppe Tomate mit Bierhefe aus dem Reformhaus	78	314	2	2	12
Altbierschweinchen (39)	929	3 893	51	69	22
1 Portion Sauerkraut	40	167	3	–	6
1 Portion Salzkartoffeln	180	754	5	–	40
	1227	5128	61	71	80
Vesper					
Kaffee mit Milch und Zucker oder Tee mit Zitrone und Honig (30 g)	110	460	2	2	22
1 Stück Streuselkuchen (Hefeteig)	230	961	4	7	32
	340	1421	6	9	54
Abendessen					
Kapitänsmatjes (40)	1180	4943	64	83	27
1 Portion Pellkartoffeln	216	906	6	–	48
	1396	5849	70	83	75
Betthupferl					
Vitaminsalat (41)	508	2128	2	2	124
Gesamt:	5010	20 964	188	197	591

Schnellkraftsportler 7. Tag

– Angaben für 1 Person –

(38) Honig-Cornflakes

1 Becher Joghurt
4 EL Honig
70 g Cornflakes

Den Joghurt mit Honig glatt rühren. Über die Cornflakes geben.

(39) Altbierschweinchen

2 Schweinelendchen à 120 g
Salz und Pfeffer
Thymian
2 EL Senf
½ Tasse Mohn
1 EL Butterschmalz
1 kleine Zwiebel
1 Tasse Pfifferlinge
½ Tasse Altbier
½ Tasse Bratensauce

Die Schweinelendchen leicht klopfen. Mit Salz, Pfeffer und Thymian würzen und mit Senf bestreichen. In einer halben Tasse Mohn wenden und in Butterschmalz braten. Herausnehmen und warm stellen. Nun die kleine Zwiebel würfeln, in die Pfanne geben, glasig dünsten. Die Pfifferlinge dazugeben, mitschwitzen. Mit Altbier ablöschen. Mit Bratensauce (Fertigprodukt) auffüllen und zu einer Sauce verkochen. Gut würzig abschmecken. Das Fleisch in der Sauce anrichten.

(40) Kapitänsmatjes

3 Matjesfilets
1 Bund Petersilie
1 Apfel
1 Zitrone
1 Ei
1 Gewürzgurke
½ TL Paprikapulver
½ TL Curry
100 g Frischkäse
Salz und Pfeffer
1 TL grüner Pfeffer
Salatblätter

Matjesfilets wässern. Danach in gehackter Petersilie wenden. Apfel schälen, entkernen und in 3 gleich dicke Scheiben schneiden. Die Scheiben mit dem Saft einer Zitrone beträufeln. Das hart gekochte Ei und die Gewürzgurke hacken. Mit Paprikapulver und Curry unter den Frischkäse mischen. Mit Salz und Pfeffer aus Mühle würzen. Die Matjesfilets aufrollen. Auf die Apfelscheiben setzen. Mit der Masse füllen und mit den zerdrückten, grünen Pfefferkörnern bestreuen. Das Ganze auf Salatblättern anrichten.

(41) Vitaminsalat

1 Apfel
1 Banane
2 Mandarinen
3 TL Rosinen
1 Zitrone
3 EL Traubenzucker

Apfel, Banane und Mandarinen klein schneiden. Mit Rosinen, Traubenzucker und dem Saft einer Zitrone vermischen.

5.5 Spielsportarten

Typisch für alle Spielsportarten ist die wechselnde Anforderung an Schnellkraft und Ausdauer. Die Ausdauerphasen sind wiederum von ständigem Intensitätswechsel gekennzeichnet. Überwiegende Phasen der Sportspiele stellen gleichzeitig hohe Anforderungen an die anaerobe Kapazität des Organismus sowie bei entsprechender Belastungsdauer von mehr als 30–45 Minuten (Handball, Fußball, Eishockey, Volleyball, Basketball) an die Ausdauerleistungsfähigkeit und die für sie mitverantwortlichen muskulären Glykogenreserven.

5.5.1 Basisernährung

Die Basisernährung ähnelt weitgehend dem Kalorienansatz bei Schnellkraftsportarten.

5.5.2 Vorwettkampfernährung

Die Vorwettkampfernährung bei Spielsportarten muss entsprechend ihren spezifischen sportlichen Anforderungen an die Kraft und allgemeine Ausdauer eiweiß- und kohlenhydratreich sein. Der insgesamt höhere Ansatz von Eiweiß, im Bedarfsfalle ergänzt durch Eiweißkonzentrate, sollte in den letzten 4 Tagen vor dem Wettkampf zugunsten einer kohlenhydratreicheren Nahrung zurückgehen. Sinn dieser Umstellung ist auch hier die Auffüllung der Kohlenhydratspeicher.

5.5.3 Wettkampfernährung

Wie bei allen anderen Wettkämpfen sollte auch hier die letzte Mahlzeit 3 bis 4 Stunden vor dem Spielbeginn aufgenommen werden. Bevorzugt werden kohlenhydratreiche Speisen wie Nudeln, Reis mit Kalb- oder Hühnerfleisch.

In den Spielpausen und während größerer Turniere hat es sich bewährt, Oligosaccharide in Form von Getränken anzubieten, da ein Hungergefühl nicht vorhanden ist und zum Kauen weder Zeit noch Geduld besteht.

5.5.4 Nachwettkampfernährung

Große opulente Mahlzeiten, wie sie häufig nach Spielschluss angeboten werden, sind fehl am Platz, weil sie nicht immer dazu angetan sind, die Kohlenhydrat- und Elektrolytverluste auszugleichen. Zudem können sie den notwendigen Schlaf beeinträchtigen. Obwohl auf den individuellen Geschmack weitgehend Rücksicht genommen werden sollte, muss das oberste ernährungsphysiologische Ziel sein, die Kohlenhydratdepots mit leicht verdaulichen Kohlenhydraten aufzufüllen (s. Kap. 5.2.4).

Dieses ist besonders im Fußballsport wichtig, wenn bei „englischen Wochen" oft nur 3 Tage zwischen belastenden Spielen liegen. Eine falsche Ernährung ist hier häufig der Grund für scheinbar unerklärliche Formschwankungen und Leistungseinbrüche der Spieler.

5.5.5 Rezeptvorschläge

Die Mengenangaben der folgenden Rezepte 1 bis 33 beziehen sich auf 1 Person. Die Eiweiß-, Fett- und Kohlenhydratwerte der Nährwerttabellen sind in Gramm angegeben.

Spielsportarten 1. Tag

– Angaben für 1 Person –

	[kcal]	[kJ]	Eiweiß [g]	Fett [g]	KH [g]
1. Frühstück					
Kaffee mit Milch und Zucker oder					
Tee mit Zitrone und Honig (30 g)	110	460	2	2	22
1 Scheibe Vollkornbrot	206	860	6	1	48
2 Scheiben Bauernbrot	220	920	6	1	52
1 Portion Butter (10 g)	75	316	–	8	–
2 Scheiben gek. Schinken	170	709	17	10	–
1 Eck Doppelrahmfrischkäse (45 g)	80	332	1	3	–
	861	3 597	32	25	122
2. Frühstück					
¼ l Orangensaft mit 2 EL Traubenzucker	280	1170	1	–	66
2 Scheiben Vollkornbrot mit 2 Scheiben Edamer	206	860	6	2	48
Käse (40 % F. i. Tr.)	166	690	13	11	–
	652	2 720	20	13	114
Mittagessen					
1 Teller Feinschmeckersuppe Sellerie					
mit Bierhefe aus dem Reformhaus					
Scholle gebraten (1)	80	334	4	2	11
1 Portion Kräuterreis	669	2804	56	34	28
1 Portion Kopfsalat mit	240	1003	5	2	53
Zitronendressing (2)	379	1584	7	20	32
5 kleine Scheiben Ananas	190	793	–	–	46
	1558	6518	72	58	170
Vesper					
Kaffee mit Milch und Zucker oder					
Tee mit Zitrone und Honig (30 g)	110	460	2	2	22
2 Stück Obstkuchen (Hefeteig)	330	1380	6	4	60
	440	1840	8	6	82
Abendessen					
¼ l Tomatensaft	55	230	3	–	10
Hirtensalat (3)	894	3737	38	54	47
2 Scheiben Roggenbrot	206	860	6	2	48
	1155	4827	47	56	95
Betthupferl					
Schokoladenpudding mit Nüssen (Fertigprodukt)	235	982	8	8	30
Gesamt:	4901	20 484	187	165	613

Spielsportarten 1. Tag

– Angaben für 1 Person –

(1) Scholle gebraten

1 Scholle 300 g
1 Zitrone
1 EL Worcestersauce
10 g Butter
Pfeffer
2 EL Mehl
25 g Butter
1 EL Mehl
25 g Butter
1 EL gehackte Petersilie
Zitronenscheiben
Salz

Die küchenfertige Scholle mit dem Saft einer Zitrone und Worcestersauce beträufeln und salzen. In einer Pfanne Butterschmalz zerlassen. Die Scholle in mit Pfeffer gewürztem Mehl wenden und im heißen Fett knusprig braun braten. Die Scholle anrichten. Butter zerlassen, bis sie schäumt, und zusammen mit gehackter Petersilie über die Scholle geben. Mit Zitronenscheiben garnieren.

(2) Zitronendressing

1 Zitrone
3 EL Weißwein
4 EL Wasser
2 EL Essig
1 EL Öl
½ TL Salz
1 TL Zucker
1 TL Bierhefeflocken
1 EL fein gewürfelte Zwiebel

Den Saft der Zitrone mit Weißwein, Wasser, Essig, Öl, Salz, Zucker, Bierhefeflocken und fein gehackten Zwiebeln verrühren. Den Salat nach dem Anrichten mit dem Dressing übergießen und 10 Minuten ziehen lassen.

(3) Hirtensalat

200 g Ochsenbrust
1 Packung Tiefkühl-Suppengemüse
1 kleine Dose Champignons
1 Kopfsalat
Zitronen-Meerrettich-Dressing

Die gekochte Ochsenbrust würfeln, Tiefkühlgemüse (Suppengemüse) nach Vorschrift kochen und abkühlen. Champignons in Scheiben schneiden und alles zusammen vermischen. Den Kopfsalat waschen, putzen und damit eine Salatschüssel auslegen. Die Gemüsemischung einfüllen und mit Zitronen-Meerrettich-Dressing (Zitronendressing [2] und 1 EL Meerrettich) übergießen. Einige Minuten ziehen lassen.

Spielsportarten 2. Tag

– Angaben für 1 Person –

	[kcal]	[kJ]	Eiweiß [g]	Fett [g]	KH [g]
1. Frühstück					
Kaffee mit Milch und Zucker oder					
Tee mit Zitrone und Honig (30 g)	110	460	2	2	22
Haferflockenmüsli (4)	627	2620	12	9	123
2 Vollkornbrötchen	258	1078	8	2	56
1 Portion Butter (25 g)	90	376	–	–	24
1 Portion Honig (30 g)	195	815	–	21	–
	1280	5349	22	34	225
2. Frühstück					
1 Glas Gemüsesaft (¼ l)	60	251	3	–	15
1 Scheibe Schwarzbrot mit Butter und	252	1055	3	17	19
2 Scheiben Bierschinken	147	616	9	11	–
	459	1922	15	28	34
Mittagessen					
Leber „Berliner Art" (5)	608	2 549	39	27	42
1 Portion Kartoffelpüree	110	460	3	1	21
1 Portion Eisberg-Tomaten-Salat in					
Italiendressing (6)	132	553	3	–	25
1 Portion Pflaumenkompott	110	460	1	–	28
	960	4 022	46	28	116
Vesper					
Kaffee mit Milch und Zucker oder					
Tee mit Zitrone und Honig (30 g)	110	460	2	2	22
2 Stück Obsttorte (Biskuit)	230	961	4	2	48
	340	1421	6	4	70
Abendessen					
125 g gebackener Fleischkäse mit					
1 Spiegelei	430	1797	23	35	–
1 Scheibe Bauernbrot	110	460	2	–	23
1 große Salatplatte (7) mit	256	1072	12	2	42
Joghurtdressing (8)	183	766	7	5	29
1 Flasche Malzbier	181	757	3	–	27
	1160	4852	47	42	121
Betthupferl					
1 große Schale Erdbeeren mit					
2 EL Zucker und 1 EL Schlagsahne	396	1658	7	–	90
Gesamt:	4595	19 224	143	136	656

Spielsportarten 2. Tag

– Angaben für 1 Person –

(4) Haferflockenmüsli

50 g Haferflocken
1 Banane, 125 g Pfirsiche
2 EL Zucker
⅛ l Milch
1 EL Eiweißkonzentrat

Die Haferflocken mit der klein geschnittenen Banane, klein geschnittenen Pfirsichen, Zucker und Eiweißkonzentrat mischen, Milch hinzufügen. Einige Minuten stehen lassen.

(5) Leber „Berliner Art"

2 Scheiben Leber à 100 g
1 Apfel
1 Zitrone
1 Zwiebel
2 EL Butter
1 EL Mehl
Salz und Pfeffer
1 EL Johannisbeergelee

Den Apfel schälen und vom Kerngehäuse befreien. In fingerdicke Scheiben schneiden. Mit dem Saft einer Zitrone beträufeln. Die Zwiebeln in dünne Ringe schneiden. Butter in einer Pfanne zerlaufen lassen. Die Apfelscheiben darin auf beiden Seiten goldgelb dünsten, herausnehmen und warm stellen. Nun die Zwiebel in das Fett geben und knusprig braun braten. In einer weiteren Pfanne Butter erhitzen und die Leber, in Mehl gewendet, darin braten. Vor dem Anrichten die Leber mit Salz und Pfeffer aus der Mühle würzen. Mit den Zwiebelringen und Apfelscheiben belegen. Mit Johannisbeergelee garnieren.

(6) Italiendressing

1 EL Öl, 1 EL Essig
3 EL Rotwein
2 EL Mineralwasser
1 TL Zitronensaft
½ Zwiebel
Salz und Pfeffer, Zucker

Öl, Essig, Rotwein, Mineralwasser und Zitronensaft gut miteinander verrühren. Mit der fein gewürfelten Zwiebel vermischen. Mit Salz, Pfeffer und Zucker würzen.

(7) Große Salatplatte

½ Eisbergsalat
2 Tomaten
1 kleine Salatgurke
2 Möhren
½ Bund Radieschen
1 Paprikaschote
Joghurtdressing

Eisbergsalat, Tomaten, kleine Salatgurke, Radieschen, Paprikaschote putzen und zerkleinern, Möhren putzen und raspeln. Das Gemüse anrichten und mit dem Joghurtdressing übergießen.

(8) Joghurtdressing

1 Becher Joghurt
1 EL Essig
1 Zitrone
2 EL gehackte Frischkräuter
Salz und Pfeffer, Muskat
1 EL Zucker

Den Joghurt mit Essig, dem Saft einer Zitrone und gehackten Frischkräutern vermischen. Mit Salz, Pfeffer, etwas gemahlener Muskatnuss und Zucker würzen.

Spielsportarten 3. Tag

– Angaben für 1 Person –

	[kcal]	[kJ]	Eiweiß [g]	Fett [g]	KH [g]
1. Frühstück					
Kaffee mit Milch und Zucker oder Tee mit Zitrone und Honig (30 g)	110	460	2	2	22
1 Portion Butter (10 g)	75	316	-	8	-
2 Scheiben Vollkornbrot	206	860	6	2	48
1 Scheibe Zungenwurst	34	140	3	3	-
1 Scheibe Cervelatwurst	136	571	5	12	-
¼ l Orangensaft mit 1 EL Traubenzucker	200	836	-	-	46
	761	3 183	16	27	116
2. Frühstück					
Heidelbeerbuttermilch mit Eiweißkonzentrat (9)	445	1860	76	3	67
Mittagessen					
Eintopf der Saison (10)	801	3356	28	58	35
3 Scheiben Bauernbrot	330	1380	6	1	78
	1131	4736	34	59	113
Vesper					
Kaffee mit Milch und Zucker oder Tee mit Zitrone und Honig (30 g)	110	460	2	2	22
2 Stück Käsekuchen	450	1881	24	10	62
	560	2 341	26	12	84
Abendessen					
Salat Wuchtbrumme (11)	1265	5304	50	59	128
1 Scheibe Roggenbrot	110	460	3	-	26
1 Flasche Malzbier	140	585	3	-	23
	1515	6349	56	59	177
Betthupferl					
Obst: 2 Bananen, 1 Apfel, 1 Orange	434	1816	4	1	101
Gesamt:	4846	20 285	212	161	858

Spielsportarten 3. Tag

– Angaben für 1 Person –

(9) Heidelbeerbuttermilch mit Eiweißkonzentrat

125 g Heidelbeeren
¼ l Buttermilch
2 EL Eiweißkonzentrat
2 EL Traubenzucker

Heidelbeeren im Mixer pürieren, dann Buttermilch, Eiweißkonzentrat sowie Traubenzucker dazugeben und kräftig verrühren.

(10) Eintopf der Saison

1 EL Öl
1 Wiener Würstchen
1 Bratwürstchen
1 Zwiebel
1 kleine Stange Lauch
1 Tasse Bratensauce
1 Tasse Sangrita
200 g Kartoffeln
Salz und Pfeffer
1 Bund Schnittlauch

In einem Topf Öl erhitzen. Darin die in Scheiben geschnittenen Würstchen, in Ringe geschnittene Zwiebel und den in Stücke geschnittenen Lauch goldgelb andünsten. Mit Bratenfond (Fertigprodukt) und mit Sangrita auffüllen. Die gewürfelten Kartoffeln hinzugeben, mit Salz und Pfeffer aus der Mühle würzen und 15–20 Minuten kochen. Vor dem Servieren mit geschnittenem Schnittlauch bestreuen.

(11) Salat Wuchtbrumme

1 Apfel
1 Zwiebel
1 Bund Radieschen
1 Paar Wiener Würstchen
1 Stange Lauch
1 Kästchen Gartenkresse
100 g Eiernudeln
1 EL Mayonnaise
1 EL Johannisbeergelee
1 EL Tomatenketchup
1 Becher Joghurt
1 EL Essig
1 Zitrone
2 EL gehackte Frischkräuter
Salz und Pfeffer
Muskatnuss
1 EL Zucker

Apfel, Zwiebel, Radieschen, Wiener Würstchen und Lauch in feine Scheiben schneiden. Die Gartenkresse verlesen, mit gekochten Eiernudeln „al dente" und den anderen Salatzutaten gut vermischen und in einer Salatschüssel anrichten.
Dressing: Mayonnaise, Johannisbeergelee, Tomatenketchup mit Joghurt, Essig, dem Saft einer Zitrone und gehackten Frischkräutern verrühren. Mit Salz, Pfeffer, etwas gemahlener Muskatnuss und Zucker würzen.
Das Dressing über die Salatzutaten geben und das Ganze mindestens 10 Minuten im Kühlschrank ziehen lassen.

Spielsportarten 4. Tag

– Angaben für 1 Person –

	[kcal]	[kJ]	Eiweiß [g]	Fett [g]	KH [g]
1. Frühstück					
Kaffee mit Milch und Zucker oder					
Tee mit Zitrone und Honig (30 g)	110	460	2	2	22
Honig-Cornflakes (12)	549	2295	11	6	113
2 Scheiben Bauernbrot	220	920	6	–	52
1 Portion feine Leberwurst	40	167	3	3	1
1 Portion Schmelzkäse (20 % F. i. Tr.)	129	539	9	8	1
¼ l Orangensaft mit 2 EL Traubenzucker	280	1170	–	–	66
	1328	5551	31	19	255
2. Frühstück					
Orangenflip (13)	265	1108	6	1	60
Mittagessen					
Paniertes Hähnchenschnitzel (14)	1003	4204	61	37	100
1 Portion Bratkartoffeln (15)	256	1073	5	10	36
1 Portion Endiviensalat mit Zitronendressing (16)	267	1118	7	10	28
	1526	6395	73	57	164
Vesper					
Kaffee mit Milch und Zucker oder					
Tee mit Zitrone und Honig (30 g)					
2 Stück Rührkuchen (z. B. Marmorkuchen,	110	460	2	2	22
Gugelhupf o. Ä.)	440	1839	8	18	56
	550	2299	10	20	78
Abendessen					
Gefüllte Weinblätter (17)	791	3316	34	42	59
2 Scheiben Vollkornbrot	203	848	7	1	40
	994	4164	41	43	99
Betthupferl					
Mokkacreme mit Sahne (Fertigprodukt)	265	1108	5	18	20
Gesamt:	4928	20 625	166	158	676

Spielsportarten 4. Tag

– Angaben für 1 Person –

(12) Honig-Cornflakes

1 Becher Joghurt
3 EL Honig
70 g Cornflakes

Den Joghurt mit Honig glatt rühren. Über die Cornflakes geben.

(13) Orangenflip

1 Tasse Buttermilch
1 Tasse Orangensaft
2 EL Traubenzucker

Buttermilch mit Orangensaft und Traubenzucker gut vermischen.

(14) Paniertes Hähnchenschnitzel

1 Hähnchenschnitzel 150 g
Salz und Pfeffer
2 EL Mehl
1 Tasse Semmelbrösel
25 g Butterschmalz oder Öl
1 Bund Petersilie
Zitronenecken
1 Ei

Das Hähnchenschnitzel salzen und pfeffern. In Mehl wenden, danach in einem verschlagenen Ei und anschließend in Semmelbrösel wenden. In einer Pfanne Butterschmalz erhitzen. Das Schnitzel dazu geben und bei schwacher Hitze goldgelb braten. Herausnehmen und warm stellen. Petersilie abzupfen, waschen, gut abtrocknen und im heißen Fett kurz (5–6 Sekunden) ausbacken. Herausnehmen, über das angerichtete Schnitzel geben und mit Zitronenecken servieren.

(15) Bratkartoffeln

1 EL Butterschmalz
1 kleine Zwiebel
200 g Kartoffeln
Salz und Pfeffer
1 TL Kümmel
1 EL gehackte Petersilie

Das Butterschmalz in einer Pfanne schmelzen und darin die gewürfelte Zwiebel glasig dünsten. Mit den geschnittenen, gekochten Kartoffeln auffüllen, goldbraun braten. Mit Salz, Pfeffer, Kümmel würzen und gehackte Petersilie darüber streuen.

(16) Zitronendressing

1 Zitrone
3 EL Weißwein
4 EL Wasser
2 EL Essig
1 EL Öl
½ TL Salz
1 EL Zucker
1 TL Bierhefeflocken
1 EL fein gewürfelte Zwiebel

Den Saft der Zitrone mit Weißwein, Wasser, Essig, Salatöl, Salz, Zucker, Bierhefeflocken und fein gehackten Zwiebeln verrühren. Den Salat nach dem Anrichten mit dem Dressing übergießen und 10 Minuten ziehen lassen.

Spielsportarten 4. Tag

– Angaben für 1 Person –

(17) Gefüllte Weinblätter

150 g Rinderhack
50 g Patnareis
1 Ei
1 Zwiebel
1 EL Semmelbrösel
Salz und Pfeffer
1 Msp. Piment
10 Weinblätter
Öl
Zwiebelringe
1/8 l Fleischbrühe

Den Patnareis in Salzwasser 10 Minuten ausquellen lassen. Rinderhack mit dem abgekühlten Reis, Ei, fein gewürfelter Zwiebel und Semmelbrösel gut vermengen. Mit Salz, Pfeffer aus der Mühle und gemahlenem Piment würzen. Die Weinblätter (Dose oder Folienbeutel) kurz in heißem Wasser quellen lassen und in kaltem Wasser auskühlen. Auf einem Arbeitsbrett auslegen. Die Masse in Häufchen darauf verteilen und die Blätter aufrollen. Die gefüllten Weinblätter in einem Topf mit Brühe (2 cm hoch im Topf) und Zwiebelringen legen. Einen Teller auf die gefüllten Weinblätter legen und ca. 40 Minuten auf der Kochstelle gar kochen lassen.

Spielsportarten 5. Tag

– Angaben für 1 Person –

	[kcal]	[kJ]	Eiweiß [g]	Fett [g]	KH [g]
1. Frühstück					
Kaffee mit Milch und Zucker oder					
Tee mit Zitrone und Honig (30 g)	110	460	2	2	22
2 Vollkornbrötchen	258	1078	8	2	56
1 Scheibe Vollkornbrot	110	460	3	1	21
1 Portion Butter (25 g)	195	815	–	21	–
2 Portionen Honig (à 30 g)	183	765	–	–	49
1 Portion Marmelade (30 g)	82	343	–	–	19
	938	3921	13	26	167
2. Frühstück					
1 Teller Feinschmeckersuppe Zwiebel					
mit Bierhefe aus dem Reformhaus	80	334	4	2	11
2 Vollkornbrötchen	258	1078	8	–	56
	338	1412	12	2	67
Mittagessen					
Schweinemedaillons in Rahmsauce (18)	918	3 846	47	64	11
1 Portion Kartoffelschnee (19)	144	603	4	–	32
1 Portion Balkangemüse	405	1696	13	7	71
1 Portion Birnen aus der Dose (150 g)	76	319	–	–	20
	1543	6464	64	71	134
Vesper					
Kaffee mit Milch und Zucker oder					
Tee mit Zitrone und Honig (30 g)	110	460	2	2	22
1 Stück Apfeltorte	295	1233	4	11	42
	405	1693	6	13	64
Abendessen					
Geflügelsalat (20)	976	4095	67	32	81
2 Scheiben Vollkorntoast	145	606	5	1	28
	1121	4701	72	33	109
Betthuperl					
Vitaminsalat (21)	621	2596	3	–	153
Gesamt:	4966	20 787	170	145	694

Spielsportarten 5. Tag
— Angaben für 1 Person —

(18) Schweinemedaillons in Rahmsauce

Schweinemedaillons (150 g)
1 EL Öl
1 EL Butter
1 kleine Dose Pfifferlinge
1 Glas Sekt
1 Tasse Sahne
Salz und weißer Pfeffer
1 EL gehackte Petersilie

Die Schweinemedaillons in heißem Öl auf jeder Seite 2 Minuten anbraten und warm stellen. Die Butter in einer Pfanne zerlaufen lassen. Die Pfifferlinge darin dünsten. Mit dem Sekt ablöschen, mit Sahne auffüllen und einkochen lassen. Die Medaillons in die Sauce legen und das Gericht mit Salz und weißem Pfeffer würzen. Vor dem Servieren mit gehackter Petersilie bestreuen.

(19) Kartoffelschnee

200 g Kartoffeln
Salz und Pfeffer
Muskatnuss

Die gekochten Kartoffeln zerdrücken. Mit Salz, Pfeffer und geriebener Muskatnuss würzen. Durch ein Sieb direkt auf den Teller streichen.

(20) Geflügelsalat

100 g Geflügelfleisch
60 g gekochter Schinken
50 g gepökelte Rinderzunge
1 kleine Dose Artischockenherzen
50 g Hörnchennudeln
50 g Quark
1 Tasse Milch
2 EL Johannisbeergelee
Curry
Salz und Pfeffer
2 cl Weinbrand
1 Ei
1 EL gehackte Petersilie

Gekochtes oder gebratenes Geflügelfleisch, gepökelte Rinderzunge und gekochten Schinken in Streifen schneiden. Die Artischockenherzen vierteln und alles mit gekochten Hörnchennudeln („al dente") vermischen. Quark mit Milch und Johannisbeergelee glatt rühren. Mit Curry, Salz, Pfeffer und Weinbrand abschmecken. Vorsichtig unter den Salat heben. Ein gekochtes, gehacktes Ei mit gehackter Petersilie mischen. Vor dem Servieren über den Geflügelsalat streuen.

(21) Vitaminsalat

1 Apfel
1 Banane
2 Mandarinen
3 TL Rosinen
3 TL Traubenzucker
1 Zitrone

Apfel, Banane und Mandarinen klein schneiden. Mit Rosinen, Traubenzucker und dem Saft der Zitrone vermischen.

Spielsportarten 6. Tag

– Angaben für 1 Person –

	[kcal]	[kJ]	Eiweiß [g]	Fett [g]	KH [g]
1. Frühstück					
Kaffee mit Milch und Zucker oder					
Tee mit Zitrone und Honig (30 g)	110	460	2	2	22
Honig-Cornflakes (22)	549	2201	11	6	113
1 Scheibe Bauernbrot	110	460	3	–	26
1 Scheibe Vollkornbrot	103	430	3	1	24
1 Brötchen	120	502	3	–	24
1 Scheibe Schinken (gekocht)	79	331	6	6	–
1 Portion Mettwurst	265	1110	6	26	–
1 Portion Schnittkäse	117	490	16	5	–
¼ l Orangensaft mit 1 EL Traubenzucker	200	836	2	–	46
	1653	6920	52	46	255
2. Frühstück					
Möhrenrohkost (23)	190	794	2	–	48
Mittagessen					
1 Teller Feinschmeckersuppe Tomate					
mit Bierhefe aus dem Reformhaus	80	334	4	2	11
Senfschnitzel (24)	522	2185	30	42	6
1 Portion Röstkartoffeln	244	1022	6	2	50
1 Portion Eisbergsalat mit					
Joghurtdressing (25)	203	850	9	6	28
	1049	4391	49	52	95
Vesper					
Kaffee mit Milch und Zucker oder					
Tee mit Zitrone und Honig (30 g)	110	460	2	2	22
2 Stück Biskuitrolle mit Zitronencreme	280	1170	4	6	52
	390	1630	6	8	74
Abendessen					
Kalbslendchen „Indienstyle" (26)	814	3 411	38	52	38
1 Portion Curryreis mit Rosinen (27)	346	1 446	5	–	53
1 Portion Tomatensalat mit Zwiebeln (28)	132	552	2	10	8
	1292	5409	45	62	99
Betthupferl					
Vanilleeiscreme mit heißen Himbeeren					
(Tiefkühlware) (29)	326	1 032	6	3	69
Gesamt:	4900	20 176	160	171	640

Spielsportarten 6. Tag

– Angaben für 1 Person –

(22) Honig-Cornflakes

1 Becher Joghurt
3 EL Honig
80 g Cornflakes

Den Joghurt mit Honig glatt rühren. Über die Cornflakes geben.

(23) Möhrenrohkost

200 g Möhren
1 Zitrone
2 EL Honig

Die geputzten, geraspelten Möhren werden mit dem Saft der Zitrone beträufelt und mit Honig gesüßt.

(24) Senfschnitzel

200 g Truthahnbrustfilet
Salz und Pfeffer
1 EL scharfer Senf
1 TL grüner Pfeffer
½ TL Majoran
½ TL Basilikum
½ TL Salbei
1 EL Öl

Das Truthahnbrustfilet salzen und pfeffern. Den scharfen Senf mit zerdrückten grünen Pfefferkörnern und Majoran, Basilikum und Salbei verrühren. Mit dieser Paste das Kotelett beidseitig betreichen und in Öl braten.

(25) Joghurtdressing

1 Becher Joghurt
1 EL Essig
1 Zitrone
2 EL gehackte Frischkräuter
Salz und Pfeffer
Muskatnuss
1 EL Zucker

Den Joghurt mit Essig, dem Saft der Zitrone und gehackten Frischkräutern vermischen. Mit Salz, Pfeffer, etwas gemahlener Muskatnuss und Zucker würzen.

(26) Kalbslendchen „Indian Style"

1 EL Öl
2 Kalbslendchen à 80 g
Salz und Pfeffer
1 Banane
1 Tasse Sahne
½ TL Ingwer
1 TL Mango Chutney
Curryreis (27)
3 Maraschinokirschen

Öl erhitzen, Kalbslendchen mit Salz und Pfeffer aus der Mühle würzen und je nach Geschmack braten. Die Banane der Länge nach halbieren und in vier gleiche Teile schneiden und kurz mitbraten. Die Lendchen und die Banane herausnehmen und warm stellen. Den Bratensatz mit Sahne ablöschen. Mit Ingwer, Chutney, Salz und Pfeffer würzen; einkochen lassen. Die Lendchen auf dem Curryreis anrichten. Mit Banane belegen, mit der Sauce überziehen und mit Maraschinokirschen garnieren.

Spielsportarten 6. Tag

– Angaben für 1 Person –

(27) Curryreis mit Rosinen

150 g Vollkornreis
1 TL Curry
1 EL Rosinen
Salz

Reis ausquellen lassen, Curry und gewaschene Rosinen hinzufügen. Mit Salz abschmecken, gut durchmischen.

(28) Tomatensalat mit Zwiebeln

2 Tomaten
1 Zwiebel
1 EL Öl
1 EL Essig
Pfeffer
Salz
Zucker

Die Tomaten in Scheiben schneiden und auf einem Teller anrichten. Für die Soße das Öl, den Essig, die fein gewürfelte Zwiebel und die Gewürze verrühren. Die Tomaten mit der Soße übergießen.

(29) Vanilleeiscreme mit heißen Himbeeren

100 g Vanilleeiscreme
100 g Himbeeren (Tiefkühlware)
30 g Zucker

Himbeeren einzuckern und erhitzen. Die Vanilleeiscreme mit den heißen Himbeeren anrichten.

Spielsportarten 7. Tag

– Angaben für 1 Person –

	[kcal]	[kJ]	Eiweiß [g]	Fett [g]	KH [g]
1. Frühstück					
Kaffee mit Milch und Zucker oder					
Tee mit Zitrone und Honig (30 g)	110	460	2	2	22
2 Scheiben Bauernbrot	220	920	6	–	52
2 Scheiben Vollkornbrot	206	860	6	2	48
2 Scheiben Thüringer Rotwurst	120	503	4	12	–
1 Portion Butter (10 g)	75	316	–	8	–
1 Ecke Schmelzkäse	129	539	9	8	1
	860	3598	27	32	123
2. Frühstück					
Früchtejoghurt (30)	514	2154	10	6	103
Mittagessen					
Helgoländer Fischspieß (31)	569	2384	53	27	11
1 Portion Tomatenreis	275	1149	4	8	41
1 Portion Gurkensalat mit					
Joghurtdressing (32)	197	824	9	6	27
	1041	4357	66	41	79
Vesper					
Kaffee mit Milch und Zucker oder					
Tee mit Zitrone und Honig (30 g)	110	460	2	2	22
1 Stück Streuselkuchen	230	961	4	7	32
	340	1421	6	9	54
Abendessen					
Kaiserschmarrn (33)	1272	5317	29	46	155
1 Portion gem. Kompott	140	585	–	–	34
	1412	5902	29	46	189
Betthupferl					
2 Bananen mit 1/8 l Schokoladensauce	410	1714	8	6	76
Gesamt:	4577	19 146	146	140	624

Spielsportarten 7. Tag

(30) Früchtejoghurt

1 Apfel
1 Orange
1 Banane
1 Becher Joghurt
2 EL Zucker
1 EL Eiweißkonzentrat

Apfel, Orange und Bananen kleinwürfelig schneiden. Den Joghurt mit Zucker und Eiweißkonzentrat verrühren und über die Früchte geben.

(31) Helgoländer Fischspieß

250 g Rotbarschfilet
1 EL Worcestersauce
1 EL Zitronensaft
½ Tasse Weißwein
Salz und Pfeffer
30 g Schinkenspeck
1 rote Paprikaschote
1 Tomate

Das Rotbarschfilet mit Worcestersauce, Zitronensaft und Weißwein marinieren. Mit Salz und Pfeffer würzen. Danach den Fisch, den Schinkenspeck und die rote Paprikaschote in gleich große Stücke schneiden. Abwechselnd Fisch, Speck, Paprikaschoten, Tomatenviertel auf einen Spieß stecken und langsam dünsten.

(32) Joghurtdressing

1 Becher Joghurt
1 EL Essig
1 Zitrone
2 EL gehackte Frischkräuter
Salz und Pfeffer
Muskatnuss
1 EL Zucker

Den Joghurt mit Essig, dem Saft der Zitrone und den gehackten Frischkräutern vermischen. Mit Salz, Pfeffer, etwas gemahlener Muskatnuss und Zucker würzen.

(33) Kaiserschmarrn

2 Eier
30 g Zucker
1 Msp. Salz
1 Päckchen Vanillezucker
¼ l Milch
60 g Mehl
30 g Rosinen
etwas Rum
30 g Butter
2 EL Puderzucker

Eigelb mit Zucker, Salz und Vanillezucker zu einer schaumigen Masse schlagen. Die Milch und das gesiebte Mehl nach und nach zugeben und zu einer klumpenfreien Masse verarbeiten. In Rum eingeweichte Rosinen unterziehen. Eiweiß sehr steif schlagen und vorsichtig unter den Teig heben. In einer Pfanne die Butter zerlaufen lassen und den Teig bei mittlerer Hitze wie einen Pfannkuchen backen. Mit 2 Gabeln den Schmarrn in Stücke reißen. Vor dem Servieren mit Puderzucker bestreuen.

5.6 Kampfsportarten

Judo, Ringen, Boxen, u. a.

Die Kampfsportarten stellen an die Leistungsfähigkeit des Athleten viele Anforderungen. Kraft, Reaktionsvermögen und Konzentrationsfähigkeit müssen ebenso trainiert werden wie die verschiedenen Formen der Ausdauer. So ist eine gute Langzeitausdauer erforderlich, um den regelmäßigen Trainingsumfang und längere Turniere durchzustehen, eine gute Mittelzeitausdauer, um die Wettkampfzeit durchzuhalten, und eine gute Kurzzeitausdauer, um die Serien von Angriffen zu starten bzw. denen des Gegners zu widerstehen.

Im ernährungsphysiologischen Sinne heißt das, dass gleichermaßen aerobe wie auch anaerobe Prozesse zur Energiegewinnung herangezogen werden. Der Eiweißanteil in der Nahrung muss im Hinblick auf die Kraftentwicklung ebenso beachtet werden wie das Kohlenhydratangebot, um die erforderliche Ausdauer zu gewährleisten.

Da die Kampfsportarten außerdem noch in limitierten Gewichtsklassen durchgeführt werden, hat sich die Ernährungspraxis oftmals an der Gewichtsrealität und nicht an den Empfehlungen zu orientieren. Um so wichtiger erscheint es allerdings auch hier, die Grundregeln der Sporternährung einzuhalten, die Qualität der Eiweiß- und Fettquellen möglichst streng zu beachten und absehbare Phasen der Gewichtsreduktion rechtzeitig in das Trainingsprogramm miteinzubeziehen.

5.6.1 Basisernährung

Die Basisernährung muss sich streng nach den Erfordernissen der Trainingsplanung richten. Sie stellt zwangsläufig hohe Anforderungen an ernährungsphysiologische Kenntnisse, Organisationstalent, aber auch an finanzielle Gegebenheiten des Athleten und seines Umfeldes. In Trainingsphasen, wenn die Schulung der Kraft und Schnellkraft im Vordergrund steht, muss die Ernährung eiweißbetont sein, gegebenenfalls müssen bei niedrigkalorischer Kost Eiweißkonzentrate zugefügt werden. Andererseits muss die Ernährung kohlenhydratreich sein, wenn besondere Anforderungen an die aerobe Kapazität gestellt werden.

In diesen Disziplinen kommt man um die Mühe nicht herum, zumindest für Athleten unter Berücksichtigung der jeweiligen Gewichtsklassen, einen individuellen Ernährungsplan aufzustellen. Dazu ist es erforderlich, die Trainings-, Freizeit- und beruflichen Belastungen zu kennen und kalorisch abzuschätzen, um die Nahrungsmenge entsprechend zu bilanzieren.

Nach eigenen und Erfahrungen von *Donath* und *Schüler* (1979) liegt die Nährstoffrelation bei Kampfsportarten:

Kohlenhydrate : Eiweiße : Fett = 50 % : 20 % : 30 % bzw. die Mengen in g/kg Körpergewicht Kohlenhydrate : Eiweiße : Fette = 9,5 g : 3,5 g : 5,5 g.

Die prozentuale Aufteilung der Kalorien auf die einzelnen Mahlzeiten ist identisch mit der bei Kraftsportarten.

5.6.2 Vorwettkampfernährung

In der Vorwettkampfernährung sollte besonderer Wert auf die Auffüllung der Kohlenhydratdepots gelegt werden. Dieses steht hier oft im Widerspruch zu dem teilweise extremen „Gewichtmachen". Eventuelle Gewichtsreduktionen haben sinnvollerweise langfristig zu erfolgen und sollten aus leistungsphysiologischen Gründen (s. Kap. 3.2) 3 % des Körpergewichtes nicht überschreiten.

5.6.3 Wettkampfernährung

Die letzte Mahlzeit sollte nach dem Wiegen eingenommen werden und leichtverdauliche Kohlenhydrate und je nach persönlicher Neigung und Zeitspanne bis zum Wettkampf Eiweiße enthalten (Nudeln, Kalbfleisch, Eierspeisen). Weiterhin sollten elektrolythaltige Getränke gereicht werden. Zwischen den einzelnen Kämpfen sind vorbereitete Energiedrinks angezeigt.

5.6.4 Nachwettkampfernährung

Im Hinblick auf eine schnelle Regeneration stehen hier ebenfalls leicht aufschließbare Kohlenhydrate in Form von Getränken, Kaltschalen oder Süßspeisen im Vordergrund, die umgehend eingenommen werden sollten. Die Erhöhung der Eiweißanteile in der Nahrung kann den folgenden Tagen vorbehalten bleiben.

6 Konzentraternährung und Nahrungssupplemente für Sportler

Da in jeder Trainingsperiode eine unterschiedliche Bevorzugung verschiedener Nährstoffe empfohlen wird, lag es nahe, im Sinne der Convenience für den einzelnen Sportler und auch zur leichteren Einhaltung von Ernährungsplänen Nährstoffkonzentrate und Nahrungsergänzungen für Sportler zu schaffen. Diese Nährstoffkonzentrate gehören heute zum akzeptierten trainingsbegleitenden Bestandteil moderner Leistungssportler und Trainer (EU SCF 2001).

Nährstoffkonzentrate grundsätzlich als „künstliche" Ernährung gegenüber einer „natürlichen" Kost abqualifizieren zu wollen, ist ungerechtfertigt, da sie aus „natürlichen" Nahrungsmitteln hergestellt werden. Auch können Nährstoffkonzentrate nicht als Doping bezeichnet werden, denn der Begriff des Dopings ist klar definiert und erlaubt zusätzliche Vitamin- und Nährstoffgaben.

Unmissverständlich muss aber festgestellt werden, dass Nährstoffkonzentrate ihre große Bedeutung nur als Ergänzungsnahrung haben und eine physiologische, wohlschmeckende Basisernährung Grundlage der Ernährung von Sportlern bleibt.

Nährstoffkonzentrate haben den Vorteil, dass sie leicht und praktikabel zu handhaben sind und auf Sportplätzen oder im Ausland, wo es durch unliebsame Nahrungsumstellungen zu Leistungseinbußen kommen kann, eine schnell verfügbare und gut dosierbare Nahrungsquelle darstellen. Solche Konzentrate sind vor allem für den Leistungssportler von Bedeutung und dienen dazu, das Training effektiver zu gestalten und Elektrolytverluste auszugleichen.

Vom trainingsphysiologischen Standpunkt werden an ein Nahrungskonzentrat folgende Anforderungen gestellt:

1. Exakte Bilanzierung der Inhaltsstoffe
2. Hohe Dichte der ausgewählten Nährstoffe
3. Große biologische Verfügbarkeit
4. Ansprechende Geschmacksform (es muss essbar sein)
5. Praktikable, transportstabile Darreichungsform
6. Auch nach längerem Gebrauch keine Nebenwirkungen.

Aus leistungsphysiologischer und ernährungstechnologischer Sicht begründet, nicht aber in jedem Fall aus ernährungswissenschaftlicher oder medizinischer Sicht zu rechtfertigen, werden Nährstoffkonzentrate bzw. Nahrungsergänzungen für Sportler in folgenden Produktklassen angeboten (EU SCF 2001):

- Kohlenhydratreiche Sportlernahrung
- Kohlenhydratreiche Elektrolytlösungen (Tab. 26a, b, c, d)
- Proteinreiche Sportlernahrung inkl. Eiweißkonzentrate
- Supplemente mit definierten Nährstoffen (Mineralstoffe, Spurenelemente, Vitamine) und/oder Schutzstoffen (sekundäre Pflanzenstoffe)
- Supplemente mit definierten Inhaltsstoffen ohne Nährstoffcharakter (z. B. Koffein, Kreatin, Carnitin).

Von physiologischem Wert für den Sportler sind sicherlich die nach modernen, ernährungswissenschaftlichen Forschungsergebnissen konzipierten Sportlergetränke, die sowohl eine schnelle Magenentleerung als auch eine optimale Elektrolytabsorption gewährleisten. So werden den Sportlern oftmals Fruchtsäfte oder Mineralwasser als Flüssigkeitsersatz empfohlen. Da Fruchtsäfte im hypertonischen Bereich liegen, d. h. eine hohe Osmolarität aufweisen, sind sie für den schnellen Flüssigkeitsersatz ungeeignet. Weiterhin führt der Gehalt an Fruchtsäuren und Kohlensäure zu störendem Aufstoßen. Selbst eine Verdünnung mit Wasser (Fruchtschorle) kann nicht grundsätzlich empfohlen werden, da Fruchtsäfte auch ein ungünstiges Kalium-Natrium-Verhältnis aufweisen können.

Bei der breiten Palette der Mineralwässer verschiedenster Zusammensetzung genügt die Empfehlung, Mineralwasser (s. S. 267 ff.) zu trinken, nicht. Zum anderen benötigt der Sportler bei lang dauernden Leistungen zusätzliche Kohlenhydrate, um eine vorzeitige Erschöpfung zu vermeiden. Das Argument, dass Sportdrinks zu viel Kochsalz enthalten und damit zum Bluthochdruck führen, ist nicht zutreffend. Alle Markensportdrinks sind gegenüber dem Blut als salzarm zu bezeichnen und enthalten nur so viel Salz, wie durch den Schweißverlust verloren geht. Übersalzungen sind bei Sportlern bisher nicht beschrieben worden.

Natriumarme Mineralbrunnen sind aus dieser Sicht zwar für Hypertoniker und zur Herstellung von Säuglingsnahrung geeignet, nicht aber als Mineralgetränk für den Sportler mit Schweiß- und Flüssigkeitsdefizit empfehlenswert; hier sind anders als für den Normalbürger Natriumion-Konzentrationen im Bereich von 500 mg/l durchaus wünschenswert.

Tab. 26a: Fertig-Elektrolytgetränke. (Angaben pro 100 ml)

Inhaltsstoffe		Produkt-Namen								Vergleichswerte	
		Isostar	NesFit	Optiform	Gatorade	HIPP	Aquarius	Isolyt-Plus	Champ	Mittelwert	Schweiß*
Mineralstoff in mg	Na	40,0	11,2	52,0	41,0	54,0	23,0	52,0	54,0	40,90	46–184
	Cl	38,0	16,0	54,0	39,0	54,0		54,0	60,0	45,00	72–216
	K	18,0	33,2	11,6	11,7	28,0	58,8	11,6	156,0	41,11	15–31
	Ca	12,0	26,0	8,0		10,0	0,02	8,0	16,0	11,43	0,1–4
	Mg	7,5	2,8	4,4	7,0	5,2	0,1	4,4	7,5	4,86	<0,5
	P	10,0	10,6	3,6	31,0	5,2		3,6	49,0	16,14	0,7–1,4
Kohlenhydrate in g	gesamt	6,5	5,2	8,0	6,0	4,6	4,2	8,0	9,3	6,48	
Brennwert	kcal	41,0	21,0	34,0	24,0	18,0	19,0	34,0	39,0	28,75	
	kJ	171,6	87,9	142,3	100,5	75,3	79,5	142,3	163,2	120,33	
Vitamine in mg	B_1	0,11	0,08	0,10			0,35	0,10	0,20	0,16	
	B_2	0,13	0,09	0,20			0,41	0,20		0,21	
	B_6	0,15	0,11				0,43	3,00	0,24	0,79	
	B_{12} in µg								0,70	0,70	
	C	9,30	8,00	6,00		10,00	18,80	6,00	35,00	13,30	
	Calcium D-Pantothenat	0,80		1,40			3,13			1,78	
	E	1,70					2,64		12,00	5,45	
	Folsäure	0,05					0,06		0,05	0,05	
	Niacin	1,40					3,96		1,70	2,35	
	Biotin in µg	0,02							0,02	0,02	
	Pantothensäure/Pantothenat							1,40	1,10	1,25	
	Nicotinsäureamid										

* Maughan, R. J. (1994b) Fluid and electrolyte loss and replacement in exercise. In *Oxford Textbook of Sports Medicine* (ed. M. Harries, G. Williams, W. D. Stanisch & L. L. Micheli), pp. 82–93. Oxford University Press, New York.

Tab. 26b: Instant-Elektrolytgetränke. (Angaben pro 100 ml)

Inhaltsstoffe		Produkt-Namen				
		Fitlike	NesFit	HIPP	Brummer	Biof
Mineralstoff in mg	Na	6,0	10,0	55,0	88,5	122,
	Cl		16,0	54,0		16,
	K	32,4	23,2	12,0	148,6	160
	Ca	12,0	22,0	10,0	28,4	10
	Mg	18,0	1,7	5,0	17,0	6
	P		11,0		49,0	71,
Kohlenhydrate in g	gesamt	5,2	7,0	8,2	7,5	8,
Brennwert	kcal	21,4	29,0	35,0	32,3	33,
	kJ	89,6	121,4	146,5	135,2	139,
Vitamine in mg	B_1	0,21	k.A.	0,08	0,18	0,2
	B_2	0,26	k.A.	0,14	0,23	0,3
	B_6	0,26	k.A.		0,26	0,3
	B_{12} in µg	0,73			0,78	0,9
	C	11,90	k.A.	3,42	10,09	13,0
Calcium D-Pantothenat		1,20		0,22	0,83	1,0
E		1,80			1,83	2,3
Folsäure		0,02			0,06	0,0
Niacin				0,18		
Biotin in µg						
Pantothensäure/Pantothenat						
Nicotinsäureamid		1,70			1,74	2,1

* Maughan, R. J. (1994b) Fluid and electrolyte loss and replacement in exercise. In *Oxford Textbook of Sports Medicir* (ed. M. Harries, G. Williams, W. D. Stanisch & L. L. Micheli), pp. 82–93. Oxford University Press, New York.

Weitere Unklarheiten bestehen bei den Begriffen iso-, hypo- und hypertone Getränke. Isotonie heißt nur, dass das Getränk den gleichen osmotischen Druck wie das Blut besitzt, aber nicht, dass es die gleiche Zusammensetzung hat. Hyperton heißt entsprechend höherer Druck und hypoton gleich niedriger Druck. Blutisoton kann also auch eine Kochsalzlösung sein. Der Vorteil isotonischer Lösungen besteht darin, dass sie im Darm besser resorbiert werden. Bei hypertonen Getränken kann es zu einer unerwünschten Flüssigkeitsabgabe in den Darm kommen (Browns 1991).

| Sports-line | Produkt-Namen | | | | | | Vergleichswerte | |
	Sporting	Mag. Food	Champ	Finora Std.	Finora Hrdc.	Fessler	Mittelwert	Schweiß*
49,6	14,7	6,5	52,7	64,0	121,0	120,0	59,17	46–184
	15,2	57,5	40,4		15,5		30,71	72–216
66,2	56,6	52,5	151,8	44,0	159,0	80,0	82,19	15–31
29,3	10,3	78,0	16,1	77,0	10,5	28,0	27,67	0,1–4
13,5	6,1	30,0	7,2	48,0	6,5	14,0	14,45	<0,5
31,6	5,3	40,0	50,1		72,0		41,33	0,7–1,4
6,5	4,4	8,8	8,3	9,5	7,8	3,2	7,06	
28,1	18,4		34,9	38,0	34,0	31,1	28,85	
17,6	77,0		146,1	159,0	142,3	54,8	120,77	
0,23	0,09	0,28	0,20	k.A.	0,23	0,06	0,18	
0,15	0,14	0,34	0,50	k.A.	0,29	0,07	0,24	
0,23	0,10	0,36	0,20	k.A.	0,32	0,07	0,24	
0,23	0,44	1,00	0,70	k.A.	0,07	0,20	0,56	
0,08	4,00	15,00	30,00	k.A.	11,50	3,00	13,20	
	0,50	1,60		k.A.	1.01	0,32	0,85	
2,26	0,73	2,40	3,00	k.A.	2,35	0,48	1,91	
		0,03	0,05	k.A.	0,06	0,06	0,05	
			1,70	k.A.			0,94	
5,04		30,00	20,00	k.A.		6,00	17,76	
			1,10	k.A.			1,10	
	0,90	3,60		k.A.	2,12	0,72	1,84	

Tab. 26c: Fertig-Elektrolytgetränke (light). (Angaben pro 100 ml)

Inhaltsstoffe		Produkt-Namen			Vergleichswerte	
		Isostar Light	NesFit Light	Champ Light	Mittelwert	Schweiß*
Mineralstoff in mg	Na	40,0	10,0	54,0	34,67	46–184
	Cl	38,0	16,8	60,0	38,27	72–216
	K	18,0	38,0	156,0	70,67	15–31
	Ca	12,0	22,0	16,0	16,67	0,1–4
	Mg	7,5	2,8	7,5	5,93	<0,5
	P	10,0	14,5	49,0	24,50	0,7–1,4
Kohlenhydrate in g	gesamt	3,7	4,0	3,9	3,87	
Brennwert	kcal	16,4	16,0	17,0	16,47	
	kJ	68,6	67,0	71,2	68,92	
Vitamine in mg	B_1	0,11	0,08	0,20	0,13	
	B_2	0,13	0,09		0,11	
	B_6	0,15	0,11	0,24	0,17	
	B_{12} in µg			0,70	0,70	
	C	9,30	8,00	35,00	17,43	
Calcium D-Pantothenat		0,80			0,80	
	E	1,70		12,00	6,85	
Folsäure		0,05		0,05	0,05	
Niacin		1,40		1,70	1,55	
Biotin in µg		0,02		0,02	0,02	
Pantothensäure/Pantothenat				1,10	1,10	
Nicotinsäureamid						

* Maughan, R. J. (1994b) Fluid and electrolyte loss and replacement in exercise. In *Oxford Textbook of Sports Medicine* (ed. M. Harries, G. Williams, W. D. Stanisch & L. L. Micheli), pp. 82–93. Oxford University Press, New York.

Tab. 26d: Instant-Elektrolytgetränke (light). (Angaben pro 100 ml)

Inhaltsstoffe		Produkt-Namen						Vergleichswerte	
		Fitlike Light	Brummer Light	Biofit Light	Sporting MinVit	Champ Light	Sport & Fitness Light	Mittelwert	Schweiß*
Mineralstoff in mg	Na	4,1	60,2	60,0	29,3	55,0	1,4	35,0	46–184
	Cl			36,0	30,4	54,0		40,13	72–216
	K	30,0	70,9	75,0	113,2	156,0	49,0	82,35	15–31
	Ca	20,0	13,6	24,5	20,1	16,0	21,5	19,28	0,1–4
	Mg	13,9	7,0	3,0	10,1	7,5	19,5	10,17	<0,5
	P		34,8	42,5	9,5	60,0	19,5	33,26	0,7–1,4
Kohlenhydrate in g	gesamt	3,5	2,7	3,9	3,7	3,7	4,2	3,62	
Brennwert	kcal	14,3	11,2	17,0	16,0	16,4	18,4	15,55	
	kJ	59,9	46,9	71,2	67,0	68,6	77,0	65,08	
Vitamine in mg	B₁	0,22	0,12	0,13	0,16	0,20	0,15	0,16	
	B₂	0,16	0,14	0,15	0,31	0,26	0,15	0,20	
	B₆	0,16	0,16	0,16	0,19	0,29	0,15	0,19	
	B₁₂ in µg	0,20	0,35	0,50	0,57	0,81	0,60	0,51	
	C	6,00	6,29	7,00	53,15	10,90	9,00	15,39	
	Calcium D- Pantothenat	0,64	2,10	0,50	1,08			1,08	
	E	0,96	1,75	1,25	1,40	2,00	0,80	1,36	
	Folsäure	0,02	0,03	0,04		0,07		0,04	
	Niacin					1,90		1,90	
	Biotin in µg	24,40						24,40	
	Pantothensäure-/Pantothenat					0,92	0,80	0,86	
	Nicotinsäureamid	0,96	1,00	1,15	1,63			1,19	

* Maughan, R. J. (1994b) Fluid and electrolyte loss and replacement in exercise. In Oxford Textbook of Sports Medicine (ed. M. Harries, G. Williams, W. D. Stanisch & L. L. Micheli), pp. 82–93. Oxford University Press, New York.

7 Getränke und Trinkverhalten

Die Bedeutung des Trinkens für die Praxis der Sporternährung wurde bereits im Kapitel 2.2.5 betont und durch die Beschreibung des Elektrolyt- und Wasserhaushalts in seiner Anpassung und Regulation unter sportlicher Belastung herausgestellt. Die ausreichende Flüssigkeitszufuhr ist und bleibt der wichtigste Garant der körperlichen und mentalen Leistungsfähigkeit. Die Flüssigkeitsbilanz wird allerdings durch die physiologischen Grenzen limitiert; so ist zum einen die körpereigene Flüssigkeitsreserve in den Körperkompartimenten begrenzt, zum anderen die Flüssigkeitszufuhr an die gastrointestinale Resorption gebunden. Es kann davon ausgegangen werden, dass auch bei optimaler Getränkezusammensetzung hinsichtlich Salz- und Kohlenhydratgehalt eine Flüssigkeitsaufnahme von ca. 1 Liter pro Stunde nicht überschritten werden kann. Diese Fähigkeit sollte jedoch vom Sportler in Training und Wettkampf zum Erhalt aller Organfunktionen voll ausgeschöpft werden; an ihr muss sich auch das Trinkverhalten des Sportlers ausrichten. Eine gezielte Flüssigkeitszufuhr zur Stabilisierung vor allem der zellulären Osmolarität muss deshalb nicht nur während der Belastung, sondern ebenso in der Regeneration und der Vorbelastungsphase eingehalten werden.

Da wir mit der Auswahl und Zusammensetzung unsere Getränke unserem Körper aber nicht nur Wasser als Flüssigkeit, sondern auch Mineralstoffe und definierte Nährstoffe sowie Energie über gelöste und in Lösung gehaltene Teilchen zuführen, sollen im Folgenden noch einige wichtige oder spezielle Getränke auf ihre Besonderheiten angesprochen werden.

Mineralwasser

Mineralwasser liefert dem menschlichen Körper eine Fülle notwendiger Mineralstoffe und Spurenelemente. Über die Zusammensetzung und bei der Wahl der passenden Mineralwässer hilft das nachfolgende Kapitel sowie die Mineralwassertypologie der Informationszentrale Deutsches Mineralwasser (IDM). Mineralwasser gilt schon lange nicht mehr nur als Durstlöscher, sondern als modernes Lifestyle- und Wellness-Getränk. In 2006 trank jeder Bundesbürger im Durchschnitt 132 Liter davon.

Destilliertes Wasser

Über Jahrzehnte hinweg galt der Grundsatz „Destilliertes Wasser darf man nicht trinken, davon können die Zellen platzen". Über die Regeln der „Fit-for-Life"-Bewegung aus den USA hört man mittlerweile das Gegenteil, nach dem auch destilliertes Wasser für Menschen gut sei. Wichtigstes Argument ist dabei, dass mit destilliertem (reinem) Wasser alle Schadstoffe entfernt werden sollen. Je hochohmiger (reiner) das Wasser, desto besser. Je höher die Leitfähigkeit des Wassers, desto geringer ist der Ohmwert und damit sinkt der physiko-chemische Reinigungseffekt des Wassers. Ob dies für den menschlichen Organismus tatsächlich einen Gesundheitsvorteil darstellt, ist nicht bewiesen. In der Ernährungsmedizin hat jedenfalls bei der Beurteilung der Mineralwässer der Gehalt an Mineralstoffen und Spurenelementen zurzeit noch mehr Bedeutung als der mögliche Reinigungseffekt.

Destilliertes Wasser stellt aber keine akute Gesundheitsgefahr dar. Denn auch völlig mineralstoff- und salzfreies Wasser gelangt nicht unmittelbar in die Zellen, sondern vermischt sich bereits im Magen mit den körpereigenen Salzen und denen der festen Speisen und wird somit in seiner Teilchenkonzentration (Osmolarität) der des Körpers angeglichen. Die Deutsche Gesellschaft für Ernährung (DGE) formuliert aber im Einklang mit zahlreichen Wissenschaftlern „Die ausschließliche Verwendung von destilliertem Wasser kann bei einer einseitigen Ernährung zu einer Verarmung des Körpers mit Elektrolyten führen." Besonders bei Fastenkuren kann es durch die Verwendung von destilliertem Wasser zu einem bedrohlichen Mangel an lebensnotwendigen Mineralstoffen kommen.

Frucht- und Gemüsesäfte

Der Verzehr von Frucht- und Gemüsesäften ist in den letzten Jahren deutlich angestiegen. Dies ist natürlich begrüßenswert, denn die Empfehlung der Ernährungswissenschaft nach „fünf Portionen Obst und Gemüse am Tag" wird hierdurch praktikabler. Auch ein Glas Frucht- oder Gemüsesaft entspricht einer „5 am Tag"-Portion und lässt sich problemlos am Arbeitsplatz oder nach dem Sporttreiben in den Ernährungsalltag integrieren. Fruchtsäfte, Multivitamin-Säfte, Gemüsesäfte gehören zu den empfehlenswerten Getränken in der Basisernährung des Sportlers. Auch verdünnt und damit kalorienreduziert enthalten sie noch einen messbaren Teil des täglichen Bedarfs an Vitaminen, Mineralstoffen und vor allem an bioaktiven Substanzen.

Milch und Molke

Ausgrabungen im ehemaligen Babylonien belegen, dass schon vor 5000 Jahren die dort lebenden Sumerer Milchkühe hielten und Quark herstellten. Auch aus Ägypten (um 3000 v. Chr.) und Indien (um 2000 v. Chr.) und später für die Griechen und Römer gibt es Hinweise auf Milchwirtschaft. Aber erst mit der Entdeckung des französischen Chemikers, Biologen und Mediziners Louis Pasteur (1822–1895), Milch durch Erhitzen haltbar zu machen, begann die Verbreitung von Milchprodukten im heutigen Sinn.

Entsprechend ist unsere Konsummilch in der Regel mindestens pasteurisiert, sie kann aber auch hocherhitzt, ultrahocherhitzt (H-Milch) oder sterilisiert sein. Die Konsummilchsorten unterscheiden sich durch ihren Fettgehalt und das jeweilige Weiterverarbeitungsverfahren. Es gibt Vollmilch mit natürlichem Fettgehalt, Vollmilch, teilentrahmte oder fettarme Milch sowie entrahmte Milch beziehungsweise Magermilch. Als Vorzugsmilch kann auch Rohmilch in den Handel kommen; im Gegensatz zu anderen Milchsorten wird sie nicht wärmebehandelt, sollte aber vor dem Verzehr abgekocht werden. Als spezielle Milchsorte muss noch die laktosefreie Milch erwähnt werden; sie ist eine Alternative für Personen, die eine Milchzuckerunverträglichkeit (Laktoseintoleranz) haben und auf die Milch und ihre Inhaltsstoffe nicht verzichten wollen. Bei der Herstellung wird der Milch ein Enzym zugesetzt, das den Milchzucker (Laktose) in seine Bestandteile Glukose und Galaktose aufspaltet und damit trotz Laktoseintoleranz verdaulich macht. In Deutschland haben ca. 15 % der Erwachsenen einen Mangel an Laktase, das den Milchzucker spaltenden Enzym.

Milch liefert wertvolle Nährstoffe; sie enthält Milcheiweiß (Protein), Milchfett, Milchzucker (Laktose), verschiedene Vitamine, Mineralstoffe und Spurenelemente. Durch den Verzehr von einem halben Liter Milch oder Joghurt werden bis zu 35 % des Tagesbedarfs an Eiweiß, etwa 60 % der empfohlenen täglichen Zufuhr an Calcium, 60 % der empfohlenen täglichen Zufuhr der Vitamine B_2 und B_{12}, etwa 20 % an Magnesium und etwa 25 % an Zink gedeckt.

Seit einiger Zeit bevorzugen Fitnessfans und Abnehmwillige zunehmend Molke. Denn Molkegetränke sind nahezu fettfrei (0,2 g Fett pro 100 g Molke) und enthalten hochwertiges Eiweiß mit einem PDCAAS-Wert (Protein Digestibility Corrected Amino Acid Score) von 100 %. Der hohe Vitamin- und Mineralstoffgehalt bei gleichzeitig wenigen Kalorien macht aus Molke einen erstklassigen Fitnessdrink und bietet sich auch als kalorienarme Zwischenmahlzeit z. B. für Übergewichtige an.

Bier

Auch wenn der Pro-Kopf-Verbrauch von Bier in den letzten Jahren zurückgegangen ist, zählt Bier nach wie vor zu den beliebtesten Getränken in Deutschland. Während ein Bundesbürger in 1999 aber noch 127,5 l Bier trank, waren es 2004 nur noch 115,5 l; Bayern liegt als „Bierland" mit 155,4 l pro Kopf weit höher und erreicht fast den europäischen Spitzenreiter Tschechien mit 160,0 l. Zurzeit brauen in Deutschland mehr als 1000 Brauereien über 5000 verschiedene Biere nach einheitlichem Reinheitsgebot aus den vier Zutaten Malz, Hopfen, Reinzuchthefe und Brauwasser. Die im Bier enthaltenen Kohlenhydrate und Eiweißabbauprodukte liegen in gelöster Form vor und werden vom menschlichen Organismus leicht aufgenommen. Zudem enthält Bier alle B-Vitamine und deckt in einem Liter für Vitamin B_2 20 %, für B_6 30 % und Pantothensäure 35 % des täglichen Bedarfs. An Mineralstoffen und Spurenelementen sind als Salze (1,5–2 g) Eisen-, Kupfer-, Zink-, Kalium-, Calcium- und Magnesiumionen verfügbar. Das günstige Kalium-Natrium-Verhältnis (16:1) fördert die vermehrte Ausscheidung des mit der übrigen Nahrung aufgenommenen Natriums. In Abhängigkeit vom Biertyp liegt der Kaloriengehalt von Bier zwischen 400 und 500 kcal pro l, bei alkoholreduzierten oder alkoholfreien Bieren zwischen 200 und 300 kcal.

Bier ist in Deutschland und vielen anderen Ländern das meistgetrunkene alkoholische Getränk. Als alkoholhaltiges Getränk kann Bier auch eine psychische und körperliche Abhängigkeit hervorrufen und zur Alkoholkrankheit führen. Aktuelle Studien zur Alkoholkrankheit weisen darauf hin, dass bei deutschen Erwachsenen ein problematisches und krankhaftes Trinkverhalten mit schlechtem psychischem und körperlichem Befinden sowie hoher beruflicher und privater Belastung korreliert.

Bier kommt auch als alkoholfreie Variante in den Handel. Der Alkoholgehalt liegt dann je nach Herstellungsverfahren zwischen 0,02 % und 0,5 % Alkohol. Die meisten Fruchtsäfte enthalten von Natur aus durch Gärprozesse vergleichbare Alkoholmengen. Seit 2006 gibt es auch erste Biere mit 0,0 %. Als isotonisches und nährstoffreiches Getränk ist alkoholfreies Bier ein qualitativ hochwertiges und empfehlenswertes Sportlergetränk. Trockene Alkoholiker sollten alkoholfreies Bier nicht trinken, da der Geschmack einen Rückfall auslösen kann.

In Biermischgetränken wird Bier mittlerweile vermehrt auch mit anderen Getränken gemixt, meist mit Erfrischungsgetränken oder Fruchtsäften; diese bestehen zu wenigstens 50 % aus Bier. Per Definition zählen die Biermischgetränke zu den Alkopops; da sie durch ihren süß-fruchtigen Geschmack den herben Hopfengeschmack überdecken, sind sie im aktuellen Getränkeangebot für Jugendliche nicht unproblematisch.

Eine gute Information zum Thema Alkopops ist auf der Homepage der Verbraucher-zentrale Hessen (www.verbraucher.de) nachzulesen.

Wein

In den letzten Jahren haben sich zahlreiche wissenschaftliche Untersuchungen mit der Herz-Kreislauf-Wirkung von Wein befasst. Mit dem „französischen Paradoxon" gilt heute die gesundheitsfördernde Wirkung des Weins als gesichert. So zählt Frankreich mit einem Konsum von 60 l Wein pro Kopf und Jahr zu den führenden Weinnationen. Trotz Rauchens und nicht immer fettarmem Essen leiden die Franzosen im Vergleich zu Amerikanern, Engländern oder Deutschen seltener an Herz-Kreislauf-Erkrankungen. Die Wissenschaft macht den Weinkonsum für dieses Paradoxon verantwortlich. Ver-gleichbare Ergebnisse zeigte auch die „Kopenhagen Studie" von 1995. Hierbei ver-ringerte sich die Gefahr eines Herzinfarktes bei mäßigem Weinkonsum gegenüber Abstinenzlern um 60 %; gleichzeitig wurden auch die Gefahren von Arteriosklerose, Angina pectoris und Schlaganfall durch den Weinkonsum reduziert.

Verursacht wird die Gesundheitswirkung zum einen durch den im Wein enthaltenen Alkohol (ca. 100 g/l). Dieser erhöht das anti-atherogene HDL-Cholesterin, hemmt die Verklumpung der Blutkörperchen und verbessert so die Blutfließeigenschaften. Auch die Polyphenole im Wein wirken anti-atherogen. Sie sind hochwirksame Antioxid-anzien, verbessern ebenfalls den Cholesterinstoffwechsel und schützen vor Thrombose. Aufgrund der Beerenfarbe und seines Herstellungsverfahrens enthält Rotwein mehr Po-lyphenole als Weißwein.

Kaffee, Tee und andere Muntermacher

Kaffee und Tee sind beliebte Genussgetränke, die vor allem aufgrund ihres Hauptwirk-stoffs Koffein Stoffwechsel und Herztätigkeit anregen. Außer in den Samen des Kaffee-strauchs und den Blättern des Teestrauchs kommt Koffein in über 60 anderen Pflanzen (Matebaum, Kolanuss u. a.) vor. Die chemisch mit dem Alkaloid Koffein eng verwand-ten Wirkstoffe Theophyllin und Theobromin haben eine vergleichbare stimulierende Wirkung, sind aber in deutlich geringeren Konzentrationen als natürliche Purine in Le-bens- und Genussmitteln enthalten. Dabei ist der natürliche Koffeingehalt unserer Ge-nussgetränke nicht unerheblich, wenn man bedenkt, dass bereits Koffeinmengen von über 100 mg eine spürbare Wirkung zeigen.

So enthält eine Tasse Kaffee (150 ml) ca. 50 bis 100 mg, eine Tasse Espresso (30 ml) ca. 40 mg Koffein, eine Tasse Schwarztee je nach Zubereitungsart bis zu 50 mg Koffein (früher auch Thein genannt). Auch Kakao enthält etwa 6 mg Koffein pro Tasse, hauptsächlich aber Theobromin. Den sogenannten Wellness-Produkten oder den im Sport verwendeten Energy-Drinks ist häufig natürliches Koffein als Guaraná-Extrakt zugesetzt (Red Bull ca. 80 mg pro Dose). Cola-Getränke wie Coca Cola, Pepsi Cola, Afri-Cola und Premium-Cola enthalten 6–26 mg/100 ml, sodass mit einem Liter durchaus 250 mg Koffein zugeführt werden können. Vergleichsweise können über Koffeintabletten mit 100 bis 200 mg Koffein pro Tablette deutlich größere Koffeinmengen verabreicht werden (s. auch Kap. 3.11). Bemerkenswert ist die Tatsache, dass bei gleicher Dosis die über Tabletten zugeführte Koffeinmenge eine stärkere Wirkung zeigt als natürliches Koffein in Genussmitteln. Die wohl höchste Koffeinkonzentration eines im Handel befindlichen Koffein-Drinks ist in „Pure Cofain 699" mit 699 mg Koffein pro Liter zu finden.

Koffein stand auf der Dopingliste des IOC (Internationales Olympisches Komitee). Allerdings sind die Grenzwerte, hier als Ausscheidung im Urin so hoch (15 µg/ml), dass Sportler über das Kaffeetrinken allein die Grenzwerte kaum erreichen können. Mit Datum vom 1. Januar 2004 hat die WADA (World Anti-Doping Agency) ohnehin das Stimulans Koffein von der Liste der verbotenen Substanzen gestrichen.

8 Mineralwässer – gesunde Durstlöscher?

Bei dem ständig zunehmenden Gesundheitsbewusstsein und der Aversion gegen alles Künstliche in der Ernährung erfahren die Mineralwässer eine Renaissance. Leider ist aber Mineralwasser nicht gleich Mineralwasser. Um das richtige Wasser für den richtigen Zweck herauszufinden, ist eine Produktkenntnis erforderlich. Die Zusammensetzung der Inhaltstoffe der Mineralwässer reicht von der ähnlich dem Leitungswasser bis hin zu gesundheitsbedrohenden Konzentrationen an Natriumnitrat und Schwermetallen (Daschner 1988).

Nachuntersuchungen an mehrmonatig gelagerten kohlensäurearmen Mineralwässern, vorwiegend in Plastikflaschen, ergaben weiterhin erschreckend hohe Keimzahlen.

Grundsätzlich werden Mineralwässer unterteilt in:

1. Natürliches Mineralwasser: Es entstammt einer unterirdischen natürlichen Quelle, welche von Verschmutzungen frei sein und eine Menge von 1000 mg an gelösten Salzen enthalten sollte. Enthalten die natürlichen Wässer mehr als 250 mg CO_2, müssen sie als Sauerbrunnen oder Säuerlinge bezeichnet werden.
2. Heilwasser: Hier werden die gleichen Anforderungen wie an das natürliche Mineralwasser gestellt. Zusätzlich muss aber die Heilwirkung des Wassers gekennzeichnet sein. Meistens ist es nicht zweckmäßig, es über einen längeren Zeitraum zu trinken.
3. Quellwasser: Ein Mindestgehalt an Mineralstoffen ist nicht erforderlich, auch bestehen hier keine Reinheitsvorschriften.
4. Tafelwasser: Gesetzliche Reinheitsvorschriften bestehen auch hier nicht. Sie sind meist ein Gemisch aus Trink-, Quell-, Mineral- und Meerwasser.
5. Sodawasser: Es ist ein einfaches Tafelwasser, das viel Natron enthält.

Wer unter Bluthochdruck leidet, sollte natriumreiche Wässer meiden (Tab. 27). Zu viel Nitrat im Wasser kann ebenfalls schädlich sein, da Nitrat über Nitrit zur Nitrosaminbildung führen kann. Der Sauerstofftransport, besonders bei Säuglingen, kann dadurch gefährdet werden.

Überschreitet der Fluoridgehalt 1,5 mg/l, ist die Angabe fluoridhaltig vorgeschrieben. Obwohl Fluor für den Knochen- und Zahnaufbau notwendig ist, können größere Mengen zu Knochendeformierungen und Zahnverfärbungen führen.

Da es bei einigen Sportlern aufgrund einseitiger Ernährung oder auch durch eine niedrigkalorische Kost zu Defiziten in der Zufuhr von Mineralstoffen kommen kann, sind Mineralwässer als willkommene Mineralstoffquellen nicht zu vernachlässigen. Bei der Auswahl der Mineralbrunnen, sei es als Einzelgetränk oder zur Zubereitung von Mineraldrinks und Fruchtsaftmischungen, sollte man bei der Zusammensetzung nicht nur auf deren Natriumgehalt, sondern auch auf ihren Gehalt an Magnesium und Calcium achten. So können über eine geschickte Auswahl des Mineralbrunnens bereits über das tägliche Trinken von 1 Liter Mineralwasser 30–50 % der empfohlenen Nährstoffzufuhr von Magnesium und Calcium erreicht werden.

Tab. 27: Mineralwässer als Mineralstoffquellen: Zusammensetzung und Mineralstoffgehalt verschiedener Mineralbrunnen (angegeben in mg/l; Elmadfa et al. 2004).

Quelle	Natrium	Kalium	Calcium	Magnesium	Chlorid	Fluorid
Adelheidquelle	966	44	132	102	131	0,7
Adelholzener	10	1	70	31	23	0,2
Adelholzener Primus Heilquelle	5	1	94	31	4	0,1
Alpquell (Österreich)	4	2	243	41	3	*
Apollinaris	380	30	90	110	100	*
Bad Dürrheimer Bertoldsquelle	8	2	325	55	18	*
Bad Dürrheimer Johannisquelle	13	*	289	50	*	*
Bad Nauheimer Mineralwasser	15	3	64	16	7	*
Bad Tönissteiner Heilbrunnen	104	14	166	123	29	*
Bad Vilbeler Elisabethen Quelle	6	5	107	20	9	0,9
Bad Vilbeler UrQuelle	87	13	164	25	69	*
Bad Wildunger Helenenquelle	39	4	184	95	17	*
Brohler Classig Mineral- u. Heilbrunnen	370	22	88	78	190	*
Brohler Highlight	61	11	42	40	45	*
Caspar Heinrich Quelle Heilwasser	24	3	281	83	38	*
Celtic (Frankreich)	2	2	8	2	5	*
Christinenbrunnen	371	10	55	6	304	3,0
Contrex (Frankreich)	9	3	486	84	8	*
Diemeltaler Heil- u. Mineralquelle	12	2	125	35	24	*
Dreikönigsquelle	10	20	60	20	20	*
Evian (Frankreich)	5	1	78	24	5	*

Tab. 27: (Fortsetzung) Mineralwässer als Mineralstoffquellen.

Quelle	Natrium	Kalium	Calcium	Magnesium	Chlorid	Fluorid
Finkenbach Quelle	1	3	12	3	1	0,1
Franken Brunnen Hochsteinquelle	38	6	267	66	94	0,2
Franken Brunnen Theresienquelle	507	30	110	40	630	*
Fürst Bismarck Quelle	14	*	79	5	22	*
Gasteiner Kristallklar Heilw. (Österreich)	74	3	12	1	25	*
Gemminger Mineralquelle	41	5	426	71	11	*
Gerolsteiner	118	11	348	108	40	0,2
Güstrower Schloßquell	16	2	98	12	20	0,3
Harzer Grauhof Brunnen	16	*	116	10	32	*
Hassia Sprudel	236	25	193	40	124	*
Henniez (Schweiz)	6	1	108	20	12	*
Heppinger	856	53	116	165	245	*
Hirschquelle	261	12	216	29	41	1,3
Ileburger Sachsenquelle	12	2	71	11	14	*
Kaiser Friedrich Quelle	1020	30	130	90	1034	*
Kisslegger Sprudel	188	1	2	1	9	2,1
Krumbach	8	3	104	22	12	0,1
Lauchstäder Heilbrunnen	56	12	177	45	67	*
Lichtenauer Mineralquelle	12	2	62	9	20	0,2
Luisen Brunnen	232	20	344	45	313	*
Margonwasser	20	1	84	18	31	*
Märkischer Mineralbrunnen	58	2	44	7	15	*
Neuselters Mineralquelle	90	6	100	27	60	0,5
Passugger Heilwasser (Schweiz)	46	3	286	24	19	*
Perrier (Frankreich)	14	1	140	4	31	*
Prinzenburger Felsenquelle Karat	5	1	55	6	13	0,1
Ramlösa (Schweden)	222	2	2	1	23	2,8
Reginaris Mineralbrunnen	300	20	190	110	38	*
Rennsteig Sprudel	12	4	73	27	15	*
Rhäzünser Heilwasser (Schweiz)	109	7	198	41	12	*

Tab. 27: (Fortsetzung) Mineralwässer als Mineralstoffquellen.

Quelle	Natrium	Kalium	Calcium	Magnesium	Chlorid	Fluorid
Rhenser Mineralbrunnen	80	4	118	31	120	0,5
Rhön Sprudel	3	17	45	26	9	0,6
Rietenauer	35	7	412	80	20	*
Römerquelle Niedernau	11	2	417	49	18	*
Römerquelle (Österreich)	13	2	146	65	5	*
Rosbacher Klassisch	85	4	209	93	141	*
Rosbacher UrQuell	40	3	262	131	50	0,1
San Pellegrino (Italien)	45	3	208	56	74	*
Sankt Martin Heilwasser	123	9	217	27	104	0,3
Schillerbrunnen Bad Lauchstadt	42	12	151	39	47	*
Schlossquelle Friedrichsruda	188	3	296	106	205	*
Schwarzwald Sprudel	120	7	190	20	10	*
Selters Mineralwasser	290	10	110	40	260	*
Spa Reine (Belgien)	3	1	4	1	5	*
Spreequell Mineralwasser	48	4	208	23	94	*
St. Gera Heilwasser	119	11	347	108	40	0,2
St. Margareten	19	2	566	47	90	0,4
Staatlich Fachingen	602	28	122	53	151	*
Sylt-Quelle Heil- u. Mineralwasser	126	17	22	22	186	*
Teinacher	100	6	100	20	20	0,9
Thüringer Waldquell	28	3	106	50	40	*
Überkinger	1090	18	20	16	100	3,0
Valser Mineralquelle (Schweiz)	11	2	436	58	3	*
Vera (Italien)	2	1	36	13	2	*
Volvic (Frankreich)	8	5	10	6	8	*
Wernigeröder Mineralquelle	25	2	93	27	35	*
Wüteria Heiligenquelle	11	3	118	48	43	0,2

* = keine Daten

9 Nährwerttabellen*

Erläuterungen:

0 = Nährstoff nicht vorhanden.

+ = Nährstoff ist nur in Spuren vorhanden.

• = Es liegen keine genauen Angaben vor.

TK = Es handelt sich um ein Tiefkühlprodukt.

* Für die freundliche Genehmigung zum Abdruck der Nährwerttabellen aus der „Nährwertbroschüre", 13. Aufl., danken wir der Union Deutsche Lebensmittelwerke GmbH, Hamburg.

Fleisch, Wild, Geflügel, Innereien

Nahrungsmittel 100 g essbarer Anteil	Brennwert		Eiweiß	Kohlen-hydrate	Fett	Fettsäuren ge-sättigt	mehr-fach un-gesättigt	Choles-terin
	[kJ]	[kcal]	[g]	[g]	[g]	[%]	[%]	[mg]
Rindfleisch								
Filet	530	126	19	0	4	52	4	70
Keule	670	160	21	0	7	52	4	70
Blume/Rose	1060	252	17	0	19	52	4	70
Roastbeef	790	188	21	0	10	52	4	70
Hochrippe	1000	239	19	0	17	52	4	70
Brust	1130	271	16	0	21	52	4	70
Tatar	510	123	21	0	3	52	4	70
Rinderhack	980	234	23	0	14	52	4	70
Rindfleisch in Dosen	880	211	19	0	14	52	4	70
Zunge	930	223	16	+	16	52	4	108
Schweinefleisch								
Filet/Schnitzel, mager	740	176	19	0	10	42	10	70
Keule (Schinken)	1220	292	17	0	23	42	10	70
Blatt/Schulter/Bug	1050	250	18	0	18	42	10	70
Eisbein (Vorderhaxe)	1130	271	18	0	20	42	10	70
Kotelett	1080	258	18	0	19	42	10	70
Kamm	1290	308	16	0	25	42	10	70
Schweinehack (= Mett)	1410	336	22	0	25	42	10	70

Fleisch, Wild, Geflügel, Innereien (Fortsetzung)

Nahrungsmittel 100 g essbarer Anteil	Brennwert		Eiweiß	Kohlen-hydrate	Fett	Fettsäuren ge-sättigt	mehr-fach un-gesättigt	Choles-terin
	[kJ]	[kcal]	[g]	[g]	[g]	[%]	[%]	[mg]
Schweinefleisch in Dosen	1560	373	16	0	32	42	10	70
Zunge	1010	240	15	0	18	42	10	140
gemischtes Hackfleisch	1190	285	23	0	20	49	7	70
Kalbfleisch								
Filet/Schnitzel, mager	440	104	21	0	1	48	2	70
Bug/Schulter	490	118	21	0	3	48	2	70
Keule	450	107	21	0	2	48	2	70
Kalbsbrust	590	142	19	0	6	48	2	70
Haxe	450	107	21	0	2	48	2	70
Kotelett	510	122	21	0	3	48	2	70
Zunge	560	134	17	0	6	48	2	140
Hammelfleisch								
Keule	1050	250	18	0	18	55	4	70
Filet	870	208	19	0	13	55	4	70
Kotelett	1550	370	15	0	32	55	4	70
Schulter/Bug	1280	306	16	0	25	55	4	70
Pferdefleisch								
im Durchschnitt	490	118	21	1	3	•	•	•
Wild								
Rehkeule	440	106	21	0	1	66	3	110
Rehrücken	550	132	22	0	4	66	3	110
Kaninchen	700	166	21	1	8	66	3	110
Hase	520	124	22	0	3	66	3	65
Geflügel								
Ente, brutto	796	194	14	0	14	28	12	60
Gans, brutto	960	229	10	0	20	28	12	60
Brathuhn, brutto	450	106	15	0	4	28	12	60
Truthahn, Jungtier, brutto	500	119	16	0	5	34	22	•
Innereien								
Herz/Schwein	500	120	17	+	5	42	10	150
Herz/Rind	560	133	17	1	6	52	4	150
Leber/Schwein	620	147	20	1	6	42	10	340
Leber/Rind	590	141	20	6	3	52	4	265
Niere/Schwein	520	125	17	1	5	42	10	365
Niere/Rind	510	122	17	0	5	52	4	375

Fleisch, Wild, Geflügel, Innereien (Fortsetzung)

Nahrungsmittel 100 g essbarer Anteil	Brennwert		Eiweiß	Kohlen-hydrate	Fett	Fettsäuren ge-sättigt	Fettsäuren mehr-fach un-gesättigt	Choles-terin
	[kJ]	[kcal]	[g]	[g]	[g]	[%]	[%]	[mg]
Hirn								
Kalb	500	119	10	1	8	48	2	2000

Speck, Schinken, Wurstwaren

Speck								
fett	3590	857	3	0	89	42	10	62
durchwachsen	2750	658	9	0	65	42	10	62
Schinken								
Schinken, gekocht	900	216	21	0	13	42	10	85
Schinken, roh	1660	396	18	0	33	42	10	85
Bündner Fleisch	1110	264	39	1	10	•	•	•
Wurst								
Bockwurst	1230	294	12	0	25	33	11	100
Bratwurst, Kalb	1200	287	11	0	25	48	2	100
Bratwurst, Schwein	1520	364	13	0	32	42	10	100
Frankfurter Würstchen	1200	286	12	0	24	33	11	100
Weißwurst	1280	305	11	1	27	42	10	100
Wiener Würstchen	1240	297	15	0	24	33	11	100
Bierschinken	1050	251	16	0	19	42	10	85
Blutwurst	1780	424	13	0	39	42	10	85
Cervelatwurst	2030	485	17	0	43	42	10	85
Corned beef, amerikanisch	940	225	25	0	12	52	4	70
Jagdwurst	1530	366	12	0	33	42	10	85
Leberkäse	1430	341	12	0	30	42	10	85
Mettwurst	2020	483	13	0	45	42	10	85
Mortadella	1530	366	12	0	33	42	10	85
Salami (deutsch)	2300	550	18	0	50	42	10	85
Geflügelsülze	590	142	22	0	6	•	•	•
Lyoner	1380	329	13	0	29	42	10	85
Gelbwurst	1520	363	12	+	33	42	10	85

Fisch und Fischwaren

Nahrungsmittel 100 g essbarer Anteil	Brennwert		Eiweiß	Kohlen-hydrate	Fett	Fettsäuren ge-sättigt	mehr-fach un-gesättigt	Choles-terin
	[kJ]	[kcal]	[g]	[g]	[g]	[%]	[%]	[mg]
Forelle, brutto	240	58	10	+	1	29	40	29
Heilbutt, brutto	370	88	16	+	2	23	54	40
Hering, brutto	650	155	13	+	10	33	20	60
Kabeljau, brutto	260	62	13	+	+	43	41	38
Karpfen, brutto	270	65	9	+	2	33	25	•
Lachs, brutto	580	139	13	+	9	28	31	22
Makrele, brutto	530	127	12	+	8	44	29	46
Rotbarsch, brutto	230	55	9	+	2	31	28	38
Schellfisch, brutto	190	46	10	+	+	+	+	34
Scholle, brutto	190	48	10	+	+	+	+	31
Seelachs, brutto	240	57	12	+	1	43	41	46
Fischstäbchen	560	133	14	10	4	•	•	•
Aal, geräuchert	1470	350	18	+	29	33	13	70
Brathering	980	234	17	4	15	30	20	87
Bückling	1100	241	21	0	16	30	20	90
Hering in Tomatensoße	910	218	15	2	15	30	20	•
Makrele, geräuchert	1000	238	21	0	16	44	29	•
Matjesfilet	1190	285	16	0	23	30	20	85
Ölsardinen, abgetropft	1000	238	24	0	14	35	30	140
Thunfisch in Öl	1270	303	24	0	21	•	•	32

Fette, Speiseöle, Mayonnaise, Eier

	[kJ]	[kcal]	[g]	[g]	[g]	[%]	[%]	[mg]
Butter	3190	755	1	1	83	65	4	240
Butterschmalz	3800	900	+	0	100	65	4	340
Gänsefett	3800	900	+	0	100	28	12	75
Schweineschmalz	3800	900	+	0	100	42	10	86
Kokosfett	3800	900	1	0	100	92	2	+
Diät-Pflanzenfett	3800	900	+	0	100	25	60	0
Öle (pro 100 ml)								
Erdnussöl	3530	835	0	0	93	16	32	+
Maiskeimöl	3530	835	0	0	93	15	47	+
Olivenöl	3530	835	0	0	93	14	9	+
Safloröl	3530	835	0	0	93	9	78	+
Sonnenblumenöl	3530	835	0	0	93	11	64	+
Diät-Speiseöl	3530	835	0	0	93	12	70	+

Fette, Speiseöle, Mayonnaise, Eier (Fortsetzung)

Nahrungsmittel 100 g essbarer Anteil	Brennwert		Eiweiß	Kohlen- hydrate	Fett	Fettsäuren ge- sättigt	mehr- fach un- gesättigt	Choles- terin
	[kJ]	[kcal]	[g]	[g]	[g]	[%]	[%]	[mg]
Margarine								
Diät-Margarine	3040	720	+	+	80	25	60	0
Sonnenblumenmargarine	3040	720	+	+	80	18	41	0
Mayonnaise, 80 %	3100	740	1	3	80	14	62	71
Eier								
Vollei, brutto	620	147	11	1	10	37	15	482
1 Ei, ca. 60 g, Gew.kl. 3	370	88	7	+	6	37	15	289

Milch und Milchprodukte

Trinkmilch	280	66	3	5	3,5	65	4	10
entrahmte Milch	150	35	4	5	+	+	+	+
Buttermilch	150	36	4	4	0,5	65	4	+
Schlagsahne (30 % Fett)	1330	317	2	3	32	65	4	93
saure Sahne	800	192	3	3	18	65	4	52
Kondensmilch, 4 % Fett	460	109	8	11	4	65	4	12
Kondensmilch, 10 % Fett	760	181	9	13	10	65	4	29
Speisequark, mager	330	78	14	4	0,3	+	+	+
Speisequark, 40 % Fett i. Tr.	700	167	11	3	11	65	4	32
Kefir	260	63	3	5	3,5	65	4	10
Joghurt aus Trinkmilch	290	70	4	5	4	65	4	12
Joghurt aus entrahmt. Milch	160	39	4	5	0,1	+	+	+
Joghurt aus Trinkmilch mit Früchten und Zucker	420	101	4	15	3	65	4	9
Käse, 60 % Fett i.Tr.								
Doppelrahm-Frischkäse	1430	341	11	0	32	65	4	93
Schmelzkäse	1420	339	13	0	20	65	4	87
Käse, 50 % Fett i. Tr.								
Chester-Käse	1710	410	25	0	32	65	4	93
Butterkäse	1500	359	21	0	29	65	4	84
Brie-Käse	1500	358	23	0	28	65	4	81
Camembert	1370	328	26	0	21	65	4	61
Käse, 45 % Fett i.Tr.								
Emmentaler	1680	401	29	0	30	65	4	87

Milch und Milchprodukte (Fortsetzung)

Nahrungsmittel 100 g essbarer Anteil	Brennwert		Eiweiß	Kohlen- hydrate	Fett	Fettsäuren ge- sättigt	mehr- fach un- gesättigt	Choles- terin
	[kJ]	[kcal]	[g]	[g]	[g]	[%]	[%]	[mg]
Gouda	1600	382	26	0	29	65	4	84
Edamer	1550	371	25	0	28	65	4	81
Tilsiter	1560	372	26	0	28	65	4	81
Käse, unter 10 % Fett i.Tr.								
Harzer, Korbkäse	580	138	30	0	1	65	4	3

Gemüse

Aubergine	110	26	1	5	+			
Bleichsellerie	90	21	1	4	+			
Blumenkohl	120	28	2	4	+			
Bohnen, grün	140	34	2	5	+			
Broccoli	140	33	3	4	+			
Champignons	100	25	3	3	+			
Chicorée	70	16	1	2	+			
Chinakohl	60	15	1	2	+			
Endivien	70	17	2	2	+			
Erbsen	360	87	7	13	1			
Feldsalat	90	22	2	3	+			
Fenchel	210	50	2	9	+			
Gurken	40	10	1	1	+			
Grünkohl	190	46	4	5	1			
Kohlrabi	110	27	2	4	+			
Kopfsalat	70	16	1	2	+			
Möhren	170	40	1	9	+			
Paprika	110	27	1	5	+			
Pfifferlinge	100	23	2	3	+			
Porree	160	38	2	6	+			
Radieschen	80	19	1	4	+			
Rettich	90	21	1	4	+			
Rosenkohl	220	52	4	7	1			
Rote Bete	150	37	2	8	+			
Rotkohl	110	27	2	5	+			
Schwarzwurzeln	310	74	1	16	+			
Sellerie	160	38	2	7	+			
Spargel	80	20	2	3	+			

Gemüse (Fortsetzung)

Nahrungsmittel 100 g essbarer Anteil	Brennwert		Eiweiß	Kohlen- hydrate	Fett	Fettsäuren ge- mehr- sättigt fach un- gesättigt		Choles- terin
	[kJ]	[kcal]	[g]	[g]	[g]	[%]	[%]	[mg]
Spinat	110	27	3	3	+			
Suppengemüse, TK	160	38	2	7	+			
Sauerkraut	110	25	2	4	+			
Tomaten	80	19	1	3	+			
Weißkohl	100	25	1	4	+			
Wirsingkohl	140	33	3	4	+			
Zucchini	130	31	2	5	+			
Zwiebeln	190	45	1	10	+			
Kartoffeln, brutto	290	69	2	15	+			
Pommes frites	790	189	3	32	5	•	•	

Obst

Äpfel	230	55	+	13	+			
Äpfel, trocken	1170	280	1	65	2			
Ananas	230	56	+	13	+			
Ananas, Dose	400	95	+	23	+			
Apfelsinen	230	54	1	12	+			
Aprikosen, brutto	210	49	1	11	+			
Aprikosen, trocken	1280	305	5	70	1			
Avocado	1000	240	2	3	24	20	9	
Bananen	410	99	1	23	+			
Birnen	230	56	+	13	+			
Brombeeren	200	48	1	9	1			
Datteln, trocken	1280	305	2	73	1			
Erdbeeren	150	37	1	7	+			
Grapefruits	180	42	1	10	+			
Heidelbeeren	260	62	1	14	1			
Himbeeren	170	40	1	8	+			
Johannisbeeren, rot	190	45	1	10	+			
Johannisbeeren, schwarz	260	63	1	14	+			
Kiwi	230	55	1	11	1			
Kirschen, brutto	240	57	1	16	+			
Mandarinen	200	48	1	11	+			
Mandarinen, Dose	360	87	1	21	+			
Mango	290	69	1	16	+			

Obst (Fortsetzung)

Nahrungsmittel 100 g essbarer Anteil	Brennwert		Eiweiß	Kohlen-hydrate	Fett	Fettsäuren ge-sättigt	mehr-fach un-gesättigt	Choles-terin
	[kJ]	[kcal]	[g]	[g]	[g]	[%]	[%]	[mg]
Melone, Wasser-	100	24	1	5	+			
Melone, Honig-	220	52	1	12	+			
Mirabellen, brutto	260	63	1	15	+			
Pfirsich, brutto	180	42	1	10	+			
Pfirsich, Dose	320	77	+	19	+			
Pflaumen, brutto	240	58	1	14	+			
Pflaumen, getrocknet	1220	292	2	69	1			
Preiselbeeren	190	46	+	10	1			
Quitten	290	68	+	16	1			
Rhabarber	70	17	1	3	+			
Stachelbeeren	170	40	1	9	+			
Weintrauben	300	72	1	17	+			
Rosinen	1240	296	2	70	1			

Brot und Backwaren

Nahrungsmittel	[kJ]	[kcal]	[g]	[g]	[g]	[%]	[%]	[mg]
Brötchen	1140	272	9	51	2	+	+	0
Grahambrot	1050	250	8	48	1	+	+	0
Knäckebrot	1600	383	10	77	1	+	+	0
Mischbrot	1080	258	7	52	1	+	+	0
Pumpernickel	1030	247	7	49	1	+	+	0
Roggenvollkornbrot	1000	239	7	46	1	+	+	0
Weißbrot	1080	259	8	50	1	+	+	0
Weizenvollkornbrot	1010	241	8	47	1	+	+	0
Butterkeks	1930	461	8	77	11	65	4	32
Salzstangen	1520	364	10	75	1	+	+	+
Zwieback (eifrei)	1690	403	10	76	4	+	+	0
Honigkuchen	1460	348	6	76	1	•	•	•
Lebkuchen, Nürnberger	1700	407	9	80	4	•	•	•
Makronen	2030	485	11	53	24	•	•	•
Stollen	1690	404	8	47	19	•	•	•

Süßwaren, Zucker, Nüsse, Eis

Nahrungsmittel 100 g essbarer Anteil	Brennwert		Eiweiß	Kohlen- hydrate	Fett	Fettsäuren ge- sättigt	mehr- fach un- gesättigt	Choles- terin
	[kJ]	[kcal]	[g]	[g]	[g]	[%]	[%]	[mg]
Bonbons	1670	400	+	100	0	0	0	0
Milch- u. Sahnekaramellen	1790	429	+	71	14	•	•	•
Honig	1280	305	+	81	0	0	0	0
Marzipan	2070	494	8	57	25	•	•	•
Nugat	2410	575	9	53	34	•	•	•
Schokolade (Milch-)	2360	563	9	55	33	•	•	•
Zucker	1650	394	0	100	0	0	0	0
Nüsse	2640	631	26	16	48	16	32	+
Erdnüsse	2720	650	26	18	49	16	32	+
Erdnüsse, geröstet	2900	693	14	14	62	7	12	+
Haselnüsse	1670	400	4	10	37	92	2	+
Kokosnüsse	2730	652	18	16	54	8	20	+
Mandeln, süß	880	210	3	43	2	•	•	0
Maronen	2990	714	14	7	67	27	39	+
Paranüsse	2950	705	14	14	63	11	73	+
Eis								
Einfach-Eiscreme	590	141	5	22	3	65	4	9
Fruchteis	580	138	2	29	2	65	4	6
Milchspeiseeis	540	128	5	21	3	65	4	9

Getränke

Apfelsaft	200	47	+	12	0			
Apfelsinensaft, frisch gepr.	200	47	1	11	+			
Apfelsinensaft, Handelsware	200	48	1	11	+			
Cola-Getränke	180	44	0	11	0			
Grapefruitsaft, frisch gepr.	170	40	1	9	+			
Grapefruitsaft, Handelsware	190	45	1	11	+			
Himbeersirup	150	275	0	69	0			
Johannisbeersaft, rot	210	50	+	12	0			
Karottensaft	120	28	1	6	0			
Limonaden	210	49	0	12	0			
Sanddornbeerensaft	190	44	1	5	2			
Tomatensaft	90	21	1	4	+			
Traubensaft	300	71	+	18	0			
Zitronensaft	110	25	+	8	0			

Getränke (Fortsetzung)

Nahrungsmittel 100 g essbarer Anteil	Brennwert		Eiweiß	Kohlen- hydrate	Fett	Fettsäuren ge- sättigt	mehr- fach un- gesättigt	Choles- terin
	[kJ]	[kcal]	[g]	[g]	[g]	[%]	[%]	[mg]
						Alkohol	Extrakt	
Vollbier, hell	190	45	1	4	0	3,6	4,8	
Nährbier (Malz-)	230	54	1	9	0	1,3	10,9	
Dessertwein	670	160	+	1,8	0	14,8	13,4	
Klarer Schnaps, 32 Vol.-%	770	185	0	•	0	26,4		
Klarer Schnaps, 38 Vol.-%	920	220	0	•	0	31,4		
Rotwein, leicht	280	66	+	•	0	7,8	2,4	
Sekt	350	84	+	3	0	8,9	5,1	
Weinbrand	1020	243	0	•	0	33,1	2,0	
Weißwein, mittl. Qualität	290	70	+	+	0	8,4	2,6	
Whisky	1050	250	0	•	0	35,2	0,1	

Literatur

Ahlheim K H: Wie funktioniert das? – Der Mensch und seine Krankheiten. Meyers Lexikon-Verlag, Mannheim 1977

Ainsworth BE, Haskell WL, Leon AS et al: Compendium of physical activities: classification of energy costs of human physical activities. Med Sci Sports Exerc 25 (1993), 71–80

Alexander CM, Landsman PB, Teutsch SM, Haffner SM: NCEP-defined metabolic syndrome, diabetes, and prevalence of coronary heart disease among NHANES III participants age 50 years and older. Diabetes 52 (2003), 1210–1214

American Dietetic Association, Dietitians of Canada, and the American College of Sports Medicine: Nutrition and athletic performance. J Am Diet Assoc 100 (2000), 1543–1546

Anderson JW, Smith BM, Gustafson NJ: Health benefits and practical aspects of high-fiber diets. Am J Clin Nutr 59 (Suppl 1994), 1242S–1247S

Anonymous 2000: Position of the American Dietetic Association, Dietitians of Canada, and the American College of Sports Medicine: Nutrition and athletic performance. J Am Diet Assoc 100 (12), 1543–1556

Baron DK, Nöcker J: Einfluss von Flüssigkeitsentzug (Gewichtmachen) auf Stoffwechsel und körperliche Leistungsfähigkeit. Sportarzt und Sportmed 23 (1972), 162

Bauer S, Berg A, Keul J: Ernährungserhebung bei Ausdauersportlern. I. Energiezufuhr und Nährstoffrelation. Akt Ernähr Med 18 (1993a), 14–20

Bauer S, Berg A, Keul J: Ernährungserhebung bei Ausdauersportlern. II. Vitamin-, Mineralstoff- und Spurenelementzufuhr. Akt Ernähr Med 18 (1993b), 279–285

Berg A, Keul J: Muskel- und Wadenkrämpfe aus der Sicht des Sportmediziners. In: Muskelkrämpfe, 79–90. Mörl H (Hrsg). Springer Verlag, Berlin 1986

Berg A, Simon-Schnab I, Rokitzki L, Keul J: Die Bedeutung des Vitamin E für den Sportler. Dtsch Z Sportmed 38 (1987), 416–424

Berg A, Jakob E, Lehmann M, Dickhuth H-H, Huber G, Keul J: Aktuelle Aspekte der modernen Ergometrie. Pneumologie 44 (1990), 2–13

Berg A, Keul J: Spurenelementversorgung beim Sportler. In: Spurenelemente und Ernährung, S. 175–185. Wolfram G, Kirchgeßner M (Hrsg). Wissenschaftliche Verlagsgesellschaft, Stuttgart 1990

Berg A, Ahlgrimm E, Keul J: Einfluss unterschiedlicher Belastungsformen auf die Kaliumregulation des Sportlers. In: Analytik, Physiologie, Pathophysiologie und Klinik des Kaliumstoffwechsels des Menschen, S. 253–261. Fresenius W, Holtmeier H-J, Kruse-Jarres J (Hrsg). Wissenschaftliche Verlagsgesellschaft, Stuttgart 1992a

Berg A, Bauer S, Keul J: Energie- und Nährstoffbedarf des Leistungssportlers. Ernähr Umsch 39 (Sonderheft) (1992b), 102–108

Berg A, König D, Schlachter H, Keul J: Zur Qualität der Fettsäurezufuhr und ihrem Einfluss auf die periphere Regulationslage von Sportlern. Dtsch Z Sportmed 44 (1993), 445–452

Berg A, Ahlgrimm E, Keul J: Kalium und Sport. G. Braun, Karlsruhe 1994a

Berg A, Frey I, Baumstark MW, Halle M, Keul J: Physical activity and lipoprotein lipid disorders. Sports Med 17 (1994b), 6–21

Berg A, König D, Keul J: Zur Zinkversorgung und Regulation des Zinkhaushalts beim Sportler – eine Übersicht. Dtsch Z Sportmed 48 (1997a), 3–13

Berg A, Halle M, Franz I, Keul J: Physical activity and lipoprotein metabolism: epidemiological evidence and clinical trials. Eur J Med Res 16 (1997b), 259–264

Berg A, König D, Grathwohl D, Frey I, Keul J: Antioxidantien im Leistungssport. Was ist gesichert? Dtsch Z Sportmed 49 (Suppl 1998), 86–92

Berg A, Muller HM, Rathmann S, Deibert P: The gastrointestinal system – an essential target organ of the athlete's health and physical performance. Exerc Immunol Rev 5 (1999), 78–95

Berg A: Körperliche Aktivität und Übergewicht – was können Sport und Bewegung leisten. Akt Ernähr Med 28 (2003), 292–299

Berg A, Frey I, Deibert P et al: Gewichtsreduktion ist machbar. Ernähr Umsch 50 (2003a), 386–392

Berg A, Kloock B, Konig D. Veränderung des Lebensstils zur non-medikamentösen Hochdrucktherapie: Ernährungsmodifikation bei Hypertonie. MMW Fortschr Med. 2006 Nov 23;148(47):36–7, 39.

Berg A, König D, Deibert P, Grathwohl D, Berg A, Baumstark MW, Franz IW: Effect of an oat bran enriched diet on the atherogenic lipid profile in patients with an increased coronary heart disease risk. A controlled randomized lifestyle intervention study. Ann Nutr Metab 47 (2003b), 306–311

Berg A, Deibert P, Berg A jr, König D, Dickhuth HH: Aktuelle Aspekte zur Bedeutung der körperlichen Aktivität in der Prävention des Übergewichts von Erwachsenen. MMW Fortschr. Med. 146 (2004), 27–30

Berg A, Kloock B, König D: Veränderung des Lebensstils zur non-medikamentösen Hochdrucktherapie: Ernährungsmodifikation bei Hypertonie. MMW Fortschr. Med. 148 (47) (2006), 36–37, 39

Bergström J, Hermansen L, Hultman E, Saltin B: Diet, muscle glycogen and physical performance. Acta Physiol Scand 72 (2) (1967), 140–150

Biesalski HK: Antioxidative Vitamine in der Prävention. Dtsch Ärztebl 92 (1995), 1316–1321

Böning D, Schmengler D: Einige physiologische Auswirkungen der Gewichtsreduktion bei Ringern. Dtsch Z Sportmed 10 (1976), 241

Bosov JS, Greenleaf JE, Kaye RL, Averkin EG: Reduction of serum uric acid in young men during physical training. Am J Cardiol 25 (1970), 46

Braumann K-M, Uhausen A: Gewichtmachen. Dtsch Z Sportmed 9 (2002), 254

Bray GA, Ryan DH: Clinical evaluation of the overweight patient. Endocrine 13 (2000), 167–186

Breuer R: Gezielte Ernährung des Marathonläufers. Spiridon 4 (1981 a), 26

Breuer R: Optimale Ernährung im Sport. Gronenberg, Gummersbach 1981 b

Breuer R: Praktische Ernährungsempfehlungen für Sportler. Sonderdruck aus Ernähr Umsch. Umschau, Frankfurt 1981 c

Brouns F: Falsche Kritik an Sportdrinks. Leistungssport 21 (1991)

Brouns F: Nutritional needs of athletes. John Wiley & Sons, Maastricht 1993

Brown L, Rosner B, Willett WW, Sacks FM: Cholesterol-lowering effects of dietary fiber: A meta-analysis. Am J Clin Nutr 69 (1999), 30–42

Buchwaldsky R: Die diätische Führung fettstoffwechselgestörter Patienten. Z Allgemeinmed 12 (1973), 580

Buddecke E: Grundriß der Biochemie, 9. Aufl. de Gruyter, Berlin 1994

Buler G: Verbessert Kaffee die körperliche Leistungsfähigkeit der Sportler? Sportarzt und Sportmed 8 (1969), 317

Bürgi H et al: Gibt es eine obere Verträglichkeitsgrenze der alimentären Jodzufuhr? Schweiz Med Wschr 112 (1982), 1

Cahill G F: Adipose tissue metabolism. Fats as a tissue. McCraw-Hill, New York – Toronto – London 1964

Clarkson PM: Micronutrients and exercise: anti-oxidants and minerals. J Sports Sci 13 (Spec No, 1999), 11–24

Costill D L, Kämmer WF, Fisher A: Fluid ingestion during distance running. Archs envir Hlth 21 (1970), 520

Costill DL et al: The role of dietary carbohydrates in muscle glycogen resynthesis after strenous running. AM J Clin Nutr 34 (1981), 1831

Costill DL, Sparka KE: Rapid fluid replacement following thermal dehydration. J Appl Physiol (1973), 299

Coyle EF, Montain SJ: Benefits of fluid replacement with carbohydrate during exercise. Med Sci Sports Exerc 24 (1992) (9 Suppl), 324–330

Cremer H-D, Hötzel D, Kühnau J: Ernährungslehre und Diätetik. Thieme, Stuttgart 1980

Czok G: Untersuchungen über die Wirkung von Kaffee. Steinkopf, Darmstadt 1966

Daschner F: Wie gesund ist eigentlich Mineralwasser? Münch Med Wschr 130 (1988), Nr. 23

Davis JM, Alderson NL, Welsh RS: Serotonin and central nervous system fatigue: nutritional considerations. Am J Clin Nutr 72 (Suppl 2000), 573S–578S

Deibert P, König D, Berg A: Functional Food – was ist für den Praktiker wichtig? Internist Praxis 44 (2004), 271–279 (a)

Deibert P, König D, Berg A: Ernährungsempfehlungen für Sporttreibende – Gesundheitsvorteile auch für die Gesamtbevölkerung? J Ernährungsmed 7 (2005), 14–21

Deibert P, König D, Schmidt-Trucksaess A, Zaenker KS, Frey I, Landmann U, Berg A: Weight loss without losing muscle mass in pre-obese and obese subjects induced by a high-soy-protein diet. Int J Obes Relat Metab Disord. 2004 Oct; 28 (10): 1349–52 (b)

de Lorgeril M, Salen P, Martin JL, Monjaud I, Delaye J, Mamelle N: Mediterranean diet, traditional risk factors, and the rate of cardiovascular complications after myocardial infarction: final report of the Lyon Diet Heart Study. Circulation 99 (1999),779–785

DGE, Deutsche Gesellschaft für Ernährung et al.: Empfehlungen für die Nährstoffzufuhr, 1. Aufl. Umschau Braus Verlag, Frankfurt 2000 (a)

DGE, Deutsche Gesellschaft für Ernährung. Vollwertig essen und trinken nach den 10 Regeln der DGE. DGE aktuell, 24/2000 (b)

DGE, DGE-Ernährungsbericht. Umschau Verlag, Frankfurt 1996

Die Dextrose. Deutsche Maizena GmbH, Hamburg 1962

Ditschuneit HH, Flechtner-Mors M, Johnson TD, Adler G: Metabolic and weight-loss effects of a long-term dietary intervention in obese patients. Am J Clin Nutr. 1999 Feb; 69 (2): 198–204

Dodd SL, Herb RA, Powers SK: Caffeine and exercise performance. An update. Sports Med 15 (1993), 14–23

Donath R, Schüler KP: Ernährung der Sportler. Sportverlag, Berlin 1979

Dreon D, Bullerfield G: Effect of total energy flux on vitamin B6 utilation. Med Sci Sports Exerc 16 (1984)

Eastwood MA, Huth K, Mitchell WD: Ernährungsphysiologische Bedeutung der Ballaststoffe. In: Biochemie und Physiologie der Ernährung, S. 453. Cremer H-D, Hötzel D, Kühnau J (Hrsg). Thieme, Stuttgart 1980

Ehrich JHH, Krull F, Rosema C, Byrd D, Brodehl J: Veränderungen der Aminosäurenkonzentration im Plasma und Urin bei körperlicher Belastung. Dtsch Z Sportmed 7 (1984), 233

Eichler W: Gift in unserer Nahrung. Kida, Greven 1982

Elmadfa I, Aign W, Muskat E, Fritzsche D: Die große GU Nährwert-Kalorien-Tabelle. Gräfe und Unzer, München 2004

Elmadfa I, Leitzmann C: Ernährung des Menschen, 3. Aufl. Eugen Ulmer Verlag, Stuttgart 1998

Elwood PC: Some epidemiological problems of iron deficiency anaemia. Proc Nutr Soc 27 (1968), 14

Erp-Baart van AM, Saris WH, Binkhorst RA, Vos JA, Elvers JW: Nationwide survey on nutritional habits in elite athletes. Part I. Energy, carbohydrate, protein, and fat intake. Int J Sports Med 10 (1989 Suppl 1), 3–10

EU SCF (Scientific commitee on Food): Report of the Scientific Committee on Food on composition and specification of food intended to meet the expenditure of intense muscular effort, especially for sportsmen. European Commission, Brüssel 2001

Forbes GB: Body fat content influences the body composition response to nutrition and exercise. Ann NY Acad Sci (2000), 359 – 65

Fordstar JS, Saltin B: Gastric emptying and intestinal absorption during prolonged severe exercise. J Appl Physiol 23 (1967), 331

Foster-Powell K, Holt SH, Brand-Miller JC: International table of glycemic index and glycemic load values: 2002. Am J Clin Nutr 76 (2002), 5–56

Galanis DJ, Harris T, Sharp DS, Petrovich H: Relative weight, weight change, and risk of coronary heart disease in the Honolulu Heart Program. Am J Epidemiol 147 (1998), 379–386

Gebert G: Probleme des Wasser-, Temperatur- und Elektrolythaushaltes beim Sportler. Dtsch Z Sportmed 6 (1978), 25

Glatzel H: Ernährung in der technischen Welt. Hippokrates, Stuttgart 1970

Glatzel H: Ernährung, Ernährungskrankheiten, Appetitlosigkeit. Urban & Schwarzenberg, München 1976

Glatzel H: Tabulae dieteticae. Aesopus, Wiesbaden 1973 a

Glatzel H: Verhaltenspsychologie der Ernährung. Urban & Schwarzenberg, München 1973 b

Glatzel H: „Das alte Märchen vom bösen Fett". Ärztl Prax 34 (1984), 922

Gofferje H: Mangelernährung im Alter. Therapiewoche 34 (1984), 4707

Golf S, Graef V, Riediger H, Bertschat F: Schutzeffekt von Magnesium für die Membran der Muskelzelle beim Marathonläufer. Dtsch Z Sportmed 38 (1987) Nr. 2

Halle M, Berg A, Baumstark MW, Keul J: Association of physical fitness with LDL and HDL subfractions in young healthy men. Int J Sports Med 20 (1999a), 464–469

Halle M, Berg A, Keul J: Overweight as a risk factor for cardiovascular diseases and its possible significance as a promotor of an increased inflammatory reaction. Dtsch Med Wschr 124 (1999b), 905–909

Hamm M: Fitness Ernährung. Rowolth, Hamburg 1990

Hanefeld M, Fischer S: Rational therapy of Type II diabetes. Ther Umsch 53 (1996), 914–924

Hansen RG: Nutr Rev 31 (1973), 1

Haralambie G: Neuromuscular excitability and blood magnesium in athletes. Int Z Angew Physiol 25 (1968), 181–190

Haralambie G, Heiler O: Magnesiumkonzentration im Schweiß nach körperlicher Belastung. Sportarzt und Sportmed 10 (1976), 229

Haralambie G, Berg A: Serum urea and amino nitrogen changes with exercise duration. Eur J Appl Physiol 36 (1976) 39–48

Haralambie G: Vitamin B2 status in athletes and the influence of riboflavin administration on neuromuscular irritability. Nutr Metab 20 (1976), 1–8

Haralambie G: Elektrolythaushalt und körperliche Belastung. Sport Aktiv 2 (1977), 5; 2 (1978), 3

Harbauer H: Anorexia nervosa. Moderne Medizin 8 (1980), 322

Hauner H, Berg A: Körperliche Bewegung zur Prävention und Behandlung der Adipositas. Dtsch Ärztebl 97 (2000), 660 – 665

Harre D: Trainingslehre. Sportverlag, Berlin 1973

Hermansen L, Vaage O: Lactate disappearence and glycogen synthesis in human muscle after maximal exercise. J Physiol 233 (1977), 422

Hinghofer-Shalhay H: Übergewicht ein Gesundheitsrisiko? DIA 8 (1981), 4

Hoitink AW: Vitamin C und Arbeit. Leiden 1946

Hochdruckliga, Merkblatt Kochsalz und Hochdruck. Heidelberg 1998

Hollmann W, Hettinger T: Sportmedizin – Arbeits- u. Trainingsgrundlagen. Schattauer, Stuttgart 1976

Holtmeier HJ: Diät bei Übergewicht und gesunde Ernährung. Thieme, Stuttgart – New York 1981; 9. Aufl. Hirzel, Stuttgart 2000

Holtmeier HJ: Das Magnesium-Mangel-Syndrom. DIA 11 (1982), 44

Horrobin DF: Essential fatty acid metabolism and its modification in atopic eczema. Am J Clin Nutr 71(2000), 367S–372S

Horvath G: Blood-serum level of uric acid in top sportsmen. Acta rheum scand 13 (1967), 308

Huth K, Tumali G: Welche Rolle kann Kleie in der Diätetik spielen? Moderne Medizin 8 (1980), 697

Imdahl A, Baier P, Ghanem N: Diverticulosis: the dimensions of a growing problem. MMW Fortschr Med 145 (2003), 28–32

Ivanov S, nach Hilditsch TP, Williams PN: The chemical constitution of natural fats. Chapman and Hall, London 1964

Ivy JL: Optimization of glykogen stores. In: Nutrition in Sport, pp 97–112. Maughan RJ (ed). Blackwell Science, Oxford 2000

Ivy JL: Dietary strategies to promote glycogen synthesis after exercise. Can J Appl Physiol 26 (Suppl 2001), 236–245

Jacowlew NN: Sportbiochemie. J A Barth, Leipzig 1977

Jeukentrup AE: Carbohydrate intake during exercise and performance. Nutrition 20 (2004), 669–677

Jürgens H: Ursachen, Diagnostik und Therapie des Eisenmangels. Ärztl Prax 41 (1974), 2049

Karg H, Mayer H, Hoffmann B: Hormonale Leistungsförderer bei lebensmittelliefernden Tieren. Dtsch Ärztebl 87 (1990), 9

Kather H, Simon B: Neue Aspekte in der Pathogenese der Fettsucht. Dtsch Ärztebl 16 (1980), 103

Keller K,Schwarzkopf R: Sugar snacks for energy. Physician and Sportmedicine 12 (1984), 89

Keul J, Doll E, Keppler D: Muskelstoffwechsel. J A Barth, München 1969

Keul J, Dickhuth HH, Berg A, Simon G: Elektrolytbedarf und Wasserhaushalt bei sportlichen Belastungen. Leistungssport 6 (1979a), 497

Keul J, Huber G, Lehmann M, Berg A, Jacob EF: Einfluß von Dextrose auf Fahrleistung, Konzentrationsfähigkeit, Kreislauf, Stoffwechsel im Kraftfahrzeug-Simulator (Doppelblindstudie im cross-over-design). Akt Ernähr 7 (1982), 7

Keul J, Berg A, Lehmann M, Dickhuth HH, Schmid P, Jakob E: Erschöpfung und Regeneration des Muskels im Training und Wettkampf. Leistungssport 5 (1984), 13

Keul J, König D, Huonker M, Berg A: Ernährung, Sport und muskelzelluläre Belastbarkeit. Dtsch Z Sportmed 47 (1996), 228–237

Kirchgeßner M, Weigand E, Schnegg A, Großmann E, Schwarz FJ, Roth H: Spurenelemente. In: Biochemie u. Physiologie der Ernährung, S. 275. Cremer, H-D et al (Hrsg). Thieme, Stuttgart 1980

Kluthe R, Kasper H: Alkoholische Getränke und Ernährungsmedizin. Thieme Verlag, Stuttgart 1998

König D, Keul J, Northoff H, Berg A: Rationales für eine gezielte Nährstoffauswahl aus sportmedizinischer und sportorthopädischer Sicht – Beziehung zu Belastungsreaktion und Regeneration. Orthopäde 26 (1997a), 942–950

König D, Berg A, Weinstock C, Keul J, Northoff H: Essential fatty acids, immune function, and exercise. Exerc Immunol Rev 3 (1997b), 1–31

König D, Weinstock C, Keul J, Northoff H, Berg A: Zinc, iron, and magnesium status in athletes-influence on the regulation of exercise-induced stress and immune function. Exerc Immunol Rev 4 (1998), 2–21

König D, Grathwohl D, Weinstock C, Northoff H, Berg A: Upper respiratory tract infection in athletes: influence of lifestyle, type of sport, training effort, and immunostimulant intake. Exerc Immunol Rev 6 (2000), 102–20

König D, Berg A: Kreatin – harmloses Lebensmitel oder Dopingsubstanz mit Nebenwirkungen. Ernähr Umsch 47 (2000), 235–237

König D, Wagner K-H, Elmadfa I, Berg A: Exercise and oxidative stress: Significance of antioxidants with special reference to inflammatory, muscular and systemic stress markers. Exerc Immunol Rev 7 (2001), 108–133

König D: Kreatin in der Sporternährung. In: DGE-Beratungs-Standards. Pudel V, Wolfram G (Hrsg). Deutsche Gesellschaft für Ernährung 6 (2001), 1–6.3

Koerber VKW, Männle Th, Leitzmann C: Vollwerternährung. Heidelberg 1987

Kollath W: Der Vollwert der Nahrung. Wissenschaftliche Verlagsgesellschaft, Stuttgart 1950

Konopka P, Obergfell W: Die gesunde Ernährung des Sportlers. C-D-Verlag, Stuttgart 1980

Konopka P, Obergfell W: „Hungerast", Gewichtmachen, Muskelkrampf verspielen Siegchancen. HK Ärztl Fortb 33 (1983), 67

Korsten-Reck U, Rudloff C, Kayser R, Esser KJ, Grupe M, Emunds U, Kromeyer-Hauschild K, Rucker G, Wolfarth B, Berg A: Freiburg intervention program for ambulatory therapy of obesity in childhood (FITOC). Versicherungsmedizin 54 (2002), 21–25

Kühnau J: Ernährung, Intelligenz und Persönlichkeit. Euromed 10 (1977), 419

Kyle UG, Genton L, Pichard C: Body composition: what's new? Curr Opin Clin Nutr Metab Care 5 (2002), 427–433

Lane JD, Pieper CF, Phillips-Bute BG, Bryant JE, Kuhn CM: Caffeine affects cardiovascular and neuroendocrine activation at work and home. Psychosom Med 64 (2002), 595–603

Lehninger AL: Bioenergetic. Thieme, Stuttgart 1974

Lehninger AL: Biochemie. Verlag Chemie, Weinheim 1979

Linder H, Hübler EH: Biologie des Menschen, 11. Aufl. J B Metzlersche Verlagsbuchhandlung, Stuttgart 1976

Lipidliga, Empfehlungen: Diagnostik und Therapie von Fettstoffwechselstörungen in der hausärztlichen Praxis (2004), www.lipid-liga.de

Ludwig L: Fett und Ernährung. Margarine-Institut für gesunde Ernährung, Hamburg 1968

Lun A, Friedmann H, Hoffmann HD, Wagenknecht C: Veränderungen der Serumharnsäure unter Fahrradergometerbelastung bei untrainierten und trainierten Männern. Med und Sport 15 (1975), 229

Maaser R: Adipositas bei Kindern. Dtsch Ärztebl 41 (1976), 2565

Machata G, Prokop L, Dadisch GL: Coffein – eine Dopingsubstanz? Österr J Sportmed 3 (1982), 12

Manore MM: Effect of physical activity on thiamine, riboflavin, and vitamin B-6 requirements. Am J Clin Nutr 72 (Suppl 2000), 598S–606S

Matwejew LP: Periodisierung des sportlichen Trainings, 3. Aufl. DSB-Bundesausschuß zur Förderung des Leistungssports. Bartels & Wernitz, Berlin – München – Frankfurt 1978

Matzkies F, Berg G: Das Pflanzenfasermangelsyndrom als Ursache von Zivilisationskrankheiten. Dtsch Ärztebl 46 (1978), 2735

Mehnert H, Staudl E: Ärztlicher Rat für Diabetiker. Thieme, Stuttgart 1975

Mertz DP: Gicht. Thieme, Stuttgart 1978

Meeusen R, De Meirleir K: Exercise and brain neurotransmission. Sports Med 20 (1995), 160 – 188

Mezei O, Banz WJ, Steger RW, Peluso MR, Winters TA, Shay N: Soy isoflavones exert antidiabetic and hypolipidemic effects through the PPAR pathways in obese Zucker rats and murine RAW 264.7 cells. J Nutr 133 (2003),1238–1243.

Moch KJ: Proteinbedarf im Leistungssport. Leistungssport 3 (1990), 52–54

Moch KJ, Herwig A: Ernährung von Breitensportlern. In Ernährungsbericht 1992, S. 60–67. Deutsche Gesellschaft für Ernährung (DGE). Frankfurt 1992

Mock R: Übergewicht ist an allem schuld. Der Kassenarzt 10 (1980), 1973

Mokdad AH, Bowman BA, Ford ES, Vinicor F, Marks JS, Koplan JP: The continuing epidemics of obesity and diabetes in the United States. JAMA 286 (2001), 1195–2000

MSD Manual der Diagnostik und Therapie, 6. Auflage, MSD Sharp & Dohme, GmbH. Urban & Fischer, München/Jena 2000

Newsholme EA, Blomstrand E: Tryptophan, 5-hydroxytryptamine and a possible explanation for central fatigue. Adv Exp Med Biol 384 (1995), 315–320

Nichols J, Miller jr AT, Hiatt EP: Influence of muscular exercise on uric acid excretion on man. J appl Physiol 3 (1951), 501

Nielsen K, Kondrup J, Elsner P, Juul A, Jensen ES: Casein and soya-bean protein have different effects on whole body protein turnover at the same nitrogen balance. Br J Nutr 72 (1994), 69–81

Nieman DC: Physical fitness and vegetarian diets: is there a relation? Am J Clin Nutr 70 (Suppl 1999), 570S–575S

Northoff H, Weinstock C, Berg A: The cytokine response to strenous exercise. Int J Sports Med 15 (1994) 167–171

Peeters A, Barendregt JJ, Willekens F, Mackenbach JP, Al Mamun A, Bonneux L; NEDCOM, the Netherlands Epidemiology and Demography Compression of Morbidity Research Group. Obesity in adulthood and its consequences for life expectancy: a life-table analysis. Ann Intern Med 138 (2003), 24 – 32

Peil J: Eisenmangel und Sport. Protina GmbH, Ismaning

Phinney SD, Bistrian BR, Evans WJ, Gervino E, Blackburn GL: The human metabolic response to chronic ketosis without caloric restriction: Preservation of submaximal exercise capability with reduced carbohydrate oxidation. Metabolism 8 (1983), 769

Prokop L: Die Wirkung von natürlichem Vit. C auf O_2-Utilisation und Kreislaufökonomie. Neue Z ärztl Fortbild 49 (1960a), 448

Prokop L, Aichmair H: Natürl. Vitamin C und Fusionsbreite. Z ärztl Fortbild 6 (1962),1

Pudel V: Praxis der Ernährungsberatung. Springer, Berlin/Heidelberg 1985

Ravussin E, Bogardus C: Energy balance and weight regulation: genetics versus environment. Br J Nutr 83 (Suppl 1, 2000), 17–20

Ravussin E, Smith SR: Increased fat intake, impaired fat oxidation, and failure of fat cell proliferation result in ectopic fat storage, insulin resistance, and type 2 diabetes mellitus. Ann NY Acad Sci 967 (2002), 363–378

Refsum HE, Maen HD, Strömme SB: Whole blood serum and erythrocyte magnesium concentration after repeated heavy exercise of long duration. Scand J clin Lab Invest 32 (1973), 123

Rehner G: Mineralstoffe, Mengenelemente einschließlich Wasser. In: Biochemie und Physiologie der Ernährung, S. 263. Cremer H-D (Hrsg). Thieme, Stuttgart 1980

Remmer H: Die Wirkung des Alkohols. Dtsch Ärztebl 51 (1981), 2429

Renner E: Ernährungsfragen bei arbeitenden Menschen. Centrale Marketinggesellschaft der deutschen Agrarwirtschaft, Bonn 1978

Roberts MF, Wenger CB, Stolwijk JAJ, Nadel ER: Skin blood flow and sweating changes following exercise training and heat acclimation. J appl Physiol 43 (1977), 133

Saltin B: Aerobic work capacity and circulation at exercise in man. Acta physiol Scand 62 (1964), 230

Saltin B, Karlson J: Die Ernährung des Sportlers. In: Zentrale Themen der Sportmedizin. Hollmann W (Hrsg). Springer, Berlin/Heidelberg/New York 1972

Saris WHM, Brouns F, Beckers EJ: Flüssigkeits- und Nährstoffverfügbarkeit während körperlicher Belastung (Teil 1 und 2). Ernähr Umsch 10 (1992), 355–361, 410–414

Saur P, Joneleit M, Tölke H, Pudel V, Niedmann PD, Kettler D: Evaluation des Magnesiumstatus bei Ausdauersportlern. Dtsch Z Sportmed 53 (2002), 72–78

Schachter S: Appetite regulation in obese subjects. In: Lipid metabolism, obesity and diabetes mellitus. Levine R, Pfeifer EF (eds). Thieme, Stuttgart 1974

Schreier K: Prognose der Adipositas. Medizin 23 (1975), 1894

Schule K, Blumenberg G: Elektrolytveränderungen in der Sauna. Dtsch Z Sportmed 6 (1978), 169

Schürch A: Die Ermittlung des Nahrungsbedarfs. In: Biochemie und Physiologie der Ernährung. Cremer HD, Hötzel D, Kühnau J (Hrsg). Thieme, Stuttgart – New York 1980

Scott J, Kirke P, Molloy A, Daly L, Weir D: The role of folate in the prevention of neural-tube defects. Proc Nutr Soc 53 (1994), 631–636

Seibold H, Hannapel A, Florian HJ, Schmid E: Die Verbreitung von Eisenmangelzuständen bei der weiblichen Bevölkerung. Münch Med Wschr 107 (1965), 816

Silbernagl S, Despopoulos A: Taschenatlas der Physiologie. Thieme, Stuttgart 1979

Southgate DTA: The definition and analysis of fibre. Nutr Rev 35 (1977), 31

Spitzer H, Hettinger T: Tafeln für den Kalorienumsatz bei körperlicher Arbeit. Refa-Nachrichten, Sonderheft 1969

Stryer L: Biochemie. Spektrum der Wissenschaft Verlagsgesellschaft, Heidelberg 1990

Tarnopolsky J, McDungall JD, Atkinson JD: Influence of protein intake and training status on introgen balance and lean body mass. J Appl Physiol 64 (1988), 187 – 193

Tuomilehto J, Lindstrom J, Eriksson JG, Valle TT, Hamalainen H, Ilanne-Parikka P, Keinanen-Kiukaanniemi S, Laakso M, Louheranta A, Rastas M, Salminen V, Uusitupa M: Finnish Diabetes Prevention Study Group: Prevention of type 2 diabetes mellitus by changes in lifestyle among subjects with impaired glucose tolerance. N Engl J Med 344 (2001), 1343–1350

Vaccaro P, Zanner C, Code J: Strangers in body weight, hematocrit and plasma protein concentration due to dehydration and rehydration in wrestlers. J Sports Med 16 (1976), 45

Vitamin-Compendium. Hoffmann-La Roche AG, Basel 1970

Wagenmakers AJ: Amino acid supplements to improve athletic performance. Curr Opin Clin Nutr Metab Care 2 (1999), 539–544

Watzl B: Gesundheitliche Bedeutung sekundärer Pflanzenstoffe. In: Ernährungsbericht, S. 217–232. Herausgegeben von der Deutschen Gesellschaft für Ernährung (DGE). Umschau Verlag, Frankfurt 1996

Weber K, Eisenbauer G, Knöppler J, Hollmann W: Das Verhalten verschiedener Elektrolyte im Serum von Tennisspielern unter Wettkampfbedingungen. Sport, Leistung und Gesundheit. Kongreßbericht Dt. Sportärztekongreß, Köln 1982

Weineck J: Optimales Training, 2. Aufl. perimed Verlag, Erlangen 1983

Willett WC, Manson JE, Stampfer MJ et al: Weight, weight change, and coronary heart disease in women. Risk within the „normal" weight range. JAMA 273 (1995), 461–465

Wirth A: Adipositas: Epidemiologie, Ätiologie, Folgekrankheiten, Therapie. Springer, Berlin 2000

Zumkley H: Elektrolyte – Spurenelemente. ZFA 25 (1981), 1633

Sachregister

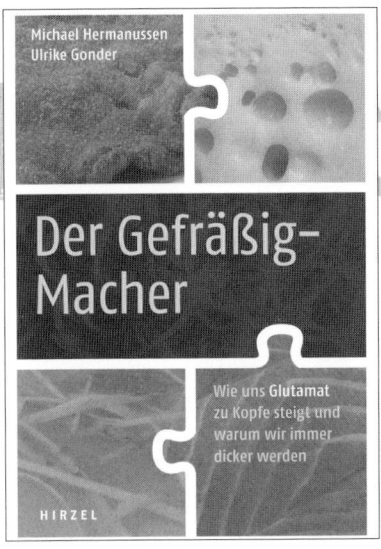
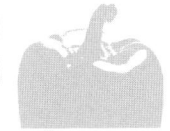

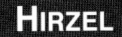

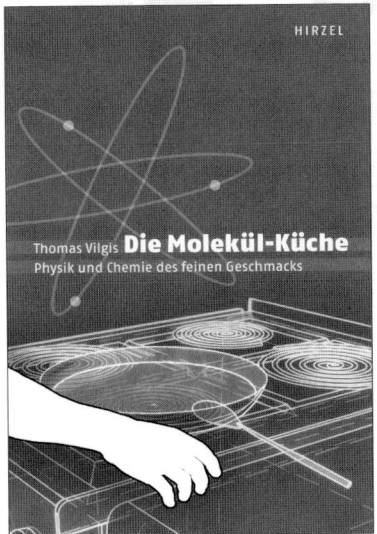
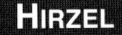